现代外科健康教育丛书

现代外科健康教育
——整形外科分册

主　审　孙家明

主　编　刘志荣　程　芳

副主编　翁　慧　杨　琼　贾　菲

编　者　(以姓氏笔画为序)

尹菲菲　朱　婵　刘志荣　汤亚男

杨　琼　陈　瑶　贾　菲　翁　慧

程　芳　魏　珍

U0347752

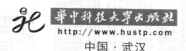
华中科技大学出版社

http://www.hustp.com

中国·武汉

内 容 简 介

本书是"现代外科健康教育丛书"之一。

本书共有七章内容,包括组织移植术、头颈部及外耳整形美容术、面部组织整形术、面部美容术、四肢伤病与畸形矫正术、躯体伤病与畸形矫治术、泌尿生殖器手术围手术期健康促进。全面介绍了整形美容科手术的基础知识,术前、术后、出院的健康指导。

本书不仅可供患者及其家属参考使用,也可供广大临床护理工作者及教师使用。

图书在版编目(CIP)数据

现代外科健康教育.整形外科分册/刘志荣,程芳主编.—武汉:华中科技大学出版社,2017.11
ISBN 978-7-5680-2205-7

Ⅰ.①现… Ⅱ.①刘… ②程… Ⅲ.①外科学 ②整形外科学 Ⅳ.①R6

中国版本图书馆 CIP 数据核字(2016)第 220073 号

现代外科健康教育——整形外科分册 刘志荣 程芳 主编
Xiandai Waike Jiankang Jiaoyu
——Zhengxing Waike Fence

策划编辑:车 巍　　　　　　　　　　　封面设计:原色设计
责任编辑:余 琼　　　　　　　　　　　责任校对:刘 竣
责任监印:周治超
出版发行:华中科技大学出版社(中国·武汉)　　电　话:(027)81321913
　　　　　武汉市东湖新技术开发区华工科技园　　邮　编:430223
录　　排:华中科技大学惠友文印中心
印　　刷:武汉华工鑫宏印务有限公司
开　　本:880mm×1230mm　1/32
印　　张:12
字　　数:340千字
版　　次:2017年11月第1版第1次印刷
定　　价:42.00元

现代外科健康教育丛书
编　委　会

总主编　喻姣花　李素云

编委会成员（以姓氏笔画为序）

王培红	王曾妍	左晓艳	田　敏	史雯嘉
付　诗	乐革芬	刘志荣	刘彦林	汤运红
许妮娜	李素云	李燕君	杨荆艳	杨晓霞
张　琳	陈慧芬	周文娟	周慧敏	娄湘红
徐　芬	徐丽芬	高兴莲	喻姣花	程　芳
程湘玮	谢　芬	褚　婕	谭翠莲	熊丹莉

网络增值服务
使用说明

1. PC 端读者操作步骤

（1）登录

a. 登录网址 http://yixue.hustp.com/index.php，完成注册后点击"登录"。输入账号、密码后，提示登录成功。

b. 完善个人信息，将个人信息补充完整后，点击保存即可。

（2）查看图片

点击"课程"，选择相应图书，即可看到书内图片。

2. 手机端读者操作步骤

（1）用手机扫描二维码，按提示登录；新用户先注册，然后再登录。

（2）登录之后，按页面要求完善个人信息。

（3）验证成功后，即可看到该二维码所对应的图片。

序 1

护理是诊断和处理人类对现存的或潜在的健康问题的反应。现代护理学赋予护士的根本任务是"帮助患者恢复健康,并帮助健康人提高健康水平"。根据这一任务,护理活动可以分为两大类:一类是临床护理活动,即帮助患者维持生命、减轻痛苦和促进健康的恢复;另一类则是健康教育和健康促进活动,即帮助患者获得与健康相关的知识,预防疾病发生,提高自我保健能力和建立健康相关行为。

外科手术作为一种压力源,会造成患者的心理应激,对患者的康复不利。不同专科手术护理的健康教育满足了人们对健康的关注和需要,充分体现了护理专业在人类健康领域中的重要性。开展专科护理健康教育,有助于住院手术患者及家属配合手术,可增强手术患者的适应能力,促进手术顺利实施,提高手术疗效,促进患者康复,具有深远的社会意义。

"现代外科健康教育丛书"由长期工作在外科护理工作一线的护理专家,结合多年实践经验,总结、归纳外科临床护理工作中的常见问题,并根据当前外科护理学发展的要求编撰而成。本套丛书根据外科手术科室的具体专科特点,系统地介绍了专科手术护理等健康教育工作的内容,围绕患者最担心、最关心、最需要解决的问题展开,重点介绍术前健康教育、术后健康教育和出院健康指导等内容,对住院手术患者和家属进行有目的、有计划、有效果的健康教育，促进患者快速康复，提高患者生活质量。

值此华中科技大学同济医学院附属协和医院建院 150 周年之际，我谨将本套丛书推荐给广大患者！

中华医学会外科学分会常委

中华医学会外科学分会实验外科学组组长

中华医学会湖北省腔镜外科学会主任委员

中华医学会武汉市普通外科学会主任委员

华中科技大学同济医学院附属协和医院院长

华中科技大学同济医学院第一临床学院院长

医学博士　教授　主任医师　博士生导师

2016 年 10 月 26 日

序 2

当您感觉不适去医院看病时,您会不会抱怨:看病难,与医生沟通时间太短,听不懂医生说的医学名词。您会不会疑惑:我该挂哪个科?我需要做哪些检查?我必须做手术吗?……阅读"现代外科健康教育丛书"可以帮助您解答以上问题。本套丛书使用通俗易懂的语言,采用问答的形式及清晰直观的图片,帮助您熟悉自己的身体部位、结构和功能,了解外科疾病的相关基本知识,获得必要的健康常识。

21 世纪是人类社会迈向健康文明时代的世纪,人类发展关注的是尽量避免不良的健康状况和死亡,健康促进和健康教育已经成为 21 世纪的主旋律。在我国近年来的护理工作改革中,最引人注目的转变之一就是越来越多的医院在实施责任制整体护理的过程中,开展了对患者及其家属的健康促进和健康教育工作。

"现代外科健康教育丛书"体现了国家护理工作改革的最新趋势,以及国内、外护理健康教育的先进理念,参加编写的人员均为国内三级甲等医院护理部的资深护理专家和长期从事临床专科护理工作的一线护理人员。

"现代外科健康教育丛书"配合国家护理工作改革目标,深入、持久地开展护理健康教育,对社会、医院及患者都将产生积极的影响,具有深远的社会意义。本套丛书共分为 17 个分册,根据专科特色,翔实地介绍了外科门诊就诊患者及住院患者亟须解决的问题。本套丛书系统性地告诉您什么时候应该去医院就诊、应该做哪些检查、怎样与医生积极配合等,更重要的是还会教您如何休息、如何合理膳食、如何适度运动,就像是一位陪伴在您身边的专业、细致的贴心"保健师"。无论您是健康者,还是外科疾病患者或是患者家属,都能从这套丛书中得到实用且通俗易懂的医学护理知识。

国家卫生标准委员会医院感染控制标准专业委员会委员兼秘书长

原卫生部护理中心主任

中国护理管理杂志社副社长　编辑部主任

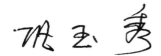

前　言

　　整形外科学（plastic surgery）是外科学的一个分支，又称整复外科或成形外科，治疗范围主要是皮肤、肌肉及骨骼等相关创伤、疾病，先天性或后天性组织或器官的缺陷与畸形。其治疗包括修复与再造两个层面。其以手术方法进行自体的各种组织移植为主要手段，也可采用异体、异种组织或组织代用品来修复各种原因所造成的组织缺损或畸形，以改善或恢复生理功能和外貌。

　　随着社会的发展、医疗技术的提升，人民的生活水平、生命质量都不断提高，美容整形已成为人们改变自我、美化自我、增强自信的重要途径。它既是一门年轻的学科，又是一门飞速发展的学科。整形、美容外科专业发展迅猛，正在向着更精、更深、更广阔的方向发展。

　　本书以整形外科整体护理为主线，在以问答的形式阐述整形外科相关医学知识的基础上，全面、系统地讲解了整形外科相关疾病或手术围手术期的健康指导，图文并茂、通俗易懂，具有较强的实用性和可操作性。

　　本书共七个章节，从组织移植术、头颈部及外耳整形美容术、面部组织整形术、面部美容术、四肢伤病与畸形矫正术、躯体伤病与畸形矫治术、泌尿生殖器手术七大方面总结了多年的临床护理经验，吸收了国内外先进的护理技术和护理理念，得到了孙家明主任和众多教授的指导及帮助，在此一并表示感谢！

编　者

目录

第一章
组织移植术围手术期健康促进

一、皮肤游离移植术健康促进

（一）皮肤游离移植术的基础知识

1 皮肤的基本结构是怎样的？

皮肤是由表皮层、真皮层和皮下组织构成（图 1-1-1），并含有附属器官（如汗腺、皮脂腺、指甲、趾甲等）及血管、淋巴管、神经和肌肉等，是人体最大的器官。其重量占人体总重量的 5%～10%，总面积为 1.5～2.0 m²，厚度因人和部位差别而不同，为 0.5～4 mm，皮肤有几种颜色（白、黄、红、棕、黑色等），主要因种族、年龄及部位不同而存在差异。皮肤覆盖于人体表面，一方面使体内各种组织和器官免受物理性、机械性、化学性和病原微生物性的侵袭，皮肤保持着人体内环境的稳定，同时皮肤也参与人体的代谢过程，具有保护机体、调节体温和分泌等重要功能；另一方面其色泽、质地、弹性也直观地表现出了人体的外在美，保护其结构完整性及维护其正常功能是保证人体健康的重要方面。

2 何谓游离皮片移植？

游离皮片移植是指通过手术的方法将供皮区皮片移植到受皮区，切取皮肤的部分厚度或全厚皮片，完全与身体（供皮区）分离，移植到另一处（受皮区），重新建立血液循环并继续保持活力以达到整形修复的目的，这种游离移植的皮肤常简称为皮片（图 1-1-2）。

3 游离皮片移植的临床运用有哪些？

游离皮片移植主要用于外伤、烧伤、瘢痕切除手术等造成的皮肤的连续性破坏和缺损时的创面覆盖，游离皮片移植是整形外科最

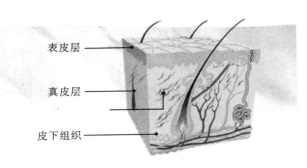

图 1-1-1　皮肤结构

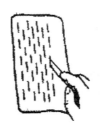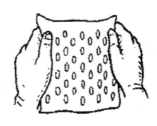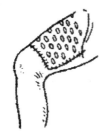

图 1-1-2　游离皮片移植

常用的治疗手段之一。

4 适应证有哪些？

（1）适用于不能直接缝合的皮肤全层缺损,但无深部组织结构（如主要的知名动脉、神经干或主支、肌腱或关节等）裸露的体表皮肤软组织缺损,不论其为无菌创面、污染创面,还是有感染的肉芽创面,只要满足创面基底血液循环良好,都可运用皮片移植。

（2）通向体表的各种腔道,如鼻孔、阴道、外耳道、口腔、尿道等内壁黏膜较大面积的缺损,因黏膜移植取材受限,也多用皮片代替黏膜进行修复。

5 禁忌证有哪些？

（1）无骨膜或软骨膜的皮质骨面或软骨表面。

（2）裸露的神经干表面。

（3）无腱膜的肌腱表面。

（4）放射治疗后的组织。

（5）严重污染的创面。

（6）溶血性链球菌感染的创面。

（7）裸露异物的表面。

6 皮片的分类有哪些？

采用游离移植的皮肤称为皮片,皮片有几种分类方法,常见分类如下:根据来源不同可分为自体皮片、同种皮片、异种皮片;根据移植皮片的厚度不同可分为薄皮片(表层或刃厚皮片)、中厚皮片(断层皮片)、厚皮片(全层或全厚皮片)、含真皮下血管网皮片四类。其中临床上以中厚皮片最常用,它是介于薄皮片与厚皮片之间的中等厚度皮片(图 1-1-3),相当于皮肤厚度的 1/4～1/3,成人为 0.3～0.8 mm。

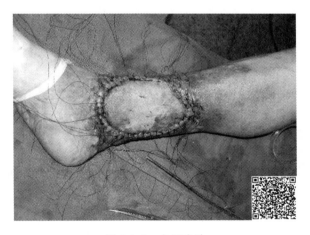

图 1-1-3　中厚皮片

7 供皮区有哪几种选择？

选择供皮区时,除考虑皮片成活后,其色泽、厚度、质地与受皮区周围皮肤是否一致外,还应注意供皮区有无毛发问题,临床上供皮区的选择应遵循以下原则。

（1）隐蔽原则:尽量选择隐蔽、创痕不易外露且皮面宽阔、平坦的部位。

（2）在面部或与体表相通的腔穴（如口腔、尿道、阴道植皮）植皮时，应选择无毛区或少毛区为供皮区。

（3）就近原则：应考虑到受皮区对皮肤色泽、质地、厚度的要求，尽可能选择与受皮区相邻近的部位为供皮区，例如，面部小面积植皮以耳后或锁骨上凹的全厚皮片为好，较大面积则以侧胸或上臂处皮片为好。

（4）大面积取皮以大腿和腹部为宜，背部虽可供给较大面积的皮片，但术中需变动体位，取皮较困难。

（5）肉芽创面上植皮，供皮区应与受皮区间隔一定的距离，以免受到污染。

（6）较大面积植皮或多部位需分期进行植皮时，应对各次手术的供皮区全面安排，综合考虑，为日后的修复手术保留条件。

（7）婴幼儿臀部易受污染，不宜选用作供皮区；未孕妇女不宜选用腹部作供皮区，以免影响将来妊娠；四肢远侧植皮时，供皮区不能位于同侧肢体，以免因供皮区包扎压迫影响远端血液循环，不利于皮片存活。

（二）皮肤游离移植术术前健康指导

8 术前准备有哪些？

（1）全身准备

①正确评估患者的创面情况，了解是否为手术禁忌创面，预估手术大小及手术中可能的失血量等，必要时进行术前备血。

②完善相关术前检查，如肝肾功能、电解质等检查，以及出凝血时间、胸片、心电图等，必要时完善相关专科检查。

③了解患者全身情况，若有脱水、贫血、低蛋白血症等要及时纠正；对糖尿病、肝功能不良、呼吸道感染等应予以严格控制；了解其是否有手术禁忌的疾病存在。

④供皮区皮肤状况：术前评估供皮区皮肤状况，如供皮区皮肤有无破溃、炎症、皮疹、疖肿、感染、外伤、皮肤病、瘢痕等，有则不予选取。

⑤术前医护人员应加强与患者的沟通，了解患者的治疗目的以及期望达到的效果，不同的创面、手术方式治疗的效果及预后的瘢

痕都不相同,医生要做好对患者的解释工作,给予必要的心理辅导,并耐心解答患者提出的各种疑问。

⑥向患者讲解各种手术方法的优点和缺点,与患者沟通交流,遵从患者的意愿,选择患者最想要的及最适合患者创面的手术方法。

⑦所有患者在手术前都要做照相记录,以便术后对比手术效果,隐私部位照相时,即使患者的家庭成员在房间内也应有另一医护人员陪同。由陪同人员记录测量结果,这样患者不会有被窥视的感觉。

⑧对瘢痕挛缩积垢多者应用温肥皂水浸泡后用小镊子或棉签清除内陷污垢,供皮区备皮时动作轻柔,防止表皮破损。

⑨术前指导患者有效咳嗽方法,预防手术后因长期卧床而引发的肺部并发症。

(2)受皮区的准备

①新鲜无菌创面是最理想的受皮创面,无需特殊准备,如瘢痕切除后的创面。

②污染创面是指外伤后 6～8 h 以内的创面,经彻底清创可以行植皮手术。

③对感染或溃疡创面,术前应进行细菌培养,合理使用抗生素,消灭或控制感染。

④肉芽创面在手术前需经过充分的准备,除了进行细菌培养,应用抗生素控制感染外,还应加强换药,等到肉芽创面新鲜后,方考虑植皮手术。肉芽创面新鲜的评价指标如下:肉芽组织颗粒小、无水肿、色鲜红、触之易出血、分泌物少、周围软组织无炎症反应。

(3)心理护理 患者大多为急性创伤后遗留缺损和畸形,在身心上受到极大创伤,特别是面部及其裸露部位的创伤给患者造成了难以承受的心理压力,医护人员要加强与患者的沟通,了解患者心理状态,解除患者的忧虑,减轻患者的心理负担,使患者能够积极配合手术治疗。

9 皮片的切取方式有哪些?

皮片质量的好坏直接影响受皮区手术的效果,评价一个皮片质量的好坏的指标如下:皮片的厚度是否均匀一致,皮片的大小、形状是否与受皮区一致。临床上常使用的取皮方式有以下几种。

(1)手术刀取皮:主要适用于切取全厚皮片。

(2)滚轴刀取皮:可以通过滚轴刀的厚度调节旋钮,选择所要切取的皮片厚度。临床上常用于外观要求不高的创面植皮。

(3)取皮鼓取皮:临床常用于受皮要求较高的创面取皮。

(三)皮肤游离移植术术后健康指导

10 皮肤游离移植术术后护理要点有哪些?

(1)常规护理

①全麻者按照全麻术后护理常规进行护理,做好床边交接班,严密观察患者的生命体征。

②对口周手术及呼吸困难气管插管患者要加强观察,有条件者安置在监护室,严密观察呼吸及呕吐情况,防止喉头水肿或呕吐而导致窒息,必要时床旁备气管切开包。

③植皮的肢体要制动,以免皮片移动影响存活,指导患者抬高患肢。保持包扎敷料的清洁、干燥。嘱患者不可抓摸创面,小儿双手应加约束。经常观察创面的生存情况,如皮下积有脓血,应行小切口引流,切忌挤压;如皮片已坏死,应及时除去。如切口有外露或松动应加棉垫加压包扎。

④创面在下肢者,须卧床休息,未经医生允许不得随意下床活动;供皮区或受皮区在臀部者,指导进食流质饮食,减少排便次数,女性患者可遵医嘱行留置导尿,避免粪便污染创面,引起伤口感染。

⑤妥善固定各导管,保持引流管的引流通畅,维持引流管的清洁及效能。

⑥四肢手术要观察指(趾)端颜色,观察血液循环情况及毛细血管充盈反应。抬高肢体高于心脏水平面,有利于静脉回流,减轻肿胀。

⑦口腔手术者禁忌吸吮,应使用汤勺或滴管喂食,餐前、餐后用温水或漱口水进行漱口,保持口腔清洁。

⑧特殊部位如手指、关节处等指导患者加强功能锻炼。

（2）疼痛的护理　　向患者讲解疼痛评分量表的使用方法，并告知患者当伤口疼痛时要及时告知医护人员。医护人员会根据患者的疼痛分值采取相应的护理措施，例如，用看电视、听音乐、聊天等方法分散患者注意力以减轻患者疼痛，以上方法无效时，可遵医嘱使用止痛药物治疗。

（3）供皮区的护理

①观察供皮区创面有无外露，敷料松动时及时用消毒棉垫加压包扎，外敷料出现渗血、渗液时应观察渗血渗液面积有无扩大，早期可用棉垫加压包扎，术后 7 天渗出多者应打开外敷料，用烤灯照射促使其干燥（图 1-1-4）。

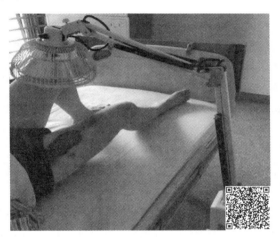

图 1-1-4　烤灯照射供皮区

②术后指导患者卧床休息，患肢制动，供皮区在腹股沟时，指导患者患侧髋部屈曲，以减轻局部皮肤的张力，避免供皮区伤口裂开；供皮区在大腿或下腹部时应将膝关节抬高呈屈曲状；供皮区在胸部，1 周后可适当下床活动，避免长期卧床引起的压疮、静脉血栓或坠积性肺炎的发生。

③一般术后 10 天后可打开外敷料，保留油纱布待自行愈合后脱落，切忌将油纱布撕脱。夏季可适当提前数天打开外敷料。如外敷料潮湿，患者主诉疼痛应及时打开外敷料后剪除部分感染创面油

纱布,更换为抗生素纱布(图 1-1-5)。

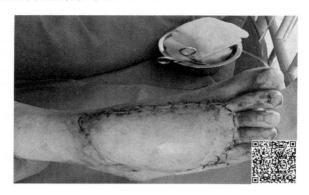

图 1-1-5　皮瓣移植术术后换药

　　④供皮区创面愈合后有瘙痒感切忌用手抓,下肢供皮区在愈合早期仍须卧床休息,防止下肢充血或表皮破溃而感染。完全愈合后可用弹力绷带加压包扎,防止供皮区瘢痕增生。

　　⑤加强供皮区的护理,预防供皮区感染,一旦发生供皮区感染,严重者须行手术植皮以覆盖伤口,达到治疗的目的,这样严重增加了患者的经济与心理负担。

　　⑥发现创面异常疼痛、肿胀、渗血等,应立即通知医护人员进行处理。

　　(4)饮食护理　指导患者进食高蛋白、高维生素、高热量、清淡无刺激、易消化饮食,有利于切口愈合。伤口在口腔者,指导患者进食温凉流质饮食,禁吮吸,给予汤勺或滴管喂养,保持口腔清洁,餐前、餐后用漱口水漱口。伤口在臀部时,早期指导给予流质无渣饮食,减少排便次数,避免用力排便引起伤口裂开及防止大便污染创面引起伤口感染的发生。

　　(5)术后心理护理　护理人员应该加强与患者的有效沟通,随时了解患者的心理变化,热情主动关心患者,针对患者存在的心理问题采取针对性的护理措施,同时向患者讲解疾病相关知识,使患者对于疾病的治疗及预后有初步的认识,指导患者积极配合术后的治疗与护理,通过积极的手术治疗,将机体的创伤降到最低程度,鼓励患者家属多与患者交流,给予患者精神与心理的支持与鼓励,给予患者一些情感上的慰藉,增强患者治疗疾病的信心。

11 皮肤游离移植术术后健康指导有哪些?

(1)保持伤口敷料清洁、干燥,抬高患肢并制动,限制患肢活动,以免引起皮片的移位(图 1-1-6)。

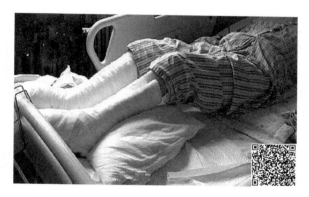

图 1-1-6　皮瓣游离移植术术后患肢抬高制动

(2)四肢手术后注意观察患肢末梢血液循环情况,冬天时注意保暖,若有异常及时通知医生处理。

(3)若受皮区皮下积有脓血,应行小切口引流,切忌挤压;若皮片已坏死,应及时去除。供皮区覆盖的敷料待其自然脱落,不得人为揭开去除,有分泌物或伤口长期不愈合者,应及时返院就诊,以避免引起伤口的感染。

(4)敷料在颈部或者胸部者,避免因包扎过紧而影响自主呼吸,注意观察患者的面色、口唇颜色,必要时适当松解敷料。

12 皮肤游离移植术术后并发症有哪些?

(1)血肿　主要与术中止血不彻底有关。预防:手术中严格止血治疗,术后应密切观察患者的伤口情况,听取患者的主诉,了解患者有无伤口的异常肿胀,如有异常及时通知医生进行清创止血治疗,并遵医嘱给予止血治疗。

(2)切口感染　手术区域消毒不彻底、术中无菌操作技术不严格致手术创面污染、手术前感染控制不彻底、手术后没有正确使用抗生素,均可引起感染的发生与扩散。预防:若为肉芽创面,则应术前控制创面感染,待肉芽组织新鲜、无水肿后方考虑手术;术中彻底清创,去除表面肉芽组织,根据术前细菌培养的结果合理使用抗生素;取皮及植皮过程中严格执行无菌操作,避免污染创面及皮片;密切监测患者体温变化,若患者术后体温超过 38.5 ℃,持续不退,排除其他原因引起的发热,应高度怀疑创面感染,及时通知医生给予相应处理。

(3)皮片表皮坏死 皮片表面发黑,有水疱,皮片包扎导致受力不均匀;供皮区创面的血供不好;包扎过紧;植皮皮片大于受皮区创面;过早拆包换药等都可能导致皮片表皮坏死。预防:术前充分准备,待新鲜肉芽出现后再决定植皮,术中彻底清创,但避免造成肌腱及骨骼的外露;皮片大于受皮区创面时,适当剪掉多余组织,使缝合的皮片表面平整,存在一定的张力;四肢移植皮片采取加压包扎,对不容易包扎的部位采取打包包扎,手术后不要过早换药;若出现表皮坏死,应及时去除坏死表皮,冲洗创面,然后用生理盐水纱布湿敷,促进创面愈合。

(4)皮片坏死 多数表现为小片皮肤变黑,少数表现为大片皮肤变黑。小片皮肤坏死的主要原因及防治同皮肤表皮坏死。大片皮肤坏死的主要原因包括创面感染、创面血肿、包扎过松等。预防:术中严格止血,密切观察植皮区域的变化,如植皮区域出现肿胀及异常疼痛,应警惕血肿发生;严格执行无菌操作技术,合理使用抗生素;一旦发生皮片坏死,应立即剪除坏死皮片,用生理盐水纱布湿敷创面,到出现新鲜肉芽组织后进行植皮手术。

(5)供皮区愈合不良 皮片切得太厚,供皮区脂肪外露、感染等都会引起供皮区愈合不良。预防:术中发现脂肪外露,应切取中厚皮片覆盖在脂肪暴露部位;手术中严格执行无菌操作技术,术后遵医嘱使用广谱抗生素预防感染。

(6)植皮区域有毛发生长 常见于全厚皮片移植,主要与皮片切取时毛囊破坏不彻底有关。皮片成活后,未破坏的毛囊重新长出毛发。预防:在供皮区有毛发时,应标记有毛发的部位,皮片切取后,仔细剪除毛囊。若手术后有毛发生长,可于手术后 3 个月进行激光脱毛。

（7）瘢痕增生　常见于移植皮片的边缘和供皮区。预防：除针对以上原因进行处理外，手术后预防性使用抗瘢痕药物。

（四）皮肤游离移植术患者出院后的健康指导

（1）植皮区伤口愈合后，皮肤较干燥者可使用润肤油涂抹。

（2）指导患者加强营养，加速组织和皮肤创面的修复。

（3）康复护理：指导患者进行功能锻炼。

（4）正确使用预防瘢痕增生药物，如舒痕（硅凝胶）、硅酮凝胶、仙卡（自粘性硅胶片敷料）等，预防瘢痕增生。术区避免日光暴晒，以免引起色素沉着。

（5）指导患者坚持佩戴弹力套或弹力绷带半年以上，预防瘢痕增生。

（6）做好患者出院回访工作，指导患者不适随诊。

（翁慧　刘志荣）

二、皮瓣移植术健康促进

（一）皮瓣移植术的基础知识

13 何谓皮瓣？

皮瓣又称带蒂移植皮肤，是将皮肤和皮下组织构成的组织块，从身体的一处向另一处转移，由蒂部提供血液循环，通过转移或移植来覆盖缺损创面、修复畸形或再造组织器官的组织瓣（图 1-2-1）。当皮瓣在移植处愈合后 3 周左右，又逐渐建立起新的血液循环系统，这时就可以切断蒂部，皮瓣移植过程也就结束了。带蒂移植皮肤手术过程包括形成、移转和断蒂三个步骤。

14 适应证有哪些？

（1）瘢痕切除、矫正畸形后，骨骼、肌腱、大血管及神经组织裸露的创面。

（2）体表器官的缺损或缺失，如鼻、乳房、外生殖器等器官的再

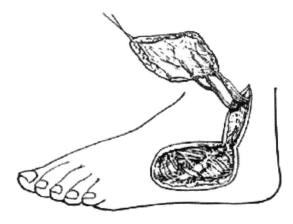

图 1-2-1　皮瓣

造。

（3）面部洞穿性损伤。

（4）关节等功能部位的皮肤缺损。

（5）血供差、基底组织不健康的溃疡，如放射性溃疡或压疮等。

（6）创伤、烧伤、火器伤或肿瘤切除等原因导致的软组织缺损
等。

15 皮瓣的分类有哪些？

皮瓣分为瓣和蒂两部分，瓣为被转移的部分，蒂为提供血液循
环的部分，临床上常按以下几种方法对皮瓣进行分类。

（1）依据蒂提供的血液循环方式的不同，分为任意皮瓣和轴性
皮瓣。

（2）根据蒂的多少，分为单蒂皮瓣和多蒂皮瓣。

（3）根据皮瓣的形成部位与修复部位是否相邻，分为局部皮
瓣、邻位皮瓣和远位皮瓣。

（4）根据皮瓣的形态不同，分为扁平皮瓣和管型皮瓣。

16 任意皮瓣的分类有哪些？

（1）局部皮瓣　取自缺损局部外围部位的皮瓣。皮瓣的色泽、
质地、厚度等都与受皮区相似，且可即时直接转移，手术可能一次完

成,不需断蒂,但所能提供的皮瓣面积有时受到解剖部位的限制,不能满足修复要求,且供皮区不能直接缝合时,需要覆盖皮片闭合创面(图 1-2-2、图 1-2-3)。

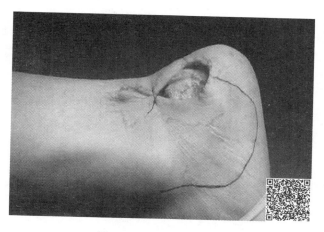

图 1-2-2　局部皮瓣设计

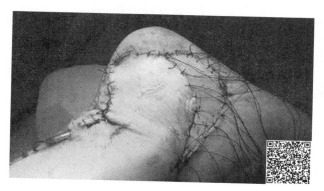

图 1-2-3　局部皮瓣移植

　　(2)邻位皮瓣　取自缺损邻近部位的皮瓣。皮瓣的色泽、质地等亦较好,可以直接转移。转移时,蒂部一般成较大程度地折屈或扭转,但不需用肢体携带,故术后无须承受制动之苦。例如,用于鼻再造术的额部皮瓣就属于邻位皮瓣。

　　(3)远位皮瓣　取自距缺损较远部位的皮瓣。皮肤的色泽、质地等与受皮区的差别很大。远位皮瓣具有不受缺损大小的限制,不在修复部位或附近添加新的手术创痕等优点。但转移时间长且须进行肢体间的制动,较为痛苦,手术次数较多。

(4)超薄皮瓣 其特点是皮下含有少许的脂肪组织,厚度以包含完整的真皮下血管网为限,远薄于常规皮瓣,它解决了一般皮瓣移植以后局部臃肿的问题,还可以提前断蒂,大大缩短了治疗时间,是一种有应用前景的皮瓣(图 1-2-4)。

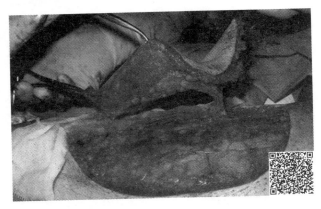

图 1-2-4 超薄皮瓣

17 轴性皮瓣的分类有哪些?

(1)一般轴性皮瓣 一般轴性皮瓣是指轴性皮瓣的蒂部皮肤与供皮区相连的一类皮瓣。

(2)岛状皮瓣 岛状皮瓣是指单纯切断轴性皮瓣的蒂部皮肤而形成的皮瓣,该类皮瓣需要通过皮下隧道转移到邻位皮肤缺损区。该类皮瓣属于邻位皮瓣。

(3)游离皮瓣 游离皮瓣是指皮瓣形成后,皮瓣的蒂部与供区不相连,皮瓣靠与受皮区的知名血管吻合,得到血供而存活的一种皮瓣,如用于乳房再造的臀大肌皮瓣等。

(4)肌皮瓣 深部血管先进入深层肌肉,再从肌层发出肌皮穿支供应浅面皮肤,以此形成的皮瓣称为肌皮瓣。

18 皮瓣移植的一般原则是什么?

在实际工作中,对同一个创面的修复,有多种皮瓣修复方法供美容整形医师进行选择,具体选择何种皮瓣修复方法,需要手术者根据受皮区和供皮区情况对各种方法加以比较,权衡利弊,择优选用。

（1）受皮区情况

①根据受皮区的外观要求选择皮瓣,优先选择局部皮瓣,其次是邻位皮瓣,再次是远位皮瓣。

②根据受皮区范围选择皮瓣,将各种皮瓣与受皮区创面大小相比较,选择稍大于受皮区创面的皮瓣作为供皮区。

③根据创面性质选择皮瓣,对于无菌创面,如瘢痕切除后的创面,应首选任意皮瓣和一般轴性皮瓣;对于感染创面或有骨骼及肌肉缺损的创面,最好选用肌皮瓣。

④根据局部功能选择皮瓣,皮瓣在修复创面的同时,受皮区需同时重建缺损部位肌肉功能时,应选用带有运动神经的肌皮瓣;受皮区需重建缺损区的感觉功能时,则应选用包含感觉神经的皮瓣或肌皮瓣。

（2）供皮区条件　理想的皮瓣供皮区应为皮瓣位置隐蔽,皮瓣切取后对供皮区的形态和功能无明显影响的部位。

19 手术时机为何时?

（1）创面感染的急性期不能手术,应待急性炎症消退后,再考虑行皮瓣移植手术。

（2）对于慢性感染的患者,手术前应控制感染,尽量通过换药,使创面有新鲜肉芽组织生长时再考虑手术。

20 手术中创面应如何处理?

（1）对于无菌手术造成的肌腱外露或骨外露,应将创面边缘的瘢痕组织彻底切除,暴露健康的正常组织。

（2）对于创面造成的肌腱外露或骨外露,应对皮瓣受皮区进行彻底清创,清除异物及有可能坏死的组织,使污染创面成为清洁创面。

（3）对于慢性感染创面必须进行病灶清除,包括彻底切除感染创面、窦道、死骨、炎性肉芽组织及血供差的瘢痕组织,使创面周围露出健康的正常组织,然后再用蘸有抗生素的纱布湿敷创面,使其成为清洁创面。

21 皮管断蒂夹管试验是什么?

（1）现场环境干净、明亮整洁。

（2）向患者解释皮管断蒂夹管试验的目的及注意事项,取得患者的配合。

（3）根据皮管部位的不同,协助患者取舒适卧位。

（4）检查拟断蒂端皮管皮肤,确认清洁无破溃,用纱布包裹皮管用橡皮筋勒紧,再用血管钳夹住。

（5）夹管时间须逐渐延长,第一次可夹 5 min,第二次夹 10 min,然后夹 30 min、1 h,夹管过程中,注意加强巡视,观察皮管的颜色、温度、有无水肿,若持续夹管时间超过 2 h,皮管颜色、皮温正常,则试验成功,可松开止血钳及橡皮筋,行皮管断蒂转移。

（6）若夹管时间小于 2 h,而皮管颜色发紫,则须马上停止试验,间歇 2 h 后再重复以上试验,直至夹管时间超过 2 h 而皮管颜色、皮温正常为止。

（7）试验成功后,协助患者取舒适卧位,询问有无需要,整理用物,到治疗室处理用物。

（二）皮瓣移植术术前健康指导

22 术前准备有哪些?

（1）疾病史:详细询问病史,了解患者有无高血压、糖尿病及创伤史等。

（2）了解患者的身体情况,完善相关检查,评估患者的身体状况及对手术的耐受情况,对糖尿病、肝功能不良、呼吸道感染等应予以严格控制,术前预防感冒。

（3）皮肤的准备:了解患者的全身皮肤情况,做好手术区的皮肤准备。观察供皮区有无破溃、炎症、皮疹、疖肿、感染、外伤、皮肤病、瘢痕等,若有异常则不予选取。瘢痕挛缩积垢应用温肥皂水浸泡后用棉签清除内陷污垢。供皮区备皮时要防止破损表皮,指导患者每天用手提抓皮管成形部位的皮肤使局部组织松弛,有助皮管形成。

(4)入院宣教:向患者介绍病区环境,使患者了解病房的相关制度,缓解患者的紧张情绪,使患者感觉亲切温暖。保持病室宽敞、明亮,保持床单位清洁、整齐,给患者营造一个良好的就医环境。

(5)所有患者在手术前都要做照相记录,隐私部位照相时,注意患者隐私的保护。即使患者的家庭成员在房间内也应有另一医护人员陪同。由陪同人员记录测量结果,这样患者不会有被窥视的感觉。

(6)术前指导患者有效咳嗽方法,预防手术后肺部并发症的发生。

(7)术前1周患者进行固定转移姿势的训练,每天1～2 h并逐天增加时间。

(8)轴性皮瓣移植术前应以多普勒超声血流听诊器探测血管位置及走向并做好标识,并做好皮管断蒂夹管试验,以确保皮瓣移植后有足够的血供。

(9)饮食护理:做好患者的饮食指导,全麻术前禁食8 h、禁饮6 h,告知患者禁食、禁饮的目的,取得患者的配合,术前一周开始禁烟酒,烟中含有致使血管收缩的成分,可影响术后皮瓣血液循环,而使皮瓣缺血坏死。

(10)心理护理:皮瓣移植术虽然效果佳,但是其手术要求高、风险大,一旦失败将造成新的皮肤及软组织(供皮区)的畸形和缺损。而且部分皮瓣移植术如远位皮瓣、管型皮瓣移植术,由于手术次数较多,疗程长,而术后又常须姿势固定,给患者造成痛苦和生活不便。因此,术前心理护理尤为重要,充分做好解释工作,使患者了解手术方案,认识手术的优点及了解可能出现的并发症,说明术后姿势固定所引起的不适,并指导患者模拟术后姿势,以提高患者的适应能力和养成在床上的生活习惯,减少术后的痛苦和情绪波动。

23 术前注意事项有哪些?

术前 2 周前停止服用特殊药物,如阿司匹林、百服宁、减肥药、中药及含有灵芝、大蒜、维生素 E 等的营养食品,术前戒烟酒,女性患者避开月经期。

(三)皮瓣移植术术后健康指导

24 术后护理要点有哪些?

(1)一般护理

①全身麻醉(简称全麻)者按照术后护理常规进行护理,注意保持患者呼吸道通畅。

②指导患者保持伤口敷料清洁、干燥,伤口有渗血渗液时,应及时通知医生进行处理,指导患者不得随意搔抓伤口。

③保持病房温度维持在 25～28 ℃,温度过高易造成患者的不适,温度过低易引起局部血管痉挛,影响血液循环。

④密切监测患者的体温变化,若术后 3 天患者体温仍持续在 38.5 ℃以上且排除其他引起发热的原因时,应高度怀疑伤口感染的发生,必要时应打开敷料观察伤口情况,并遵医嘱合理使用抗生素。

(2)体位

①术后体位的安置是保证皮瓣的血供和静脉回流、促进皮瓣成活的重要措施之一。同时向患者解释体位固定的重要性,使其密切配合治疗,及时纠正不正确姿势。术后患者应固定在稳定舒适位置不移动(图 1-2-5),尽量减轻患者不适,睡觉前检查固定姿势是否稳妥,在夜间应多巡视以防患者在熟睡时不慎拉脱皮瓣。

②移植后受皮区固定时间为 3～4 周,受皮区所在肢体长时间在强迫位上,造成术后肢体关节酸痛等不适,断蒂后局部可采用热敷、按摩、理疗等,促使功能及早恢复。

③术后保持患肢高于心脏,抬高患肢 10°～15°,维持功能位(图 1-2-6)或根据手术部位适当调整,以保证动脉供血又利于静脉回流。

(3)皮瓣、皮管护理

①密切观察皮瓣或皮管的颜色、温度、毛细血管充盈反应及肿

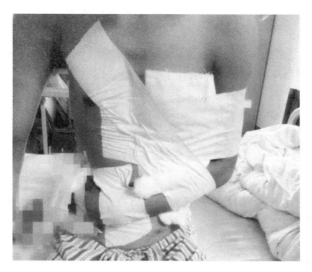

图 1-2-5　术后姿势固定

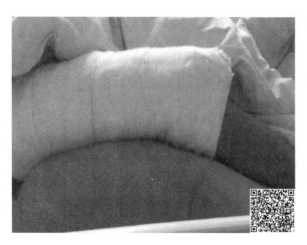

图 1-2-6　下肢皮瓣移植术后功能位

胀情况,若有异常及时发现并通知医生协助处理。

　　②毛细血管充盈反应实验:用棉签压迫皮瓣皮肤,使皮肤颜色变白后移去棉签,皮肤颜色即转为红色。这段时间为毛细血管充盈

时间,正常为 1~2 s,如果毛细血管充盈缓慢或消失,则提示血液循环障碍。临床上一般要结合其他指标一起判断。

③若皮瓣或皮管的颜色苍白、皮温低、毛细血管充盈反应延迟或消失,则提示动脉供血不足,此时应指导患者注意保暖,临床常用烤灯照射保温;血管痉挛导致的血液循环障碍者,可使用扩张血管的药物,必要时使用解痉药物。

④若皮瓣或皮管的颜色青紫、皮温高,则提示静脉回流不畅。血肿者应清除血肿,顺静脉方向按摩皮瓣,适当拆开远端缝线,或在皮瓣上划小口,行放血治疗(图 1-2-7、图 1-2-8)。

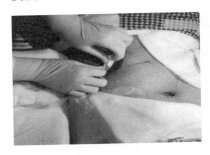 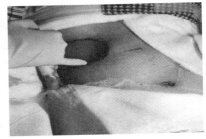

图 1-2-7　清除血肿　　　　　图 1-2-8　按摩皮瓣

⑤注意观察皮瓣、皮管蒂部血液循环情况,若受压扭曲,蒂部三角区可垫厚度适当的纱布,保持三角区清洁、干燥。

⑥术后注意皮瓣的保温,避免冻伤;必要时给予皮瓣 60 W 烤灯持续照射,距离为 30~40 cm。用无菌巾遮盖灯罩和皮瓣,使之保暖,移植皮瓣、皮管的感觉较差,应注意烤灯距皮瓣不要太近以免烫伤。注意与邻近正常组织相比较。一般移植皮瓣温度与健侧皮温相差 0.5~2 ℃,若比正常皮温相差高于 2 ℃,提示有发生血液循环障碍的可能。若皮温突然增高超过正常范围,且局部有刺痛感觉或疼痛持续加重,提示有感染可能。移植的皮瓣常用多层纱布覆盖,以防受外界温度影响。

⑦肿胀程度。术后皮瓣均有水肿过程,3~4 天后静脉逐渐连通,皮瓣静脉回流即可迅速改善而消肿。根据肿胀程度可出现皮纹增多、皮纹消失、水疱。动脉血供不足时,皮瓣塌陷,皮纹增多;静脉

回流受阻时,皮纹消失,张力增大,表面光亮,有水疱或皮纹出血;若动脉和静脉同时栓塞,肿胀程度不发生变化。

（4）引流管护理

①正确进行管道评估,粘贴管道标识。

②指导患者保持引流管引流通畅,勿折叠、扭曲引流管,维持引流管的清洁效能,检查引流管卡塞是否打开。

③密切观察引流液的颜色、性质、量,若有异常及时通知医生进行处理。

④更换引流瓶时严格执行无菌操作。

（5）术后心理护理　术后患者担心手术效果及预后,要主动与患者沟通,向患者讲解术后护理的注意要点及其重要性,取得患者的配合,使患者能够主动配合治疗。同时也可让同种疾病的患者与其进行经验交流,帮助其进行心理调节,使其树立战胜疾病的信心。

（6）疼痛护理　疼痛可使机体释放 5-羟色胺(5-HT),5-HT 有强烈缩血管作用,不及时处理可致血管痉挛或血栓形成,引起皮瓣缺血坏死。护理人员应加强患者的疼痛宣教,根据患者的疼痛分值采取相应的护理措施,必要时可遵医嘱使用止痛药。在对患者进行各项护理操作过程中动作尽量轻柔,尽量减轻患者的疼痛。

（7）饮食护理　指导患者进食高蛋白、高热量、清淡易消化饮食,加强营养,促进伤口愈合。糖尿病患者注意控制血糖。

25 注意事项有哪些?

（1）指导患者保持患肢抬高并制动,以免皮瓣移动影响存活。

（2）皮下积有脓血,应行小切口引流,切忌挤压;若皮瓣已坏死,应及时除去。

（3）密切观察皮瓣的血液循环情况,若有异常及时通知医生进行相应处理。

26 并发症有哪些? 如何预防?

（1）切口感染　切口感染是影响皮瓣成活的主要原因之一,多见于术前准备不充分,感染创面的坏死组织清除不彻底,皮瓣下持续出现脓性分泌物,皮瓣创面不愈合等(图 1-2-9)。

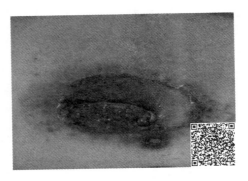

图 1-2-9　切口感染

预防措施：手术前做好充分准备，感染创面术前加强换药，合理使用抗生素控制感染，加强营养，提高机体的免疫力。手术中对于污染创面进行彻底清创，手术后应密切观察患者的体温和局部皮瓣的肿胀情况，持续的体温升高或局部皮瓣肿胀严重，应高度怀疑感染发生，手术后常规应用抗生素预防感染。若手术后发生感染，除了彻底引流外，还应及时调整抗生素，同时做渗出物细菌培养和药敏试验，为抗生素的应用提供依据。

（2）皮瓣坏死　皮瓣坏死是皮瓣移植术常易发生的并发症。其主要表现为皮瓣部分坏死（图 1-2-10），少数为皮瓣完全坏死。皮瓣完全坏死主要见于游离皮瓣移植，多因血管吻合失败引起皮瓣血液循环障碍所致。皮瓣坏死常见原因如下。

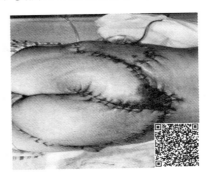

图 1-2-10　皮瓣部分坏死

①皮瓣设计不合理,超过蒂部的血液供应范围。

②皮瓣蒂部受压,造成皮瓣的血液循环障碍。

③轴性皮瓣的移植过程中,血管蒂扭转超过180°或血管蒂部过于松弛引起蒂部折叠,都可引起蒂部的血液循环减弱,导致皮瓣远端血液循环障碍。

④手术操作不当,造成皮瓣蒂部受损,从而引起皮瓣血液循环障碍,皮瓣坏死。

⑤皮瓣设计偏小,皮瓣移植后,皮瓣与周围组织的缝合张力过大,造成皮瓣蒂部或整个皮瓣内部的血管受牵拉变细,引起皮瓣远端的血液循环障碍,导致皮瓣边缘坏死。

⑥皮瓣下出血引起皮瓣下血肿,也可造成皮瓣蒂部受压或整个皮瓣的张力过大,从而引起皮瓣血液循环障碍。

⑦切口感染本身可引起皮瓣组织破坏、血管栓塞,从而导致皮瓣坏死。

⑧游离皮瓣移植时由于血管吻合不好、不通畅,亦会导致游离皮瓣坏死。

主要针对以上几种原因,皮瓣坏死的预防应从手术前设计、手术操作及手术后处理等方面严格把关。皮瓣坏死相关预防措施如下。

①严格按照设计要求进行皮瓣设计,使皮瓣无张力缝合于受皮区。若皮瓣设计超过蒂部的血液供应能力,应延迟2~3周后,再行皮瓣移植术。

②切取皮瓣时,应遵循无创手术原则,尽量减少对皮瓣的钳夹、牵拉和揉搓。

③皮瓣移植后,仔细观察皮瓣的血供,若发现皮肤苍白,局部皮温下降,可先用湿生理盐水纱布热敷,也可用普鲁卡因行蒂部封闭。如经处理,皮瓣血供仍无改善,应将皮瓣缝回原处,做一次延迟。

④包扎时,用力要适度,不要让皮瓣过度受压,以免影响皮瓣血供。

⑤手术后密切观察局部的血液循环,及时引流皮瓣下渗出液和血液。

⑥若手术后出现皮瓣血供障碍,应及时查明原因,进行处理。必要时,给患者静脉滴注扩血管药物,以改善皮瓣的血液循环,也可行高压氧治疗。

⑦一旦手术后发生皮瓣坏死,应待皮瓣坏死界限清楚后,清除坏死组织,待出现新鲜肉芽组织后,进行皮片移植术或二次皮瓣修复术。

(3)皮瓣下血肿形成 主要与手术中止血不彻底有关。在手术中,由于患者血压低或肾上腺素的收缩血管作用,受皮区创面并不出血,而在手术后会出现反跳性出血。预防措施:对凝血机制不良的患者,手术前后给予止血药物,手术中对于明显的出血点予以结扎,手术后加压包扎,一旦皮瓣下形成血肿,应及时切开引流,必要时重新打开敷料止血。

(4)切口裂开 主要与拆线过早有关。预防措施:手术将皮瓣设计的足够大,以防止皮瓣与周围组织缝合张力过大;手术中将创面彻底清创,露出健康、血供丰富的组织,才能保证创面与皮瓣之间愈合良好。一旦切口裂开,应及时清创,切除切口两边不健康的组织,重新缝合伤口。

(5)皮瓣撕脱 常见于远位皮瓣移植的患者,是由于手术后肢体运动幅度过大所致,常发生于患者睡梦中,也可发生于换药时。预防措施:手术后将皮瓣供皮区和受皮区用石膏固定好,使皮瓣无张力。一旦发生皮瓣撕脱,应立即手术,重新缝合。手术至断蒂的时间应重新计算。

(6)受皮区外形不佳 主要表现为皮瓣移植后受皮区创面愈合后,受皮区外形不平整,过高或过低。

①常见原因。

a.手术中切取的皮瓣过大或过厚,皮瓣移植后,受皮区外形明显臃肿。

b.手术中皮瓣切取的厚度偏薄,皮瓣移植后,受皮区的外形出现凹陷。

c.皮瓣移植时,皮瓣蒂部旋转、扭曲而形成"猫耳朵"。

②预防措施。

　　a.如果手术中发现受皮区过于臃肿,在不影响皮瓣血液循环的情况下,及时将皮瓣修薄。

　　b.如果发现凹陷及时填充。

　　c.手术中根据皮瓣的具体情况处理"猫耳朵"。对于推进皮瓣引起的"猫耳朵",可将皮瓣蒂部的两边各切除一片三角形皮肤;对于旋转皮瓣引起的"猫耳朵",如切除掉会使皮瓣的蒂部变窄,影响皮瓣的血供,应于手术后3周再行手术切除。

　　d.如果手术后受皮区外形不佳,手术后3个月再修整。

(四)皮瓣移植术患者出院后的健康指导

　　(1)术后皮瓣、皮管感觉差,应继续注意保暖,防止冻伤和烫伤,防止下地活动而导致皮瓣撕脱。

　　(2)加强营养,促进伤口愈合,禁止吸烟与喝酒,以免影响皮瓣的存活。

　　(3)拆线后指导患者进行相关部位的功能锻炼。恢复早期,以术区远端的关节活动为主;恢复后期,以活动术区近端的关节和加强肌肉的收缩力为主。

　　(4)术后指导患者6个月至1年内佩戴弹性绷带或弹力套,使用预防瘢痕形成的药物如硅酮凝胶、舒痕等;术后3个月避免日光暴晒术区,以免色素加深。

　　(5)按照医生要求换药、拆线,拆线24 h后可用清水擦洗,但动作要轻柔。定期复查,不适随诊。

(刘志荣　翁慧)

三、头发移植术围手术期健康促进

(一)脱发的基础知识

　　脱发是头发脱落的现象,有生理性及病理性之分。生理性脱发指头发正常的脱落。病理性脱发是指头发异常或过度的脱落。随着社会压力不断增大和生活节奏的加快、环境的不断恶化及不良的饮食习惯,伴随而来的人群非健康、亚健康状况也与日俱增,中国的脱发患者越来越多。脱发患者应多喝水和多吃含有丰富铁质的食物,如瘦肉、鸡蛋的蛋白、菠菜、包菜、芹菜、水果等。脱发人群头皮都已硬化,上述的食物有助于软化头皮(图 1-3-1)。

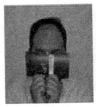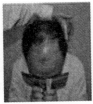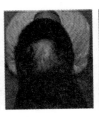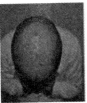

图 1-3-1　脱发的表现

27 植发有用吗？植发手术有效果吗？

植发手术是一门新兴的治疗脱发新技术,许多脱发者常常询问,植发有用吗？他们中的很多人在治疗脱发的道路上吃了许多亏,先是被脱发药品蒙骗,花了许多钱,头发也没长出来,后是被假发销售商蒙骗,越戴假发越容易掉头发。太多的上当让他们从此不再相信任何治疗脱发的新办法,于是怀疑起植发手术。

植发有效果么？当然植发是有效的。植发是解决脱发危机的有效办法。植发就是从后枕部取出健康毛囊,然后移植到脱发区,由于后枕部的毛囊具有天然不掉的特性,所以移植过来的新头发也是永久不掉的。再加上新头发完美自然,所以它便解决了脱发难题。一些好的药物只是减缓脱发的速度,而植发是比较彻底解决脱发的方法,所以说植发是有效的(图 1-3-2)。

手术可以按照个人的头型、脸型、气质和年龄等特点,同时再设计发际。在手术的移植区不会留下任何痕迹或瘢痕。植发手术时按正常头发的生长方向和分布移植。移植的头发保持原有的生长特性和趋势,生长不脱落。做完毛发移植手术不需要包扎,当天即可返回;移植后的头发与周围的头发无任何区别,它可以随周围头发的生长而生长,这些对具体的手术费用也有很大的影响。

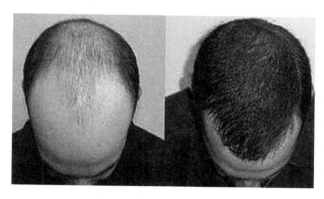

图 1-3-2　男士植发前后对比

28 男性脱发的危害有哪些?

在生活中,有不少人认为脱发根本就不是疾病,因此忽略了脱发情况的发生,等到头发脱落殆尽时候才幡然醒悟,不过已错过了最佳的治疗时间,治疗起来无疑难度将会加大,产生了很多的负面影响。尤其是事业处于如日中天的男性朋友,更是被脱发的困扰折磨得苦不堪言。那么,脱发对于男性而言,究竟有多大的危害呢?

(1)男性脱发药物治疗的危害　男性型脱发被称为脱发中的癌症,目前西医主张用抗雄性激素类药物治疗,但效果并不理想。而且这类抗雄性激素药物用量少了无效,用量大了会使男性出现女性化症状,如乳房膨胀、性欲减退、体力减弱、嗓音改变、胡须生长受抑制等,令人无法接受。

(2)男性脱发成家难　相信所有的男性都明白,现在的女性想要找男朋友或者老公,免不了就是"高富帅"!"高"是天生的,我们不可扭转;"富"与立业有关,归功于后天的努力;而"帅"很明显便是男性的外貌特征了。不管是年轻的男性还是中年的男性,有魅力、帅气的男性总是受到女性青睐。但是如果你是一个脱发患者,不管五官多么精致,顶着一个溜光水滑的光头总与帅字沾不上边,当然,除非你像一些特型演员一样特别适合留光头。

一项调查结果显示,97%的女性希望找一个有能力的又有魅力的男性,这其中89%的女性表示不愿意找一个秃顶的男性做老公,尽管他很有钱。99.4%的女性表示对秃顶又没有事业的男性没有兴趣。由此可见,脱发的男性患者在婚姻方面会面临很大的障碍。

（3）男性脱发立业艰　无论是谁,都非常相信第一印象、崇尚美感。如果你是一个严重的脱发患者,相信你的事业顺利程度要比一个帅气的男性曲折许多。因为,脱发总是给人留下邋遢和缺乏领导凝聚力的感觉。所以,男性脱发患者,最好对自己的脱发引起足够的重视,想要给他人留有一个健康、有魅力的气质形象,没有头发万万做不到。

脱发对男性而言危害很大,不仅会影响到他们的外观,还会影响到他们的身体和精神健康,使他们失去自尊和自信,所以,脱发一定要及时到正规的医院进行专业的检查和治疗。

29 女性头发稀疏怎么办？

与男性相比,女性更注重头发,看到头发掉落,情绪就会变得异常紧张。女性一般都很在乎自己的外观形象,所以保养好自己的秀发就变得十分重要了。然而生活中,还是有不少的女性出现了头发稀疏的现象。

当女性头发脱落而造成头发稀少时,她们首先想到的就是吃药、擦生发水,对于处于脱发初期的人来说,这些方法可能有点作用,但如果脱发仍在继续,头发仍在变稀,这时,选用头发加密术才是解决头发稀少等问题有效的方法。

一般来讲,大多数女性脱发表现为整体或部分稀疏,不会像男性脱发那样集中在一个地方脱发,因此很多女性脱发都是弥散性脱发。头发加密术主要是针对毛发稀疏的部位,采用镜下微植加密的方法对稀疏部位进行整体或局部的毛发加密,加密植发技术可以在不损伤自身毛囊的基础上提升头发的密度,术后效果能达到与原有毛发相吻合的效果（图1-3-3）。

30 植发手术痛吗？

在进行头发加密手术时,受术者到底会不会有剧烈的疼痛感呢？头发加密术与其他毛发移植手术一样,都是在头部表皮层局部麻醉（简称局麻）下进行的外科微创手术。在头发加密手术时,使用

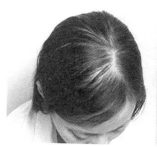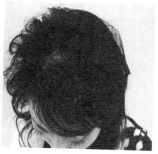

图 1-3-3　女士植发术前术后

微量麻药后,患者几乎不会有疼痛感,即使稍微有一点感觉,也很轻微。所以,受术者完全不必为此而担心。头发加密术所种植的毛发取自于自身,安全无排异性,无不良反应,手术时间短,过程轻松舒适,受术者可以听音乐、聊天。头发加密时,手术医生会对每一根毛囊都进行艺术化设计种植,所以,术后效果自然,富有美感。

31 头发加密男女有区别吗?

头发加密主要针对三种人群:①先天性头发稀疏者;②二次头发加密植发的男性;③脂溢性脱发选择植发技术的女性。这三类人群的加密手术是有一定区别的,虽然有时候男性二次加密植发和女性植发选择的技术相同,但其中的操作方式也有很大区别,头发加密除了以上三种人群适用以外,还有一种适用情况就是一些爱美者对于自己发际线或鬓角等部位不是很满意,希望通过植发技术对某部位进行加密。

(1)先天性头发稀疏　人类的头发根据个人体质不同而不同,一般是 9 万～14 万根,一部分人由于体质原因可能还要少一些。但无论是何种情况,对于先天性头发稀疏者来说,首先要看一下其后枕部的毛发是否充足,如果后枕部的毛发同样比较稀疏,那么就不能进行头发加密。

(2)男性二次头发加密植发　这种情况是脂溢性脱发的男性已经进行过一次植发手术,但是由于脱发的特性,脱发是会随着时间的推移面积逐渐增大,所以需要为脂溢性脱发的男性进行二次加密植发,这种情况就要看以下几个方面。

①男性距第一次植发有多长时间,超过一年才可以进行二次头发加密植发。

②后枕部健康毛囊情况。

③是否延续第一次植发方法进行加密。

(3)女性脂溢性脱发选择植发技术　由于女性脂溢性脱发患者的脱发特点是从中央向四周呈弥散式脱发,所以女性脂溢性脱发患者进行植发手术就等于是在进行头发加密手术。针对女性脱发的特点,在为女性脱发者进行植发时需要考虑的方面是与男性二次头发加密植发不同的。

①因为女性脱发者头顶部毛囊还是存在细小绒毛,所以要选择更为精密的植发技术才能有更好的效果。

②在头发加密的过程之中,医生要充分考虑头部毛囊分配及设计问题。

③头发加密后,在狂脱期可能原有的小绒毛也会陆续脱落,但这些都是正常现象,这是因在加密过程中对于头皮有了物理刺激导致的。狂脱期过后,这些小绒毛依然会长出来的。

(4)特殊部位毛发加密　这种头发加密首先要结合患者的意见及患者的实际脸型、气质等特点提出自己的建议。在移植过程中要做到自然美观、不死板。

32 女性头发稀疏的原因有哪些?

(1)遗传因素　遗传因素是导致女性头发稀少的原因之一,很多女性从小头发就发黄、稀少、容易掉落。

(2)压力增大　工作生活的压力不仅加速女性的衰老和皱纹增生,也会增加脱发的概率。

(3)产后荷尔蒙分泌减少　女性产后由于荷尔蒙分泌突然减少,头发自然而然就会大量脱落。

(4)高烧　高烧也会损坏发根组织,使头发大量脱落,特别是持续高烧对发根的损坏尤为厉害。

(5)节食　有些女性为了苗条,过度节食致使头发缺乏充足的营养补给,最后的结果必然导致大量头发脱落。

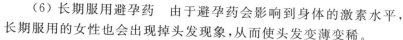

（6）长期服用避孕药　由于避孕药会影响到身体的激素水平，长期服用的女性也会出现掉头发现象，从而使头发变薄变稀。

33 脱发的症状、体征有哪些？

脱发的主要症状是头发油腻，如同擦油一样，可出现焦枯发蓬，缺乏光泽，有淡黄色鳞屑固着难脱或灰白色鳞屑飞扬，自觉瘙痒。若是男性脱发，主要是前头与头顶部，前额的发际与鬓角往上移，前头与顶部的头发稀疏、变黄、变软，终使额顶部一片光秃或有些茸毛；女性脱发主要在头顶部，头发变稀疏，但不会完全成片的脱落。

34 脱发的类型有哪些？

脱发首先要分清类型，一般脱发可分成两种基本类型：由于毛囊受损造成的永久性脱发和由于毛囊短时间受损造成的暂时性脱发。永久性脱发即常见的男性型脱发，在某些欧洲国家，男性秃顶率高达 40％。

（1）永久性脱发（即男性型脱发）的掉发过程是逐渐产生的，开始时，头前额部的头发边缘明显后缩，头顶部头发稀少，然后逐步发展，最后会发展到只剩下头后部、头两侧一圈稀疏的头发。其主要原因有三类：其一为遗传因素，血液循环中男性激素的缺乏或失调；其二为过于肥胖；其三，多种皮肤病或皮肤受伤留下的瘢痕、天生头发发育不良及化学物品或物理因素对毛囊造成的严重伤害均可引起永久性脱发。

（2）暂时性脱发往往是因患发高烧的疾病引起的，不过，照 X 线摄片、摄入金属（如铊、锡和砷）或摄入毒品、营养不良、某些带炎症的皮肤病、慢性消耗性疾病及内分泌失调等也可造成暂时性脱发。

35 所有的脱发都能植发吗？

植发手术并不是任何人都可以做的，如产后脱发、神经性脱发，一般而言，在一段时间内可以自行恢复，若没有恢复的可能再考虑做植发手术。但是对于某些脱发类型，则必须要采取植发手术。

36 哪些脱发类型需要行植发手术？

（1）脂溢性脱发　毫无疑问，脂溢性脱发，也就是雄激素性脱发,最佳的治疗方法非植发手术莫属。

（2）中枢神经系统疾病引起的脱发　有些疾病会直接引起脱发,如中脑和脑干病变、下丘脑神经质瘤、中脑脑炎等这些神经系统的疾病造成的脱发。这类脱发无法自愈或通过药物治疗治愈,但只要后枕部存有足量毛发,就可通过植发来改善。

（3）毛囊炎、真菌感染造成的脱发　许多皮肤疾病也会造成脱发,如毛囊炎和真菌感染等。此外,如手癣、脚癣、体癣、头癣等皮肤病也会造成毛囊的永久性损伤,无法自行痊愈。只要后枕部毛发充足,就可施行植发手术。

（4）瘢痕性脱发　瘢痕性脱发是头皮局部瘢痕造成的毛囊坏死。小面积的瘢痕可通过瘢痕整形来改善,大面积的瘢痕则必须要采用植发手术。

37 头发移植的发展如何?

目前全球主要植发技术包括:

（1）FUT技术——在传统技术基础上以细条为单位取后脑或者头部两侧头皮毛囊,经过毛囊分离再植入缺发区域,属于传统的毛发移植技术,采用切取皮瓣的方式从皮瓣中提取毛囊单位进行种植,术后会留下瘢痕（图1-3-4）。适用部位:眉毛、毛发、发际线、美人尖、睫毛、胡须、鬓角等。

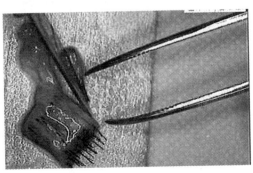

图1-3-4　FUT技术

（2）FUE技术——通过精微器械从脱发患者供体区取单个毛囊,植入缺毛发部位（图1-3-5）。适用于眉毛、头发、发际线、美人尖、睫毛、胡须、鬓角等部位的瘢痕植发、失败修复等。后又经过改良，技术在可视化操作、取发时间和移植数量上得到了很大突破。

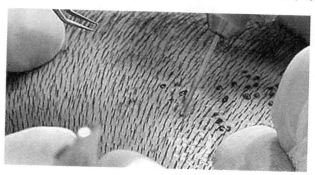

图 1-3-5　FUE 技术

38 植发手术的麻醉相关事项有哪些？

植发手术是头部表皮层局部麻醉下的微创外科手术，脱发者是清醒的，没有任何痛苦，甚至可以聊天、听音乐。手术时间一般在4～6 h，无须住院，做完就可回家，不影正常的工作和学习。在手术时，医生会根据脱发者的脸型、气质、职业等因素设计出理想的发际线，然后通过微创外科手术提取后枕部的健康毛囊，经过显微技术的精细分离，将得到的毛囊单位艺术化地种植到脱发部位。

手术结束后，待移植的毛囊与头皮建立正常血液循环后就会长出健康的新发，并保持原有毛发的一切生物特性，效果真实自然，永久不会坏死脱落。与原有的头发相比，无论是自然色还是密度都无分别，浑然天成。

39 手术流程是怎样的？

（1）发型设计　首先设计整体发型线及移植部位的发型。测量仪在后枕部测量头发的密度，根据每平方厘米头发的数量，算出所提取毛囊组织的面积。

（2）毛囊的提取　清洁头皮后，医师在后枕部进行局部麻醉注射，提取移植的毛囊。

（3）分离毛囊　这一步骤最关键也最辛苦，目前仍然以人工方式处理,皮瓣取下以后,必须分离出一株株的毛囊单位。分离时间愈短毛囊移植后的存活率愈高,需要精细的技巧,避免在分离时伤害到毛囊。用自动植发器来加速植发的速度,一直是植发学界期待的目标,可是机器固定的大小切割下去,常会伤到毛囊,更无法以自然的毛囊单位分割。因此为了得到较好的植发效果,目前还是采用人工分离毛囊的方式。

(4) 将毛囊植入头皮 这是很伤眼力的工作,医师必须先在前额秃发区作显微切口,再将毛发一株一株植入。目前还是以人工植入的存活率最高、密度最好,这个步骤十分考验技术,种植失败就无法补救。

(二)头发移植术术前健康指导

40 术前护理要点有哪些?

(1) 心理护理 由于毛发移植属于美容手术,患者的期望和要求必须符合实际,移植后的毛发可能不像想象中一样浓密,尤其是女性求美者,应尽量降低其不切实际的期望值。护理人员应用热情的态度、温暖的语言,根据年龄、受教育程度、既往手术史和心理承受能力,采取不同的方法与其交流,可让其先观看宣传册和同类手术患者术前和术后对比效果图,消除其思想顾虑,配合手术。

(2) 皮肤准备 秃发患者头发移植受皮区在不影响美观的情况下,尽量将毛发剪短,求美者增加其发际线可不必修剪毛发。术前常规彻底清洗整个头皮及毛发连续 3 天,术前 1 天,用肥皂水、温水洗净头部,女性避开月经期,停用活血药物。若术区或其周围有感染灶,延期手术,否则易导致感染。

(3) 麻醉准备 一般毛发移植术采取局部麻醉的方法,即麻醉一针技术,但在第一针注射的时候,也有患者或求美者因疼痛阈值较低会感觉很痛,此时可采取复合麻醉或术中静脉滴注麻醉药。

41 术前准备有哪些?

(1) 术前一个月须停止使用生发剂。

(2) 术前一周,停止使用包括维生素 E 在内的维生素类及阿司匹林类药物。

（3）手术前须少量进食。

（4）术前 24 h 内不可过多的饮用酒精类饮品。

（5）术前做医学常规检查。

（6）手术前 1 天晚上或当天早上要用洗发水将头发洗干净。

（7）请在手术当天穿开衫,以免术后回家脱衣休息时碰伤植发处。

（8）术前植发者若有其他病史或正在服用药品等相关情况,应详细告知医师。

42 术中护理有哪些?

（1）心理护理　毛发移植手术时间一般比较长,患者局部麻醉或者复合麻醉处于清醒状态时,手术中的任何响动、医护人员的语言等都可影响患者的情绪和与医者的配合。因此,手术室环境要求温馨、安静、柔和、轻松。巡回护士应给予其安慰和鼓励。为消除手术室内紧张气氛,可播放舒缓、优美的轻音乐,以分散患者注意力,使其轻松地度过手术期。

（2）体位护理　供皮区切取头皮条时,常采用俯卧位,患者面部处于受压状态,可放置软枕及无菌纱布吸附液体。移植物回植时,患者采取半坐卧位,其座椅应高矮舒适、稳定可靠。为消除患者紧张及分散患者注意力,可让患者看画报或杂志。种植毛发时采用仰卧位,但亦要让患者躺卧舒适,枕头高矮合适,以免出现疲劳。待植毛囊分别放在不同的小纱布块上,每块纱布上放置毛囊 50 株,并将其保存在 4 ℃的无菌生理盐水弯盘中备用,防止毛囊干燥脱水。当毛囊分割到一定数量时,边移植边分割,减少毛囊离体时间,有利于毛囊的成活。

（三）头发移植术术后健康指导

43 术后护理有哪些?

（1）体位护理　由于手术损伤,患者术后头面部易发生水肿,故取头部抬高 25°卧位,48 h 内禁止低头。若肿胀较重,予以冰敷,注意避免冻伤,注意不要将冰袋敷在移植处。

（2）移植区护理　术后第 1 天用 0.75％双氧水冲洗术区,尽量去掉血凝块,睡眠时尽量抬高头部,3 天后可洗头。洗头时先用水淋湿,将洗发液倒于手心搓出泡沫,轻柔拍洗头发,不要将洗发液直接倒在移植处,勿用毛巾用力擦头皮,可用毛巾轻轻将水吸干或用吹风机将头发吹干。休息时避免碰到移植毛发,尽量不吃辛辣食物。

（3）预防并发症　术后常规口服抗菌药物,防止感染。定期换药,密切观察切口渗血情况,及时清除血痂,保持局部干燥。

（4）康复护理　术后 7～10 天,移植的毛发会脱落,新发 2～3个月开始生长,6 个月后长出移植头发的 70％左右,大概 9 个月以后其余部分全部生长出来,达到理想效果。毛发移植 2 个月以内避免阳光暴晒,植入的头发有正常的生理特征,和原来供毛部位的毛发性质、生长规律完全一致,毛发密度可接近正常。毛发成活并正常生长是一个漫长的过程,医护人员的随访和关心对患者来说是极大的心理支持,分别于术后第 1、3、6、9、12 个月进行电话随访及门诊复诊,以了解毛发生长情况,并指导患者观察。

（四）头发移植术患者出院后的健康指导

44 预防脱发的秘诀有哪些?

（1）不用尼龙梳子和头刷。因尼龙梳子和头刷易产生静电,会给头发和头皮带来不良刺激。比较理想的是选用黄杨木梳和猪鬃头刷,既能去除头屑,增加头发光泽,又能按摩头皮,促进血液循环。

（2）勤洗发。洗头的间隔最好是 2～5 天。洗发的同时需边搓边按摩,既能保持头皮清洁,又能促进头皮血液循环。

（3）不用脱脂性强或碱性洗发剂。这类洗发剂的脱脂性和脱水性均很强,易使头发干燥导致头皮坏死。应选用对头皮和头发无刺激性的无酸性天然洗发剂,或根据自己的发质选用。

（4）戒烟。吸烟会使头皮毛细血管收缩,从而影响头发的发育生长。

（5）节制饮酒。白酒,特别是烫热的白酒会使头皮产生热气和湿气,引起脱发。即使是啤酒、葡萄酒也应适量,每周至少应让肝脏"休息"(即停止饮酒)两天。

(6)消除精神压抑感。精神状态不稳定,每天焦虑不安会导致脱发,压抑的程度越深,脱发的速度也越快。对女性来说,生活忙碌而又保持适当的运动量,头发会光彩乌黑,充满生命力。男性相反,生活越是紧张,工作越忙碌,脱发的机会越高。因此,经常进行深呼吸、散步、做松弛体操等,可消除当天的精神疲劳。

(7)烫发、吹风要慎重。吹风机吹出的热温度达 100 ℃,会破坏毛发组织,损伤头皮。烫发次数也不宜过多,烫发液对头发的影响也较大,次数多了会损伤头发。

(8)多食蔬菜和水果防止便秘。若蔬菜摄入过少,易引起便秘,影响头发质量,若患了痔疮还会加速头顶部的脱发。

(9)空调要适宜。空调的暖湿风和冷风都可成为脱发和白发的原因,空气过于干燥或湿度过大对保护头发都不利。

(10)戴帽子和头盔注意通风。头发不耐闷热,戴帽子、头盔的人会使头发长时间不透气,容易闷坏头发。尤其是发际处受帽子或头盔的压迫的肌肉易松弛,引起脱发。所以应注意戴帽子、头盔时的透气情况,可垫上空心帽衬或增加小孔等。

(刘志荣　贾菲)

第二章
头颈部及外耳整形美容术
围手术期健康促进

一、头皮撕脱伤围手术期健康促进

（一）头皮撕脱伤的基础知识

1 头皮的解剖结构有哪些？

头皮较为强韧，由皮肤、皮下组织、帽状腱膜、帽状腱膜下层、骨膜等五层组成，前三层连接紧密，宛如一体，难以分开，下以结缔组织层与骨膜间疏松相连，故外伤撕脱多沿疏松结缔组织层撕离，严重者亦偶尔将骨膜一同撕下。

（1）皮肤：厚且致密，内含汗腺、皮脂腺、淋巴、血管、毛囊和头发。

（2）皮下组织：众多致密结缔组织分隔的小叶，其间充以脂肪、血管和神经，位于皮下和帽状腱膜之间。

（3）帽状腱膜：白色坚韧的膜状结构。其前连额肌，后连枕肌，侧方与颞浅筋膜融合，可认为是颅顶肌的一部分。该层与皮肤由纤维束紧密连接，与骨膜连接疏松。

（4）帽状腱膜下层：薄层疏松结缔组织，其间有许多血管与颅内静脉窦相通，是静脉窦栓塞和颅内感染的途径之一。

（5）骨膜：贴附于颅骨表面，在颅缝处贴附紧密，其余部位贴附疏松，故骨膜下血肿可被局限。

2 何谓头皮撕脱伤？

头发随头皮受暴力牵拉以致部分或全部撕脱称为头皮撕脱伤（图 2-1-1、图2-1-2），多见于蓄编女工，由于违反操作规程，不戴工作帽,头发被卷入快速运转的机器内所致,亦偶见于交通事故或动物咬伤。

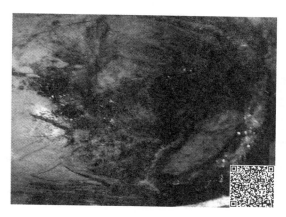

图 2-1-1　头皮撕脱伤术前

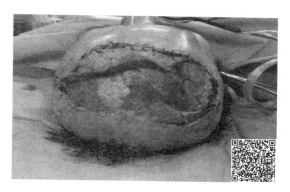

图 2-1-2　头皮撕脱伤术中

3 临床表现有哪些?

大片头皮自帽状腱膜下或骨膜下撕脱;或连同额肌、枕肌、耳廓、眉和上睑等一起撕脱;可与机体部分连接,也可完全离体。

4 创伤特点有哪些?

头皮血液循环非常丰富,撕脱后失血量较多,疼痛剧烈,可引起休克。早期处理不当或延迟治疗,常可发生严重瘢痕、慢性溃疡、颅骨坏死等。头皮撕脱伤时，还常伴有身体其他部位及脏器的损伤，如脑外伤、颈椎损伤、气胸、肋骨和四肢骨折等，在检查时不应忽视。

（二）头皮撕脱伤的早期处理

5 头皮撕脱伤患者的现场急救有哪些？

头皮撕脱伤一般是在意外情况下发生，第一位救援人员往往非医护工作者。对于突发事件，有效的院前急救不仅可以提高患者的治愈率和生存质量，同时也可能挽救患者的生命。在此向大家普及一下头皮撕脱伤现场急救的主要措施，现场急救首先是对失血性休克等危及生命的状况进行急救，其次才是局部的整复处理。

（1）当患者失血较多时，作为非医护人员的施救者，应首先为患者止血，可就地选用清洁毛巾或敷料（有条件者首选无菌敷料）加压包扎患者的伤口，以帮助患者伤口止血，同时立即电话拨打 120，帮助联系就诊医院。

（2）缺乏医学知识者认为，完全脱离头皮的组织，无法再回植到患者的创面，在此纠正这个观点，若撕脱的头皮得到很好保存，是可以重新通过手术治疗回植到患者患处的，作为现场施救者，应该将患者的撕脱头皮放于清洁或无菌纱布内干燥保存，将撕脱头皮同患者一起送往救治医院。

（3）救护人员到来时，应检查患者全身情况，检查患者的瞳孔、神志等情况，了解其有无合并其他损伤（如脑外伤、骨折及内脏损伤、脊柱损伤等复合伤），并做相应处理。

（4）迅速建立静脉通道，为患者补液，以增加循环血容量，纠正休克。

（5）遵医嘱使用止痛药物，转运过程中密切观察患者的生命体征、神志、瞳孔变化，如有异常立即实施抢救。

6 入院后的早期处理有哪些？

（1）抗休克　由于头皮血管网丰富，全头皮撕脱造成创面流血不止，急救处理时，用无菌敷料加压包扎后，止血效果不明显，敷料很快被浸湿。针对这一情况，需采取有效的抗休克治疗，稳定患者生命体征,为手术做好准备。

主要的护理措施如下。

①立即给予持续心电监护和氧气吸入,密切监测患者的生命体征变化及瞳孔情况,注意有无合并脑外伤、休克和其他脏器损伤。应先抢救脑外伤、休克,待全身情况好转再行整复手术。

②立即建立双静脉补液通道,迅速补液,纠正体液不足,必要时备血,为输血做好准备。

③留置导尿管,记录每小时尿量,做好导尿管的护理,并观察有无血红蛋白尿和肌红蛋白尿。

(2)遵医嘱迅速完善相关检查 如血常规、尿常规、心电图、肝肾功能、电解质检查等,必要时为患者做血型交叉配血等检查,以备不时之需。了解患者的既往病史,有糖尿病、肝病史等患者应积极对症治疗。

(3)保护创面 做好创面及其周围备皮工作,对创面进行细菌培养。

(4)防治感染 防治全身感染的措施如下。

①准确及时补充血容量,积极纠正休克。

②正确处理创面,防止创面二次污染。

③遵医嘱合理使用抗生素,感染得到控制后及时停药,以防滥用抗生素导致菌群失调或并发二重感染。

(5)加强支持治疗:密切监测患者的水、电解质状况,加强营养,提高机体抵抗力,促进伤口愈合。

(6)止痛药的应用:患者会有不同程度的疼痛感,根据患者的具体情况遵医嘱正确使用止痛药。

(7)受伤 24 h 内肌内注射破伤风抗毒素。

(8)对撕脱头皮可置低温下保存,在无休克的情况下应早期清创回植。

7 头皮撕脱伤的治疗方法有哪些?

根据患者的头皮撕脱面积和深度及创面和撕脱头皮的污染情况不同,手术治疗的方法也不同。

(1)若撕脱头皮未离体或撕脱头皮血液循环良好,不可随意将连接着的皮肤切断。在备皮、彻底清创后,仔细观察撕脱皮瓣的皮肤颜色、毛细血管反应、创缘出血等情况,若皮瓣状况良好,彻底清创后可放回原处直接缝合。

(2)头皮完全撕脱或与集体连接较少、血液循环较差,但组织和血管挫伤较轻、伤后时间较短、组织保护较好的条件下,可试行自体头皮回植术,行动静脉吻合。

(3)如果头皮挫伤严重,颅骨骨膜还在,可将头皮去薄成全厚皮片游离移植;如果没有可利用的头皮,则需要取皮移植。

(4)对于骨膜缺如、颅骨外板暴露而又无法进行撕脱头皮吻合再植患者,可采用吻合血管的游离组织瓣进行修复;也可凿出部分颅骨外板后直接移植中厚网状皮片或者在暴露的颅骨多处钻孔,待肉芽组织生长后再行游离植皮修复或行游离组织移植修复。临床上常用人工皮或 VSD 负压引流技术进行创面的早期清创覆盖创面,促进肉芽组织生长。

8 注意事项有哪些?

围手术期应特别注意纠正血容量不足。进行显微外科技术将撕脱头皮再植时,接通血管后,回植头皮血液循环良好,而某一部分血供不佳,创面无出血,则争取在该区有关部位解剖显露出血管,再吻合接入一组动静脉;注意头皮与基底创面紧密贴合,不留无效腔,放置负压引流管,发现积血应及时清除,保障组织存活。

(三)头皮撕脱伤患者的术前健康指导

9 术前护理要点有哪些?

(1)术前评估

①协助医师用灭菌的敷料加压包扎头部伤口止血,待进行全身检查。建立静脉通道,遵医嘱给予止痛药,必要时输血。

②检查患者全身皮肤的情况,评估患者的创面深度及撕脱皮肤的回植条件,需植皮患者应特别注意供皮区有无破溃、感染等,如有则不予选取。

③了解患者病史,有无糖尿病史、高血压史及血糖和血压的控

制情况等。

（2）一般护理

①尽快完善相关检查，如血常规、肝肾功能、电解质、凝血功能、尿常规等，必要时做头部 CT，可疑其他组织损伤者应完善相关检查。

②迅速建立双静脉通道，若因静脉不充盈穿刺失败，应立即行深静脉穿刺插管或做静脉切开，快速输入液体，补充血容量，确保输液通畅。

③严密观察体温、脉搏、呼吸、神志、瞳孔、尿量、尿色的变化，以及烦渴症状有无改善。

④向患者讲解手术及麻醉的方法，消除患者的紧张情绪，取得患者的配合。

⑤注意保护创面的清洁，防止创面的二次污染。

（四）头皮撕脱伤患者的术后健康指导

10 术后护理要点有哪些？

（1）全麻者按全麻术后护理常规护理。

（2）指导患者抬高患肢，供皮区给予烤灯照射，创面覆盖纱布待其自然脱落，不可人为揭除纱布。

（3）重点观察患者血压、脉搏和颅内压的变化：如血压波动不稳定，查看是否有伤口渗血、血肿、血容量不足等情况，通知并协助医师采取相应的处理。

（4）保持敷料包扎位置正确，无论是头皮回植，还是皮片或皮瓣移植，术后伤口敷料均应加压包扎固定，不移动、不松脱。对枕部有组织移植者，采取卧位或侧卧位，枕部垫棉卷，减少受压。

（5）头皮撕脱伤伴有眼睑损伤同期修复者，睡前用灭菌油纱覆盖角膜。

（6）术后 7～10 天根据组织成活情况间断拆线，继续包扎固定 2 周。

（7）形成秃发畸形者，可以采取进一步手术治疗或佩戴假发。

（8）VSD 负压引流护理。

①向患者及家属讲解 VSD 负压引流的目的及注意事项，指导

患者保持引流管引流通畅,勿折叠扭曲。

②正确调整负压参数(一般负压维持在 $150\sim200$ mmHg),一般每 2 h 观察负压及引流情况一次,如负压变小或变大应及时调整到正常范围。

③密切观察引流管各连接管道是否连接紧密,贴膜与皮肤是否切合紧密(图 2-1-3)。如有漏气,应重新加盖贴膜。

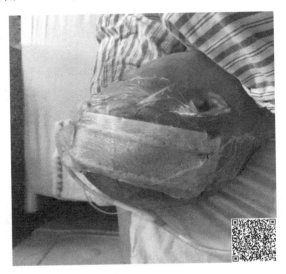

图 2-1-3　贴膜

11 常见并发症及治疗有哪些?

(1)创面表皮愈合过程中由于帽子、枕头及假发的摩擦,易发生反复破溃,此起彼伏,甚至形成慢性溃疡,还需采取换药措施控制感染,然后全部切除不稳定的瘢痕及溃疡,做中厚皮片移植修复。

(2)形成肉芽创面长期不愈,如伴发严重感染还可以引致颅骨骨髓炎、颅骨坏死,甚至颅内感染。患者若出现发热、食欲差及慢性消耗等全身症状,应进行如下处理:①遵医嘱使用抗生素,控制全身感染;②进高热量、高蛋白、易消化饮食;③局部创面细菌培养及药敏试验,清除坏死及移植未成活组织,处理不健康肉芽,培养新鲜肉芽创面,可采取敏感抗生素湿敷法,以控制创面感染,争取尽早做表皮移植,消灭创面。

(3)创面完全愈合后若遗留外耳部分或全部缺损、眉缺损、瘢痕挛缩睑外翻等畸形时,应针对存在的问题进行相应的整形治疗。

12 植皮区域没有头发怎么办?

不能直接缝合且撕脱头皮由于损伤较严重无法进行回植的患者,为了尽早闭合创面,促进创面愈合,可在彻底清创后进行皮肤的游离移植。但植皮术后的皮肤没有毛发生长,严重影响了美观,女性患者小面积缺发可用长发遮挡,但男性和大面积秃发的女性,就严重影响了其外在形象。不过并不用为此担心,随着医疗技术水平的提高,秃发的患者后期可以在正常头皮处进行扩张器埋置,进行局部皮肤的扩张,规律注水完毕后再到医院行扩张器取出和扩张皮瓣移植修复植皮区域,这样就可以使没有头发的区域长出头发。另外,部分医院还开展了毛发移植手术,也可以解决植皮区域没有头发的苦恼。

(五)头皮撕脱伤患者出院后的健康指导

(1)植皮患者出院后指导患者坚持佩戴弹力套半年以上,预防瘢痕增生,3个月内避免日光暴晒,外出时带遮阳伞或戴遮阳帽,以免色素沉着。

(2)出院后保持头皮清洁、干燥,外出活动时,可戴帽子或假发以保持形象,室内时取下帽子或假发,保持头皮干燥。由于神经的损伤,再植头皮的感觉减退,洗头时注意水温控制在 39~41 ℃,以免烫伤。经常按摩头皮,用力适中,做到每天 3 次,每次 30 min,持续 1 周左右,促进局部血液循环。随着皮片的老化,逐渐加强按摩力度,在头皮上涂擦无刺激性的油膏,然后用掌根或鱼际在头皮上按摩,每天 4 次,每次 30 min,以达到松解皮肤、增加皮肤弹性、减轻皮肤过敏的效果,并可预防或减轻皮片成活后的晚期收缩,利于头发的生长,颜面部有切口处可适当涂以抗瘢痕药物,预防瘢痕增生。

(3)术后 3~6 个月指导患者禁烟限酒,禁食辛辣刺激性食物,以利于伤口的愈合。

（4）定期复查，需进行再次手术患者，遵照医生指示预约下次就诊时间。

（刘志荣　翁慧）

二、先天性斜颈围手术期健康促进

（一）颈部的基础知识

13 何谓先天性斜颈？

所谓先天性斜颈，是指出生后即发现颈部向一侧倾斜的畸形，主要由胸锁乳突肌变性挛缩所致，其中因肌肉病变所致者，称为肌源性斜颈；因骨骼发育畸形所致者，称为骨源性斜颈，后者十分罕见。先天性斜颈不仅影响人体形态完美，而且影响头部运动，在儿童还会影响患侧面部发育，一旦发现，因尽早治疗（图 2-2-1）。

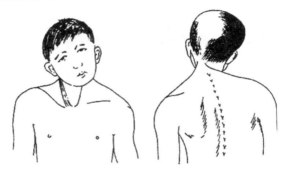

图 2-2-1　先天性斜颈示意图

14 先天性斜颈的发病原因是什么？

其发病的直接原因是患侧胸锁乳突肌的纤维化引起挛缩与变短。但引起此肌纤维化的真正原因还不清楚。多数研究认为与产程有关，即婴儿在产程过程中损伤胸锁乳突肌，并在肌内形成血肿，以后血肿机化所致；有学者认为与宫内的环境有关，好发于高龄初产妇和臀位，由于胎儿在子宫内位置不当，颈部在宫内扭转，又因宫内体位限制直至分娩，导致肌肉的缺血、水肿以致纤维化，致使起于乳突止于胸骨和锁骨的胸锁乳突肌挛缩；同时也有学者认为先天性斜颈的发生可能受遗传、基因等因素的影响。

15 临床表现有哪些？

（1）颈部肿块　出生后即可触及胸锁乳突肌上有一质地坚硬、软骨样的包块，成梭形，无压痛，2～4 周时包块逐渐增大，4～8 个月时包块逐渐消退以致完全消失（图 2-2-2）。

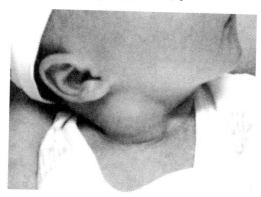

图 2-2-2　颈部肿块

（2）斜颈　患侧的胸锁乳突肌变短，失去弹性，形成典型的斜颈。

（3）面部不对称　一般于 2 岁以后出现，面部五官呈不对称状，主要表现如下。

①双侧颜面变形：患侧的面部与颅骨均小于健侧，由于头部旋转，致双侧面孔大小不一，健侧丰满呈圆形，患侧则狭而平板。

②胸锁乳突肌有程度不同的短缩僵硬，头向患侧偏斜，下颌、颏部指向健侧，头向健侧旋转受限。

③患侧眼睛下降：由于胸锁乳突肌挛缩，致使患者眼睛位置由原来的水平位向下方移位，而健侧眼睛位置则上移。

④眼外角线至口角线变异：测量双眼外角至同侧口角线的距离，显示患侧变短，且随年龄增加而日益明显。

（4）患者脊柱正常。

（5）其他影响

①视力障碍：由于斜颈引起双眼不在同一水平位上，易产生视

力疲劳而影响患者的视力。

②颈椎侧凸:主要是由于头颈旋向健侧,因而引起向健侧的代偿性侧凸。

16 与其他各型斜颈的鉴别有哪些?

(1)通过脊柱 X 线检查可以判别是否为脊柱发育异常导致的斜颈发生。

(2)继发性斜颈:发病急促、病程较短,常与外伤、咽部、脊柱感染等因素有关,偶发较明显的疼痛,故患者入院时应做好病史的记录。

(3)精神性斜颈:症状反复,面部常有愁眉苦脸等怪相,并常伴有睑痉挛。

17 先天性斜颈的治疗有哪些?

先天性肌性斜颈很少自然恢复,应做到早期体检,早期发现,早期治疗。挛缩较轻者,早期可采用非手术治疗,非手术治疗效果较好者,可免除手术治疗。挛缩较重者或非手术治疗无效时,胸锁乳突肌内肿物虽然已经消散,但肌肉已经挛缩不能复原,应及早行手术治疗。

(1)非手术疗法

①适应证:主要用于出生至半周岁的婴儿,对 2 岁以内的轻型患者亦可酌情选用。

②具体方法:视患儿年龄不同可酌情采用下列方法。

a.手法按摩:在新生儿,一旦发现本病,应立即开始对肿块施以手法按摩,推拿按摩颈部的肌肉,以增进局部血供而促使肿块软化与吸收。此法对轻型者有效,甚至可免除以后的手术矫正。

b.徒手牵引:于出生后半个月左右开始,利用喂奶前时间,由母亲使患儿平卧于膝上,并用一手拇指轻轻按摩患部,数秒钟后再用另一手将婴儿头颈向患侧旋动,以达到对挛缩的胸锁乳突肌起牵引作用的目的(图 2-2-3)。如此每天 5～6 次,每次持续 0.5～1 min。轻症患儿多在 3～4 个月可见成效。

c.其他:包括局部热敷、睡眠时使婴儿头颈尽量向健侧旋转及

给予挛缩的胸锁乳突肌以牵拉力等。因患儿刚刚出生不久,所以各
种操作均需小心、细心与耐心,切勿因操之过急而引起误伤。

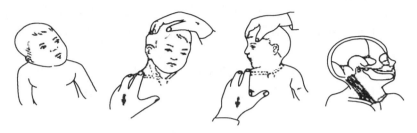

图 2-2-3 徒手牵引

(2)手术方法 适用于 1 岁以上的患儿,虽然 12 岁以上患儿
的颌部畸形难以矫正,但手术后仍有所改善。术后用头颈石膏或颈
部矫形支架固定 4 周,治疗愈早疗效愈好(图 2-2-4)。

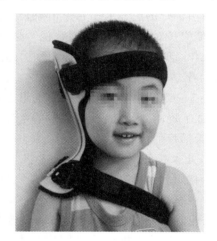

图 2-2-4 颈部矫形支架固定

18 手法治疗的护理有哪些?

(1)推拿疗法的护理

①推拿治疗时,患侧胸锁乳突肌处要涂些滑石粉,以免损伤患
儿的皮肤。

②斜颈的家庭护理对于提高治疗效果非常重要,嘱家长协助医

生每天为患儿做患侧胸锁乳突肌的被动牵拉伸展运动。患儿睡眠时,可在头部两侧各放置 1 个沙袋,以矫正头部姿势。在日常生活中尽量让患儿的头颈转向畸形的相反方向,如喂奶、睡眠用枕垫或用玩具吸引患儿的注意力转向头颈畸形相反方向,以帮助矫正斜颈。

③在治疗的过程中,手法的技巧及熟练程度对疗效影响较大,须注意要刚柔相济,不可使用蛮力,所以实施者应加强基本功的训练。

④对斜颈的治疗是越早治疗,效果越好。若保守治疗 6 个月以上无明显改善者应考虑手术矫形。

(2)徒手牵引法护理

①注意操作进行的时间,避免在患儿刚吃饱就进行操作,避免引起患儿的不适导致吐奶。

②采取徒手牵引治疗的患儿大多在家由家长完成,告知家长手法扳正的重要性,使家长对扳正治疗高度重视。必要时请专业医师指导进行正确的操作,动作轻柔,避免动作粗暴引起患儿的不适。

③徒手牵引治疗是一项漫长而艰难的过程,贵在坚持,需要每天做 5～6 次,坚持 3～6 个月,要做好家长的思想工作,告知患者家长要想取得较好的疗效,必须坚持治疗,不可半途而废,使其能坚持、耐心地完成每天治疗的量。

④定期检查患儿家长的操作方法,观察患儿的治疗疗效,对患儿家长的操作予以肯定和鼓励,增加家长对患儿疾病治疗的信心。

⑤牵引时注意观察有无局部皮肤压痛情况。

(3)热敷的护理　患儿的皮肤娇嫩,采取热敷时,应注意温度适宜,一般应以 45°为宜,可根据患儿皮肤耐受力情况适当调节温度,避免温度过高而引起烫伤。

19 手术时机为何时?

先天性斜颈在出生后数天即可发现,表现为头偏向患侧,在胸锁乳突肌的中段可触及一圆形、质地硬的肿物。先天性斜颈非手术治疗效果不好者,一般主张在 1～2 岁采取手术治疗。

（二）先天性斜颈矫正术术前健康指导

20 术前护理要点有哪些？

（1）术前评估

①了解患者的身体和精神状态，有无疾病史及外伤史。

②了解患者肢体运动障碍及社会活动受限程度，若为小儿应注意其有无情绪障碍、行为异常、认知损害等。

③了解患者的家庭经济情况，以及家属对于手术的支持情况。

④测量患者的生命体征，了解患者有无感染的症状和体征。

（2）术前一般护理

①完善相关术前检查，如血常规、肝肾功能、电解质、心电图、凝血功能、B超等，必要时行X线检查以排除颈椎病变。

②做好术区的备皮，剃除患侧头部及耳朵周围的毛发，以防止术后感染。

③了解患者全身情况，对糖尿病、肝功能不良、呼吸道感染等应予以严格控制。如有感冒、咳嗽应推迟手术。

④术前做好术区照相并留档，以备术后对比手术效果。

⑤饮食护理：全麻患者指导患者术前禁食8 h、禁饮6 h，向患者及家属讲解手术禁食、禁饮的重要性，引起患者及家属的重视。

（三）先天性斜颈矫正术术后健康指导

21 术后护理要点有哪些？

（1）全麻患者按全麻术后护理常规进行护理。

（2）卧位：指导患者采取平卧位，保持头颈处于牵引位置，以达到手术的目的。

（3）严密观察术区伤口有无渗血、渗液情况，指导患者保持伤口敷料清洁、干燥，勿搔抓伤口。

（4）了解患者伤口敷料的松紧情况，观察患者有无呼吸困难，面色、甲床、口唇有无缺氧导致的发绀发生等。伤口出血导致的血肿发生及伤口包扎过紧严重时都会引起气管受压导致呼吸受阻，因此应密切观察患者病情、听取患者的主诉,如有异常应立即通知医生进行处理。

(5)引流管或引流空针的护理

①正确粘贴引流管标识。

②妥善固定引流管,向患者及家属讲解留置引流管的目的,指导患者保持引流管的引流通畅,勿折叠扭曲引流管,维持引流管的清洁及效能。

③每 2 h 观察引流管内引流液的颜色、性质及引流量一次;引流空针每 2 h 抽取负压一次,使引流空针维持负压状态,准确记录引流液的颜色、性质及量,引流液较多时,可适当缩短抽吸时间。

④向患者及家属讲解引流管或引流空针处于负压状态的表现,如有异常应及时通知护理人员进行相应的处理。

⑤严格遵守无菌操作原则并更换引流装置。

(6)口腔护理 指导患者餐前餐后用温水或漱口液漱口,保持口腔清洁,预防口腔感染。

(7)颈托的护理 告知患者佩戴颈托对于疾病预后的重要性,使患者能坚持佩戴。

(8)饮食护理 指导患者合理膳食,保证营养全面而均衡,术后 3 天给予高热量、高蛋白、高维生素的流质或半流质饮食,避免颈部运动幅度过大导致伤口愈合不良,3 天后可逐渐改为软食,之后再过渡到普食,禁食辛辣刺激性食物,戒除烟酒,喂水喂饭时应避免呛咳。

22 手术后并发症及预防有哪些?

(1)感染 主要与手术过程中未严格遵循无菌原则有关。预防:做好术前皮肤准备,手术中严格遵守无菌操作原则,术后密切观察患者的生命体征情况,必要时遵医嘱合理使用抗生素。

(2)血肿 主要与手术中止血不彻底有关。预防:手术中彻底止血,对于较大的出血点采用结扎止血。手术后密切观察患者的呼吸及伤口肿胀情况等,在手术不影响患者呼吸及不压迫颈动脉的前提下适当加压包扎,一旦血肿发生应立即通知医生进行相应处理。

（3）切口增生　主要与手术切口张力过大有关，瘢痕体质患者瘢痕亦较明显。预防：拆线后合理使用预防瘢痕增生的药物，避免日光暴晒术区，坚持佩戴弹力套，瘢痕体质患者术后可预防性进行放射治疗。

23 手术预后如何？

对于先天性斜颈应做到早发现早治疗。在婴儿期若坚持采取正确的非手术治疗，部分患儿是可以治愈的；在儿童期或胸锁乳突肌挛缩不严重者，及时进行手术治疗，是可以治愈的；胸锁乳突肌挛缩严重、颜面不对称很明显，且年龄较大患者，通过手术治疗，也可有明显效果，但不能达到完全正常。

24 注意事项有哪些？

（1）术后保持牵引被动体位，本身是一种很痛苦的状态。因此，要有足够的时间和耐心做劝解工作，同时要密切观察病情，并分散其注意力。

（2）应注意观察面肌活动、眼裂、鼻口位置是否正常，颈是否后仰和有提肩活动，了解是否有面神经等的损伤。

（3）术后用颈托固定头颈部，容易压迫颈部气管，梗阻呼吸道，影响患儿呼吸，观察时要注意患儿呼吸是否平稳，面部颜色是否正常。

（四）先天性斜颈矫正术患者出院后的健康指导

（1）指导患者出院后继续佩戴颈托矫正器3～6个月。

（2）颈部外固定解除后，应加强头颈部的功能锻炼。具体做法如下：面部转向患侧，头向健侧肩部靠近，每天可反复进行多次。

（3）加强头颈部功能锻炼的护理：拆线后指导下颏向患侧，枕部向健侧旋转，使胸锁乳突肌在运动中得到松解而富有弹性，锻炼范围要由小到大，循序渐进。

（4）大龄患儿可出现复视，术后要进行视力锻炼。方法为将一物体放在距离患儿1.5 m处，让患儿集中注视一定的时间，每天训练在3 h左右。

（5）健康教育：术后7天开始进行功能锻炼，坚持每天佩戴颈

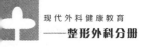

托,每3个月随访1次,6个月后改为1年1次。

(刘志荣　程芳)

三、颈部瘢痕挛缩畸形围手术期健康促进

(一)颈部的基础知识

25 颈部的应用解剖有哪些?

(1)颈部的表面形态　颈部呈圆柱状,其上以下颌骨下缘、乳突、上项线及枕外隆突的连线与头部交界;其下以胸骨颈静脉切迹、胸锁关节、锁骨、肩峰和第7颈椎棘突的连线与胸部、上肢和背部分界。

(2)颈部的结构

①颈部的层次:颈部由浅至深依次为皮肤、浅筋膜、深筋膜及其包绕的颈部器官,由于颈部的结构复杂,在不同分区,有不同的组织层次。

②皮肤:颈部皮肤的色彩、质地与面部基本一致,其中颈外侧区(锁骨上窝处)因皮肤供血量大,且切口相对隐蔽,为面部皮肤缺损的常用供皮区。颈部的皮肤较厚,与深部的筋膜及肌肉连接紧密,活动度小。

③浅筋膜:颈部浅筋膜较薄,透过浅筋膜能隐约看清其深部结构。在浅筋膜表面有一层薄薄的脂肪,在脂肪的深面为颈阔肌。

26 何谓颈部瘢痕挛缩畸形?

颈部属于人体暴露在外的部位,在日常生活中,容易遭受创伤或烧伤。由于颈部皮肤缺乏支撑,颈部瘢痕容易挛缩,引起颈部变形。另外,颈部毗邻面部,颈部瘢痕挛缩除了影响颈部美观,还影响头部的运动,严重者引起面部五官变形(图2-3-1)。

27 颈部瘢痕的分级有哪些?

临床上按照颈部瘢痕挛缩对颈部功能的影响和对邻近器官组织的牵引程度分为4度,依次为Ⅰ、Ⅱ、Ⅲ、Ⅳ度。

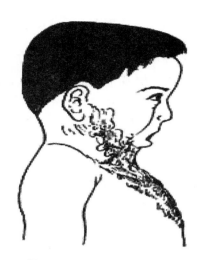

图 2-3-1 颈部瘢痕挛缩畸形

（1）Ⅰ度 瘢痕位于颏颈角平面以下，颈部活动不受限或颈部后仰轻度受限外，其他功能不受影响。

（2）Ⅱ度 颏、颈、胸部瘢痕挛缩，引起下唇轻度外翻，颏颈角消失；下唇可有外翻，下颌角消失。头后仰及旋转功能受限，吞咽功能也受部分影响；患者一般能闭口，不流涎。

（3）Ⅲ度 唇、颏、颈瘢痕粘连，自下唇至颈前区均为瘢痕，挛缩后下唇、颏部和颈前区都粘连在一起，颈部处于强迫低头姿势。引起下唇严重外翻，口角、鼻尖甚至下睑向下移位，患者不能闭口，发音不清，引起流涎及吞咽困难。

（4）Ⅳ度 唇、颏、颈、胸粘连，瘢痕上至下唇下缘、下至胸部，挛缩后四个部位都粘连在一起，引起颈部极度屈曲畸形，颈椎胸椎后突，出现驼背，患者不能抬头，不能仰卧，不能平视，不能闭口，流涎不止。呼吸和吞咽功能都受影响。

28 颈部瘢痕的治疗时机为何时？

颈部瘢痕挛缩一旦形成，必须进行手术治疗，根据患者的年龄、瘢痕挛缩的程度及瘢痕形成对机体活动的影响不同，手术时机也不同。

（1）Ⅰ度瘢痕挛缩一般不影响颈部功能，只影响美观。成人应待瘢痕稳定后再行手术治疗,儿童应待其有自身对美感有需求时再考虑手术。

(2)Ⅱ、Ⅲ度瘢痕挛缩既影响颈部功能活动,又影响美感。成人以创面愈合后 6 个月左右,瘢痕及挛缩基本稳定后再行手术治疗为宜;儿童因瘢痕影响其生长发育,故应尽早进行手术治疗。

(3)Ⅳ度瘢痕挛缩的患者,因瘢痕挛缩导致生活困难故也应及早行手术治疗。

29 手术方式的选择有哪些?

对于颈部瘢痕的治疗,除了考虑瘢痕的大小、深度外还应考虑瘢痕切除后能最大限度地恢复颈部的功能及颈部的美学标志,结合患者的年龄、性别,选择最佳的手术方案,争取达到最佳的治疗与美容效果。目前临床上常用的有"Z"成形术和五瓣成形术、皮肤移植术、局部皮瓣移植术及扩张皮瓣移植修复术(图 2-3-2)。

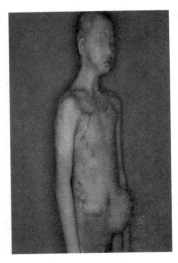

图 2-3-2 扩张皮瓣

(二)颈部瘢痕矫治术术前健康指导

(1)术前护理评估

①了解患者身体及精神状况、瘢痕形成的原因及瘢痕挛缩导致

的功能受限程度。

②了解患者对手术的认知和期望值。

③了解患者全身皮肤情况,特别是供皮区有无破溃、感染、肿块;胸前有慢性溃疡者,术前应尽量控制感染。

(2)术前一般护理

①术前完善相关术前检查,如血常规、凝血、肝肾功能、电解质、心电图、胸片等,生命体征无异常。

②慢性呼吸道感染的患者应予以治疗后再行手术,特别注意患者有无咳嗽,以防咳嗽影响术后植皮存活。

③了解患者全身情况,对糖尿病、肝功能不良、呼吸道感染等应予以严格控制。若有感冒、咳嗽应推迟手术。

(3)供皮区皮肤状况

①术前评估供皮区皮肤状况,如供皮区皮肤有无破溃、炎症、皮疹、疖肿、感染、外伤、皮肤病、瘢痕等,有则不予选取。

②剃尽供皮区毛发,切记动作轻柔,避免损伤供皮区皮肤。

(4)受皮区准备

①对于创面破溃感染者,术前应做创面分泌物细菌培养,根据药敏试验结果,遵医嘱合理使用抗生素,控制感染。

②对瘢痕挛缩积垢多者应用温肥皂水浸泡后用棉签清除内陷污垢。

(5)照相记录　所有患者在手术前都要做照相记录,隐私部位照相时,即使患者的家庭成员在房间内也应有另一医护人员陪同。由陪同人员记录测量结果,这样患者不会有被窥视的感觉。

(6)术前心理护理　颈部瘢痕挛缩的患者,由于身体上的缺陷,患者的精神负担较重,对手术的期望较高,为使患者主动配合手术,术前医护人员应加强与患者的沟通。了解患者的治疗目的及期望达到的效果,不同的创面及不同的手术方式治疗的效果、预后的瘢痕都不相同,讲解各种手术方法的优点和缺点,使患者对手术方法、术后注意事项及预后有一定的认识,减轻患者的思想负担,遵从患者的意愿,选择患者最想要的及最适合患者创面的手术方法,使患者能够积极主动地配合手术。

（三）颈部瘢痕矫治术术后健康指导

30 术后护理要点有哪些？

（1）常规护理　按全麻术后护理常规进行护理，密切观察患者的生命体征。观察患者的面色、呼吸、口唇及甲床的颜色等，听取患者的主诉，术后 48～72 h 应密切观察患者的呼吸道通畅情况，必要时床旁备负压吸引器和气管切开包。

（2）体位　全麻术后 6 h 取平卧位，6 h 后可在肩下垫一软枕，头部后仰。

（3）伤口护理　保持伤口敷料清洁、干燥，勿搔抓伤口，检查伤口敷料包扎的松紧情况。

（4）皮瓣的护理

①观察皮瓣的颜色、温度、切口渗血及渗液情况，供皮区给予沙袋压迫 24 h。

②皮瓣颜色苍白、皮温低、毛细血管充盈反应延迟或消失，则表示动脉供血不足，应注意保暖，用 TDP 烤灯照射保温，使用扩张血管的药物，必要时使用解痉药物。

③皮瓣颜色暗紫、起水疱、血肿则表示静脉回流不畅。血肿者应清除血肿，顺静脉方向按摩皮瓣，适当拆开远端缝线，行放血治疗。

（5）引流管的护理　留置引流管的患者，应正确粘贴引流标识，向患者及家属讲解留置引流管的目的及注意事项，指导患者保持引流管引流通畅，维持引流管的清洁及效能，勿折叠扭曲引流管，注意观察引流物的颜色、性质、量，如有异常及时通知医生进行处理。更换引流瓶时严格遵守无菌操作原则。

（6）限制颈部活动　颈部大面积游离植皮术后的患者需仰头位制动，避免头部左右摆动导致皮片的移位。

（7）体温护理　密切监测患者的体温变化，若体温持续 38.5 ℃以上，排除其他原因导致的发热，应高度怀疑伤口感染的发生，应立即通知医生进行处理，遵医嘱合理使用抗生素。

（8）呼吸道管理　伤口出血导致的血肿及伤口包扎过紧，严重时均会引起气管受压导致呼吸受阻,因此应密切观察患者病情变化,听取患者的主诉,若有异常应立即通知医生进行处理。

（9）压疮的护理　由于颈部制动,导致枕部长时间受压,极易引起枕部压疮的发生,应在枕部垫一软枕,指导并协助患者家属对患者枕部进行按摩,护理人员在工作中应注意观察枕部的皮肤情况,做好交接班工作,以预防压疮的发生。

（10）饮食护理　手术后5~7天指导患者进食高热量、高维生素、高蛋白全流质饮食,水果蔬菜可制成新鲜蔬菜水果汁给患者饮用,以限制张口及咀嚼运动,防止皮瓣或皮片的移位,之后再由半流质饮食逐步过渡到软食,加强营养,增强机体抵抗力,促进伤口愈合。

（11）心理护理　多与患者沟通,使患者保持良好的心理状态,鼓励安慰患者,对待患者热情和蔼,取得患者的信任,鼓励患者树立治疗疾病的信心,使患者能够主动积极地配合治疗和护理。

31 常见并发症及预防措施有哪些?

（1）感染　预防措施:做好手术前的准备工作,瘢痕严重者手术前做好瘢痕的清洁工作,植皮患者做好供皮区的皮肤准备;手术过程中对原有的感染创面彻底清创,并合理使用抗生素控制感染;手术中严格执行无菌操作;手术后密切观察患者的体温变化。

（2）扩张器外露或感染　预防措施:扩张器注水一定要遵照医生的医嘱,不能因急于缩短手术周期而频繁注水,导致扩张皮肤扩张速度过快引起局部皮肤的破溃伴扩张器的外露;扩张器注水阶段,由于扩张区皮肤较薄,外力作用极易引起扩张皮肤的破溃,故注意保护扩张区域皮肤,穿宽松棉质衣服,避免摩擦扩张皮肤,避免打闹、碰撞扩张区域,保护扩张皮肤不被尖锐物品刺破。

（3）皮片坏死　预防措施:手术中彻底止血,较大血管予以结扎,手术后密切观察局部皮肤情况,若受皮区出现肿胀应考虑血肿发生;手术中严格执行无菌操作规范;手术中按手术要求的打包方法进行打结固定。手术后尽量保持头部制动,以防打包线松弛或引起缝线断裂。一旦发生皮片坏死,应立即去除坏死的皮片,待创面长出新生肉芽组织后再行植皮手术。

（4）皮下血肿　预防措施：手术中严格止血，对于较大的血管给予结扎。在皮瓣移植术的切口内放置引流条或者引流管，引流出术腔血液。进行皮片移植术时，打包要结实牢固，另外，要充分考虑头部运动对包扎松紧度的影响，以防手术后患者头部活动引起打包线变松，起不到加压作用，同时防止包扎过紧，压迫呼吸道，引起呼吸不畅。如果手术后出现血肿，应及时清除血肿，彻底止血，手术后出现血肿则应立即通知医生清除血肿。

（5）皮瓣坏死　预防措施：手术前设计时，皮瓣的长宽比例以修复后的长宽比例为准，不宜超过 3∶1；手术中注意保护蒂部，避免损伤蒂部或压迫蒂部；皮瓣设计要大小合适，不宜过大也不宜过小；游离皮瓣移植时，注意重要血管的吻合；手术中，应紧贴深筋膜的表面游离皮瓣，以防止皮瓣过薄。手术后，注意观察皮瓣的血供，及时处理引起皮瓣血供障碍的原因。如果手术后出现皮瓣坏死，应加强换药，待出现新鲜肉芽组织后，再行皮肤移植术。

32 注意事项有哪些？

（1）使用的颈托需柔软，无棱角，避免摩擦导致局部皮肤的破溃。

（2）颈部植皮的患者要指导患者行颈部制动，以免皮片移动影响存活。

（3）四肢取皮者，应抬高患肢。

（4）若皮下积有脓血，应行小切口引流，切忌挤压；若皮片已坏死，应及时去除。

（5）做好患者的知识宣教，植皮治疗最佳的效果只能改变功能受限，无法使植皮区接近正常肤色，避免患者过高的期望值。

（6）术后颈部包扎过紧，容易压迫颈部气管，梗阻呼吸道，应密切观察患者的呼吸，观察时要注意呼吸是否平稳、面部颜色是否正常及患者的主诉等。若患者出现呼吸困难，应立即拆开敷料，检查伤口情况。若遇喉头水肿则应立即通知医生行气管插管，必要时行气管切开。

（7）皮片或皮瓣下血肿影响压迫呼吸道者，应立即通知医生，必要时行手术清创，彻底止血，重新包扎。

（四）颈部瘢痕矫治术患者出院后的健康指导

（1）植皮患者术后 6 个月至 1 年内应佩戴弹性绷带或弹力套，使用预防瘢痕形成的药物；术后 3 个月避免日光暴晒术区，以免色素加深。

（2）拆线后指导患者进行颈部的活动。

（3）禁止吸烟与喝酒，以免影响皮片存活。

（4）植皮伤口愈合后，皮肤较干燥可使用润肤油涂抹。

（5）拆线后指导患者正确佩戴颈颌套，并指导患者经常练习头部后仰和旋转运动（图 2-3-3），同时也可辅助物理疗法，使颈部最大限度地恢复运动功能。

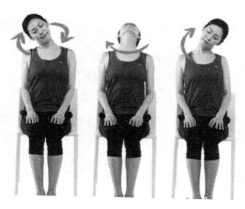

图 2-3-3　出院后颈部功能锻炼

（刘志荣　程芳）

四、先天性小耳畸形围手术期健康促进

（一）先天性小耳畸形的基础知识

33 何谓先天性小耳畸形？

先天性小耳畸形，也称先天性小耳畸形综合征，是由于耳廓先天发育不良所造成的一种小耳畸形，常伴有外耳道闭锁、中耳畸形

和颌面部畸形,其发生率因地区、种族各异。

34 先天性小耳畸形的临床表现有哪些?

其按畸形严重程度不同可分为四度。

(1) Ⅰ度 耳廓各部分结构尚可辨认,有狭小的耳甲腔及外耳道口,轮廓较小,耳道常为盲端(图 2-4-1)。

(2) Ⅱ度 耳廓大部分结构无法辨认,残耳为不规则状,为花生状、舟状或腊肠状,外耳道闭锁(图 2-4-2)。

(3) Ⅲ度 残耳仅为小的皮赘或呈小丘状,或仅为异位的耳垂(图 2-4-3)。

(4) Ⅳ度 耳廓完全没有发育,局部没有任何痕迹,称为无耳症,极为罕见。

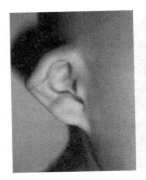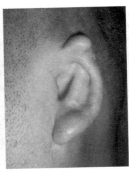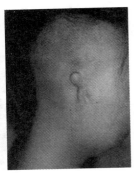

图 2-4-1 Ⅰ度小耳畸形　　　图 2-4-2 Ⅱ度小耳畸形　　　图 2-4-3 Ⅲ度小耳畸形

35 先天性小耳畸形的病因是什么?

目前,先天性小耳畸形的病因尚不十分明确,未能发现特殊的确定致病因素,从环境和遗传方面的研究都表明有多种因素可以导致畸形的发生。

(1) 环境因素 包括生物因素、理化因素和心理因素,其中怀孕初期感染致病性病毒容易引起疾病的发生,包括流行性感冒病毒、水痘带状疱疹病毒等,当然患有免疫性疾病和糖尿病的母亲也容易产下小耳畸形的患儿;辐射及环境污染等母体因素可能是小耳畸形的发生原因之一；化学因素中怀孕早期使用激素类、磺胺类、部分中草药、抗病毒类药物及庆大霉素、链霉素、四环素等抗生素可导致疾病的发生，怀孕期间母亲经常接触烟酒也是易感因素；怀孕初期母亲受到精神刺激也是诱发因素之一。

（2）遗传因素　占有一定的比重。

36 先天性小耳畸形的发病率有多高？

先天性小耳畸形的发病率各国学者报道不是很一致，中国的发病率居中，不同学者报道的发生率不一，最高的地区是新疆，最低的地区是内蒙古，目前国内学者比较认同的发病率是 1/7000。因此，不能排除地域因素及信息发达程度对就诊人数的影响。

37 目前最常用的耳再造方法是哪一种？手术如何进行？

乳突区皮肤呈扩张状态，耳廓再造法具备皮肤来源充分、术后瘢痕隐蔽、再造耳廓远期效果稳定等诸多优点，已成为目前最常用的耳廓再造手术方法之一。手术分三期进行：一期，扩张器置入术，通过手术将扩张器置入耳后乳突区；术后一周开始注水，每周 2～3 次，1 个月完成注水；注水完成后，需持续扩张 1～3 个月时间（图 2-4-4、图 2-4-5）。二期，耳廓再造术，取肋软骨进行雕刻耳支架，再利用上部扩张的皮肤作为再造耳廓前面的皮肤，下部扩张的皮肤用于覆盖再造耳背面的创面，完成耳廓再造，此手术需住院进行，住院时间 7～10 天（图 2-4-6）。三期，二期术后休息 6～12 个月时间，待再造耳廓基本稳定、瘢痕软化后再行三期手术，主要是进行耳垂转位、耳甲腔及耳屏再造，使再造的耳廓更加完美逼真（图2-4-7）。

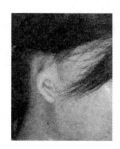

图 2-4-4　术前

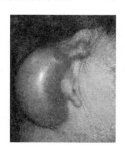

图 2-4-5　一期术后

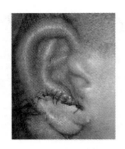

图 2-4-6　二期术后即时

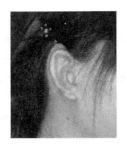

图 2-4-7　三期术后

38 什么是皮肤扩张术?

（1）很多已经生育过的女性都知道,经过十月怀胎,胎儿分娩后,肚子的皮肤会很松弛,特别是怀了双胞胎之后,肚子上几乎会形成一个皮袋。这就是皮肤扩张的缘故,皮肤扩张技术正是基于这个原理而建立起来的,它是通过手术在需要皮肤的周边可扩张的皮肤区域放置一个像瘪的气球一样的囊性扩张器,缝合切口,待伤口愈合后,向扩张囊内注射生理盐水,缓慢增加扩张器的体积,同时使其对表面皮肤软组织产生压力,使得组织和表皮细胞的分裂增殖及细胞间隙拉大从而增加皮肤面积,待扩张到一定的程度可满足需要之后,静养一段时间,再将扩张器取出,利用所扩张出来的多余皮肤软组织进行组织修复或器官再造。

（2）耳后皮肤扩张术是皮肤扩张法耳廓再造的一期手术。它是将扩张器埋置在耳后乳突区,通过扩张使耳后乳突区的无毛皮肤面积增加、皮肤变薄,二期手术的时候可用扩张的皮肤覆盖部分或全部的软骨支架,为获得满意的手术效果打下基础。

（3）耳后扩张器置入术手术比较简单,一般 0.5～1 h 可以完成手术。多数患者可在局部麻醉下完成手术。手术后大约 7 天可以开始往扩张器里面注水,3～4 天一次,共约 10 次,之后静养至少一个月就可以做二期手术了。

（二）先天性小耳畸形患者的术前健康指导

39 全耳再造的最佳年龄是什么时候?

从生理角度讲,5 岁幼儿的耳廓已达成人的 90%,5～10 岁间的儿童耳廓的长度仅比成年人小数毫米,手术在此期间进行,成年后再造耳与正常耳的大小及形态基本相似。心理学研究表明,儿童对自身体貌畸形的意识通常在4～5岁时形成,若不及时就诊,可因遭嘲笑而引起心理发育障碍,所以大量的临床研究发现小耳畸形的患儿6周岁左右就可以手术了,因为这个年龄耳朵大小已经接近成人,对患儿的心理和学业带来的影响小。但是,年龄不是选择手术时机所需要考虑的唯一因素,由于目前耳廓再造最流行的方法是取自身的肋软骨作支架,只有孩子的身高超过1.2 m,肋软骨的大小和强度才能基本满足手术的需要,因此小耳畸形耳廓再造的手术时机不仅年龄要在6周岁左右,身高还要达到1.2 m,而且再造手术宜在青春发育期前完成为好。

40 外耳道成形是否可改善听力?

研究表明,绝大多数先天性小耳畸形的患者多伴有外耳道闭锁,打通外耳道对气导听力的恢复无明显改善,而且单侧小儿畸形患者的正常侧听力大多正常,完全可以代偿患侧听力的不足。此外,目前外耳道再通手术多采用植皮的方法,存在后期因皮片挛缩而引起外耳道再次闭锁的可能,若洗浴污水进入再造的耳道,可能出现耳道发臭的情况。所以,目前国际上最流行的方法是在行全耳再造恢复耳廓外形的同时加深耳甲腔,可达到与打通耳道同样的外观效果。除非是双侧小耳畸形,听力明显下降的患者才考虑通过耳道再造、人工电子耳蜗植入等技术,以恢复部分听力,但是,该手术也必须在耳廓再造后进行,否则,如果局部的组织受到破坏,耳廓再造的难度大大增加,甚至可能出现再造的耳朵坏死、手术失败的可能。

41 耳廓再造是否会受季节影响?

随着经济水平的提高,医院的设备越来越齐全,现在的医院一般都配备有中央空调和暖气,季节对这个手术的影响几乎消失。为了不影响学习,多数家长会选择让患儿利用寒假或暑假来完成手术,中小学生的暑假一般有3个月左右,这段时间如果安排合理,可以完成一期和二期手术,之后可以回学校继续上课,在下一个寒假或暑假就可以进行三期的修复手术。

42 先天性小耳畸形是否会遗传给下一代？

应该说目前为止，绝大多数患者的上一代甚至多代都没有出现过相同的病例，只有少数患者具有家族聚集现象（即患者所在的家族中出现多个类似的患者），如果存在家族聚集的现象，那么患者的下一代出现先天性小耳畸形的概率就比一般人高出许多。

43 术前相关准备有哪些？

（1）物品准备　一期手术即耳后扩张器置入术的患者术后购买专用耳罩、耳枕以便保护扩张耳部；二期手术即耳廓再造术的患者和三期行再造耳的患者术后购买合适尺寸的腹带，以利加压包扎缓解疼痛，全麻患者准备好大小便器。

（2）皮肤准备　备皮，男性患儿剃光头，女性患儿一期、二期手术剃发至耳后三横指（图2-4-8），三期手术剃光头。耳部皮肤完整，淋浴后更换病员服。

（3）完善术前常规检查　如血常规、凝血功能、肝肾电解质、心电图、胸片等，了解有无手术和麻醉禁忌证，术前两周停止使用特殊药物，如阿司匹林或活血化瘀的药物，防止术后出血。

（4）二期手术术前预置扩张器的准备　注水期间，注意观察隆起皮肤有无血肿、破损、发红、发热、扩张器外露或漏水现象，若有须及时来院处理。

（5）建成软骨模型　术前按健侧耳廓的外形用废旧X线片建成软骨模型，其大小形状同于健侧，正、侧位照相，将耳照片贴于病历首页供手术对照使用（图2-4-9）。

（6）体位训练　单侧小耳畸形患者术后须采取健侧卧位或仰卧位，双侧耳再造患者须采取仰卧位，应绝对禁止患侧再造耳受压，以免引起皮瓣血液循环障碍。于术前告诉患者注意体位训练，并教会患者抑制咳嗽、打喷嚏的3种方法：深呼吸、按压人中和舌尖抵上颚。咳嗽或咳痰时用双手按压于胸部伤口，以利于呼吸道分泌物的排出和减轻疼痛。

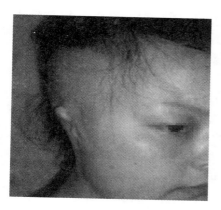

图 2-4-8　术前剃发至耳后三横指

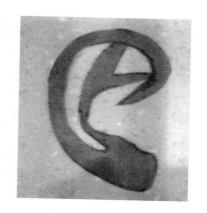

图 2-4-9　软骨模型

（7）心理护理　先天性小耳畸形患者通常有自卑心理，表现为不合群、不愿与人交流甚至辍学，且治疗心理迫切，对手术的期望值较高，认为通过手术能完全恢复正常耳廓形象，同时又担心术后效果不佳，出现焦虑。护士应有针对性地对患者实施心理疏导，满足患者的需求，为其提供有关手术治疗护理的必要信息，告知术后健侧卧位的重要性及术后缓解疼痛的方法等，让患者做好充分的心理准备，消除顾虑，主动配合手术、治疗和护理，可让患者看同类患者手术前后的照片，增强患者治疗疾病的信心。

（8）饮食指导　对于全麻的患者，术前 1 天指导患者禁食、禁饮 6～8 h，并向患者及家属强调禁饮食的重要性，防止麻醉和手术过程中引起呕吐和窒息。

（9）术前常规宣教　做好患者的"三短九洁"，指导患者预防感冒及有效的咳嗽方法，每天清晨起床后做深呼吸，提高肺部换气功能，同时嘱其练习用腹压将气管内痰液排出，使其术后能有效将痰液排出，预防肺部并发症。

44 耳朵再造究竟能达到什么样的手术效果？

一些患者家属首先问的问题是"再造的耳朵是否和真的耳朵一模一样？"，一个成功的再造耳朵不仅从侧面看很逼真，耳朵内部的结构清晰可见，并与正常一侧一致，而且从前面看和从后面看也和健侧耳朵大小相同,高低对称,耳颅角一致。手术后出院的时候再造耳较为臃肿,内部的细微结构不是很明显,3～6个月后,肿胀才会慢慢消退,耳廓的细微结构才能更加清晰,皮瓣的颜色也需要经过一段时间才能基本恢复正常。再造的耳朵虽然是用自身的皮肤软组织覆盖自体的肋软骨支架完成的,但是刚开始可能没有明显的知觉,需要经过6～12个月的恢复,才能和正常耳朵一样有感觉。此外,由于目前在耳朵支架材料方面的局限,只能采用自身有一定硬度的肋软骨或硬的支架材料构建耳朵的支架,所以再造的耳朵弹性明显较正常耳朵差,而且因为再造的耳朵不仅需要支架,而且前后还必须覆盖筋膜和皮肤,至少有四到五层结构,所以再造耳朵不可能与正常耳朵一样菲薄;因为有些人的发际线比正常人要低,虽然采用光子脱毛技术可以脱除大部分毛发,但是有些患者的再造耳上或多或少会带有部分头发。

(三)先天性小耳畸形患者的术后健康指导

45 术后护理的要点有哪些?

(1)常规护理　全麻患者,术后按全麻术后护理常规进行护理。

(2)体位的护理　术后取健侧卧位或平卧位,禁止患侧卧位,加强巡视,防止患耳受压。

(3)负压引流管的观察与护理　对于手术后留置负压引流管的患者,应根据管道风险评估流程贴上管道标识,妥善固定引流管,保持引流管的有效负压及引流管的通畅,勿折叠、扭曲,防止管道的滑脱(图2-4-10)。观察引流液的颜色、性质、量并及时记录。一般每2 h抽吸负压引流管并观察引流管的引流情况,若无明显引流液或引流液较多时,应及时通知医生,查明原因,警惕血肿的发生,并向患者及家属讲解留置引流管的目的及作用,以取得他们的配合。

(4)胸部肋骨供区的护理　手术取患儿自体对侧第7、8、9肋软骨雕塑成患侧耳廓外形植入患侧颞部皮下,受皮区、供皮区均需局部压迫止血,故术后常规使用腹带压迫胸部肋软骨供皮区24 h,保持有效的压迫。术后难免出现较剧烈的疼痛,术后可用腹带加压

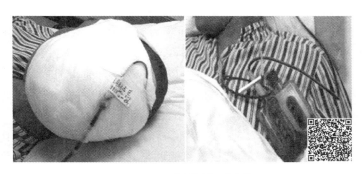

图 2-4-10　术后耳部引流管

包扎(图 2-4-11),以减少呼吸时胸廓的活动度。告知患者术后 3 天内采取腹式呼吸可减轻疼痛,应鼓励患者做深呼吸,增加肺活量。鼓励患者咳嗽、咳痰,指导和协助患者咳嗽或咳痰时用双手按住胸部,若痰液黏稠,应协助患者翻身,给予定时拍背,必要情况下行雾化吸入,以利于排出呼吸道分泌物,防止呼吸道并发症的发生,减轻手术创伤的疼痛。

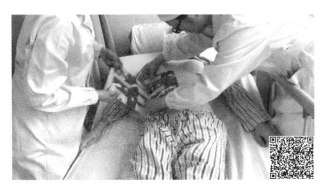

图 2-4-11　术后腹带加压包扎

　　(5)伤口的护理　观察伤口敷料有无渗血及包扎松紧是否适宜,敷料包扎过松,起不到压迫止血的作用;敷料包扎过紧,引起周围皮肤的破溃及患者的疼痛,遵医嘱常规应用抗生素,预防伤口感染。术后负压引流管 3～5 天后拔除,视情况间断拆除再造耳及耳后术区缝线,拆后仍需包扎,包扎时注意耳后沟处用纱布填塞,所有操作均行无菌操作。

（6）饮食护理　术后应指导患者进食高热量、富含蛋白质和维生素的易消化软食，禁忌辛辣刺激性的食物，减少咀嚼，以免牵拉伤口而引起疼痛，向患者家属及患者说明饮食的目的是为了限制面颊部的活动，以免影响耳部伤口的愈合，让患者可以接受、配合并保证营养的供给满足机体的需要。

（7）疼痛护理　术后嘱患者卧床休息，询问是否有出现术区和肋骨供区疼痛，一般以肋骨供区疼痛明显。根据疼痛评分量表评估患者疼痛的分级，采取相应的措施，提供安静舒适的环境，关心体贴患者，与其交流，协助取舒适的卧位，指导患者通过看电视、听音乐等以分散注意力、减轻疼痛，必要时可使用止痛药物来缓解疼痛。

（8）扩张器注水（图 2-4-12）护理　每隔 2～3 天注水 1 次，首次注水量可达扩张器容量 30%，以后每次注水量约扩张器容量的 10%，约一个月完成注水，注水量可超过扩张器体积的 30%～50%。注水约达扩张器容量的 80% 时开始进行光子脱毛，间隔 35 天脱毛一次，完成 2～3 次脱毛。注水期间，观察扩张皮肤有无红肿、破溃等感染症状，若发现应立即来医院就诊。

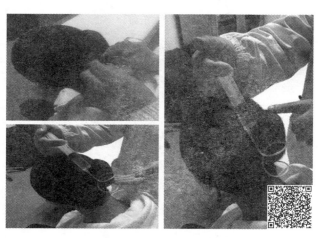

图 2-4-12　扩张器注水

（9）休息与活动　术后第 1 天的患者，要做好基础护理，及时更换病员服及床单位;为患者擦洗时,动作轻柔,保持患者的舒适。保持病房环境的干净整洁,减少人员的探视,避免交叉感染。指导患者在床上如何活动及翻身,以免长期受压而引起压疮的发生。鼓励患者早期下床活动,适当活动,避免剧烈的运动,避免在房间与其他患者嬉闹而造成跌倒或管道滑脱等,并向患者讲解其重要性,引起其重视(图 2-4-13)。

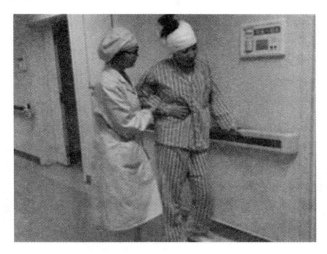

图 2-4-13　二期耳廓再造术后协助患者下床活动

（10）心理护理　耳畸形手术需要 3 次手术才能完成,患者及家属需要有良好的心态。作为医护人员,应关心鼓励患者,使患者顺利度过手术期。

46 术后有哪些并发症? 如何防范?

（1）皮肤扩张期常见的并发症及处理

①血肿:扩张器置入术止血不彻底常容易发生血肿,因此皮下腔隙内反复仔细地止血是非常重要的。一旦发生血肿,如果皮下腔隙内积血量少,乳突区皮肤张力不大,暂时可以不处理。如果积血量多,甚至皮肤张力过大,就需要及时清除血肿,有活动性出血的要再次止血,否则会影响皮肤的血供,严重的导致皮肤切口裂开、皮肤坏死。

②感染:手术的局部污染、扩张期间的频繁穿刺污染或继发于身体其他部位的感染等,均能引发感染(图 2-4-14)。最初表现为扩张的皮肤充血明显、皮温升高、腔内积液增多、局部疼痛等。处理方法如下:从其下部离扩张囊 1 cm 处作小切口,向腔内插入细导管保持负压引流,辅以抗生素治疗,常可继续扩张。若感染得不到控制,则须取出扩张器,待半年后再重新置入。

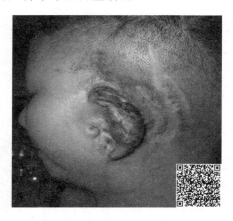

图 2-4-14　扩张器术后感染

③扩张器外露:耳后乳突区皮肤较薄,扩张过程中成角的扩张器易突破皮肤以致扩张器外露(图 2-4-15)。一旦发生这种情况,若破损在周边部位,则抽水减压,将破孔与基底部缝合,愈合后可继续扩张;若破损在中央部位,即使缝合也不可能愈合,须取出扩张器,按一次法再造耳廓,或过 3 个月至半年后再重新放置扩张器进行扩张。

④血供障碍:易发生于注水后期,此时皮肤已变薄,对再增加的压力变化适应性较低,注水量过大时极易引起血供障碍,尤其在成年患者更易发生。其临床表现如下:注水后皮肤变白,数小时后周围部转红,但中间部仍苍白,次日该处出现水疱。因此在后期注水过程中,若出现较大范围的皮肤苍白现象,应立即回抽减压。一旦局部皮肤已出现水疱,则即使回抽也无效,最终该处皮肤坏死,须取出扩张器,改行一次法耳廓再造,或待半年后重新放置扩张器进行

扩张。

　⑤切口裂开：扩张至后期，由于体积显著增大，致使已愈合的切口拉力增大裂开，此时扩张器周围已有纤维包膜形成，因此虽然裂开，部分扩张器外露，但一般不会感染。因扩张已接近完成，扩张的乳突区皮肤已基本上覆盖耳廓的前外侧面及耳轮前缘，故可取出扩张器行耳廓再造术，除耳后皮片移植稍多些外，对手术最终效果影响不大。

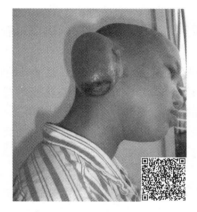
图 2-4-15　术后扩张器外露

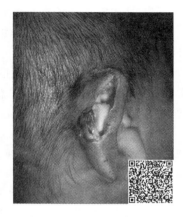
图 2-4-16　软骨支架裸露

　（2）切取肋软骨行耳廓再造术术中及术后的并发症及处理

　①感染：移植的软骨感染是最严重的并发症。预防方法是术中积极止血，术后放置负压引流管，在耳廓上打油纱钉时注意不留无效腔。若发生血肿，应及时配合医生处理，以免造成严重后果。

　②软骨支架裸露：一般是由于皮肤张力过大，使包裹其前面的皮瓣血供欠佳出现坏死或者后面的皮片部分坏死所致，常见于耳轮缘处（图 2-4-16）。处理方法是裸露软骨面积小如米粒状可以换药，待其自愈；若软骨外露面积较大，需根据坏死程度，做表皮植皮修复术。

　③气胸：在切取肋软骨操作中，偶有气胸发生。一旦发生，应立即给氧，密切观察患者呼吸情况，配合医生做紧急处理，处理方法是缝合胸膜，当患者呼吸情况仍不能缓解时，判断是否有交通性气胸，

此时需配合医生给予患者胸腔闭式引流。

④再造耳变形:肋软骨吸收、坏死可致再造耳变形,但很少发生。一般随时间的延长而轮廓更清楚,耳甲壁软骨块也能够预防由于皮片收缩引起的耳颅沟变浅。血液循环良好、无并发症的再造耳的自体肋软骨的吸收率轻微,一般不会影响其外形。

(四)先天性小耳畸形患者出院后的健康指导

47 耳后皮肤扩张器置入术后的护理要点有哪些?

由于扩张阶段,患者多不住院,扩张的全程都在院外,需要患者及家属特别注意如下几点。

(1)术前要告知医生既往的健康状况,让医生了解到是否有手术的禁忌证及术中和术后要注意的问题,如肝功能及凝血功能等异常,可导致切口的愈合欠佳或血肿的发生,女性患者避开月经期。

(2)术后饮食方面要注意,不能吃当归、木耳等活血化瘀的食物,因为大补食物多数可能使血管扩张、血流加快,造成术区渗血增加,甚至引起血肿。

(3)术后的头几天如果觉得手术区域胀痛明显一定要向医护人员汇报,及时打开敷料进行相应的处理,否则如果局部的血肿过大,会导致扩张器表面的皮肤出现水疱,给扩张带来不必要的麻烦。

(4)注水期间,要给患者垫以软枕,避免扩张皮肤受到摩擦、剐蹭。睡觉时头部偏于健侧,以免压迫扩张皮肤。小儿患者应避免针刺及刀伤。

(5)如果扩张局部有红、肿、热、痛的表现,很可能是感染的前兆或已经存在感染,要及时告诉医护人员,尽早处理,以免导致扩张失败。

(6)如果扩张器表面或周围的皮肤出现痤疮或脓包等,不要轻易挤压,要请医生消毒处理,否则可能导致感染扩散,易长痤疮的患者,要注意饮食,禁忌辛辣、煎炒及油炸食品,必要的时候可口服丹参酮胶囊。

(7)每次注水完毕应询问患者的感受,如果胀痛明显,可能为该次注水过量所致,需请医生抽出部分液体,否则容易出现扩张器表面发红等毛细血管扩张的表现,甚至出现皮肤坏死。

(8)注意观察扩张器的表面,如果发现局部皮肤有发紫、发黑及流水的情况,可能已经出现了相应的并发症,要尽快到医院就诊。

(9)注水结束之后要与主治医生沟通,获知养皮期间的注意事项、养皮时间及下次手术安排等事宜。

48 出院后注意事项有哪些?

(1)加强营养,提高机体抵抗力,注意保暖,防止感冒及污水进入耳腔。

(2)指导患者勿用力擤鼻,以免鼻腔内分泌物自耳咽管进入耳腔,造成术耳感染。

(3)保护术耳,坚持健侧卧位或平卧位,寒冷季节还应注意保暖防止再造耳冻伤。

(4)勿搔抓术耳移植皮瓣吻合处,以免造成皮肤破损或感染。切勿牵拉耳廓,以免引起术耳填塞物或听小骨松脱及外耳道皮瓣移位。

(5)注意保护术耳不受挤压、碰撞等外力损伤,必要时,可使用耳罩保护术耳(图2-4-17),寒冷季节还应注意保暖防止术耳冻伤。

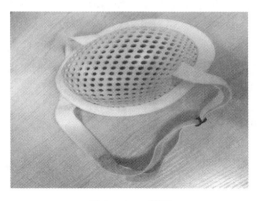

图 2-4-17 耳罩

(刘志荣 翁慧)

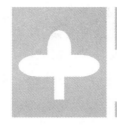

第三章
面部组织整形术围手术期健康促进

一、先天性唇裂围手术期健康促进

（一）先天性唇裂的基础知识

1 唇部的局部解剖有哪些？

（1）唇的表面解剖标志　唇位于面部下 1/3 区域，是外形美的重要标志之一，其质地较软，富有一定韧性和弹性。上界为鼻底，下界为颏唇沟，两界为唇面沟。中部有口裂将唇分为上唇及下唇，口裂两端为口角。上、下唇的游离缘系皮肤与黏膜移行区，称为唇红。上唇的唇红呈弓背状，称唇弓。唇弓在正中线稍低向前微突，此处称为人中，左右两侧唇弓最高点称为唇峰。唇珠是上唇正中处唇红呈珠状向前下方的突起。人中是鼻小柱向下至唇红缘的纵行自然浅沟，其上中 1/3 交点为人中穴，两侧各有 1 条与其并行的皮肤嵴称之为人中嵴。上述部位是唇裂整复术中的重要解剖标志（图 3-1-1）。

（2）唇的血液供应、淋巴回流及神经支配

①唇的血液供应：主要来自颌外动脉的分支及上、下唇动脉；静脉血经面浅静脉回流。

②唇的淋巴回流：上唇及下唇外侧的淋巴回流注入下颌下淋巴结；下唇中部的淋巴管注入颏下淋巴结；下唇中线或近中线的淋巴管，可相互交叉至下颌下淋巴结。

③唇的神经支配：唇的感觉神经来自上、下颌神经的分支，面神经则支配唇的运动。

（3）唇的生理功能

①口唇能体现人类丰富的面部表情，特别是分布在唇周围的口

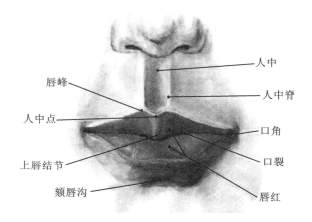

图 3-1-1 唇部的常见解剖标志

人中
人中脊
口角
口裂
唇红
唇峰
人中点
上唇结节
颏唇沟

轮匝肌收缩时可使面部呈现不同的表情。

②口唇能辅助食物的摄取,特别是在婴幼儿时期其作用更为突出。

③咀嚼过程中,口唇又能保持切咬的食物在适当的位置,并将食物转送至固有口腔。

④与舌共同保持口腔动力平衡,以免局部负担过重。

⑤与舌、腭同样具备丰富的感受器,故能辨别、排除进入口腔内的异物或致伤性物质,对机体起防御功能。

⑥调节发音与语言。

2 何谓先天性唇裂?

先天性唇裂,俗称兔唇,可以单独发生或合并腭裂,是口腔颌面部最常见的先天性畸形,胎儿发育的前 12 周,各种因素的影响使胎儿发生各种不同的畸形。

3 先天性唇裂的病因有哪些?

胚胎第 4 周时,口区周围形成一个中鼻突、两个侧鼻突和来自第一鳃弓的上、下颌突。以后,两侧上颌突与中鼻突融合,形成上唇。若融合障碍则形成唇裂,若两侧均未融合则形成双侧唇裂。引起发育和融合障碍的确切原因和发病机理,目前尚未完全明了。概括说来,可分为遗传因素及环境因素两个方面,并与营养、感染、内分泌等因素有关。

4 先天性唇裂的分类有哪些?

(1) 根据裂隙部位分类

①单侧唇裂

a.单侧不完全性唇裂(裂隙未裂至鼻底)。

b.单侧完全性唇裂(整个上唇至鼻底完全裂开)。

②双侧唇裂

a.双侧不完全性唇裂(双侧裂隙均未裂至鼻底)。

b.双侧完全性唇裂(双侧上唇至鼻底完全裂开)。

c.双侧混合性唇裂(一侧完全裂,一侧不完全裂)。

③正中裂:上唇裂和下唇裂都有。

(2) 根据程度分类

①单侧唇裂

a.Ⅰ度唇裂:仅限于唇红部分的裂开(也包括唇隐裂,图3-1-2)。

b.Ⅱ度唇裂:上唇部分裂开,但鼻底未裂开,鼻底部分皮肤完整(图3-1-3)。

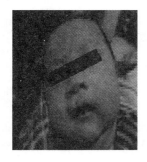
图 3-1-2　Ⅰ度唇裂

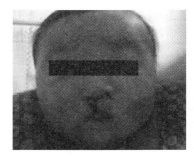
图 3-1-3　Ⅱ度唇裂

c.Ⅲ度唇裂:整个上唇至鼻底完全裂开(图3-1-4)。

②双侧唇裂:用单侧唇裂分类法对双侧分别进行分类,如双侧Ⅰ度、Ⅱ度、Ⅲ度唇裂,一侧Ⅲ度另一侧Ⅰ度或Ⅱ度混合性唇裂。

5 先天性唇裂修复的手术时机为何时?

先天性唇裂只有手术治疗才能恢复唇部的正常功能和形态。

虽然一般认为先天性唇裂修复愈早愈好，但手术时机的选择应根据患儿的身体情况、有无并发其他严重的先天畸形及医院设备和技术条件而定。一般还是在婴儿出生后 3～6 个月、哺乳情况良好、健康强壮、营养发育均正常的情况下进行手术较为适宜。一般要求患儿体重达到 4.5 kg，血红蛋白含量 100 g/L 以上等，最迟在一岁时完成。

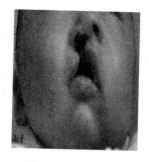

图 3-1-4　Ⅲ度唇裂

6　先天性唇裂修复的原则是什么？

唇裂修复的手术方法有很多，但无论何种方法修复都必须遵守其基本的原则。其基本原则如下。

（1）唇裂畸形的构成以组织错位为主。

（2）唇和唇红部都应避免直线缝合，以防止日后缝合瘢痕收缩在红唇部出现切迹状缺口畸形。

（3）修复后的上唇长度，宁可稍短，不可太长。

（4）婴幼儿唇裂修复应同时矫正鼻小柱偏斜，增加其高度，矫正鼻翼角移位，恢复鼻孔基本对称，以促进鼻的正常发育。

（5）应进行功能性唇裂修复术，将异位的口轮匝肌复位，恢复肌肉的连续性，以利恢复其生理功能。

除整形外科的基本原则外，唇裂修复还有如下要求：重塑与患者面部器官相和谐的唇部形态和功能，尽可能少地切除唇裂的"多余"，部分唇裂修复时应有利于邻近已有畸形器官的后期修复，不因修复唇裂而造成邻近器官的继发畸形。

7　先天性唇裂修复的目的是什么？

先天性唇裂修复的目的是恢复唇部的正常形态和功能。

正常唇部上、下唇比例协调，两侧人中脊明显、对称，人中凹陷，唇弓明显，唇红缘清晰，唇珠突起、丰满，上唇下部轻微撅起。两侧鼻孔对称，鼻尖鼻小柱居中，鼻翼呈拱状，鼻唇角正常。

8　先天性唇裂一期手术是否可同时行鼻畸形矫正？

初期进行较彻底的鼻翼畸形矫正是弊大于利而需慎行的。但是在有限范围内的微创剥离,可使患侧鼻翼软骨初步复位,近期可改善鼻孔的形态。早期行鼻畸形矫正对鼻的发育影响不大,因此唇裂一期手术都行鼻畸形矫正术。但一般情况下不作鼻部附加切口,不植入支撑物。唇裂鼻畸形二期整复术必须作鼻部切口,在鼻支架不足的情况下需植入支撑物。

(二)先天性唇裂患者的术前健康指导

9 先天性唇裂患者有哪些术前准备?

(1)术前检查 首先要做全面的体检、常规化验检查、胸片、心电图等,以了解患者的全身状况,需备血者,提前准备交叉配血血样。专科检查应注意患者是否有其他先天性畸形。检查患者是否有中耳炎,营养不良、贫血及低蛋白血症等状况;掌握其白细胞数量,判断有无上呼吸道的感染。对于合并有呼吸道感染的患者,应推迟手术时间。待呼吸道感染痊愈后再考虑手术治疗。原则上,应在呼吸道感染症状消除后 7 天再施行手术。

(2)术前饮食指导 轻度单侧唇裂患儿基本能成功进行母乳喂养,乳房可以起到封闭唇裂部位作用,但是严重畸形的患儿不能进行有效吮吸,故患儿入院后,即停止母乳及奶瓶喂养,强调患儿术后吸吮动作可能导致伤口裂开或感染,影响手术效果,指导患儿家属采用小汤匙喂养流质食物或母乳。现介绍几种常用喂养方法。

①取坐位或 45°角抱位,采用面对面喂养方式,以利于观察,切忌平躺,以免发生呛咳。

②患儿喂奶时,用手堵住唇裂部位,帮助唇部闭合。

③选用十字开口的塑胶奶瓶,因为十字形的开口在受到压迫时才会打开,患儿不会被呛到。

④采用挤喂的方式,即购买可以挤压的奶瓶或注射器、滴管喂养。

(3)术区准备 保持口腔及鼻腔清洁,防止术后伤口感染。术前可进行口腔护理,鼻炎滴剂滴鼻,用温水清洗唇部和鼻部。

(4)术前常规宣教 手术一般采用全麻方式,术前应告知患儿家属需禁食、禁饮 4~6 h,并强调禁食、禁饮的重要性,指导家属为患儿保暖,预防感冒。

(5)术后需应用鼻模者,术前可根据健侧鼻孔大小预定鼻模,术中手术结束时即可使用(图 3-1-5)。

10 先天性唇裂患者修复的手术方法有哪些?

(1)先天性唇裂修复手术的基本步骤为定点设计、切开和缝合。定点设计的方法有很多,如下三角瓣法、矩形瓣法、旋转推进法等。由于每种手术方法均有各自的长处和不足,加上唇裂之间畸形的程度也存在个体差异,因此,每位术者应根据不同病例的个体特点,选用适宜的手术方法,灵活应用才能达到比较理想的手术效果。

(2)手术后处理

①上唇部以钢丝唇弓或胶布减张固定 2 周,以预防伤口裂开及减轻瘢痕愈合(图 3-1-6)。

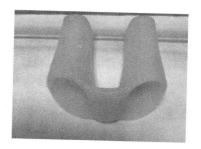

图 3-1-5　鼻模材料

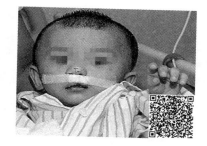

图 3-1-6　术后胶布减张固定

②小儿基础麻醉清醒后,双肘关节用夹板绷带固定,以免搔抓伤口及减张唇弓。

③唇部伤口以 3%双氧水及 4%硼酸酒精轻轻擦拭,防止血痂覆盖而影响伤口愈合。

11 术前如何进行奶瓶喂养?

奶瓶喂养一般适用于小于 4 个月的患儿,通常采用一种特别的可以挤压喂养的软质奶瓶,喂养者可将患儿卧放在自己的腿上进行喂养,这样可防止牛奶从患儿鼻腔里倒流。挤喂的动作要与患儿的吮吸动作协调,患儿吮吸时常把多的空气吸进胃里,应时常拍拍患儿的背部,喂养的时间限制在 45 min 之内,以免患儿产生疲劳。

12 术前如何进行汤匙喂养?

对于唇裂畸形程度严重的 4~6 个月的患儿,如果母乳或奶瓶喂养困难较大,患儿不能进行有效的吮吸,可采用汤匙喂养。其方法如下:将患儿抱在腿上或坐在婴儿椅中,选用平底汤匙而不宜采用深底匙,最初盛取少量食物,以后逐渐增加,应使患儿能够控制咀嚼时的感觉并逐渐学会怎样在口腔中移动这些食物。

13 术前心理护理有哪些?

对于先天性唇裂的患儿,家属由于自责,觉得亏欠患儿,担心患儿将来因外形而产生自卑,同时唇裂影响患儿的进食、说话等功能。入院后,他们急切希望通过手术改变患儿的畸形。因此,术前心理护理尤为重要。患儿入院后,应热情接待患儿及家属、介绍病区的环境、责任护士及管床医生,拉近与患儿家属的距离,增强他们的信任感。由于唇裂患儿可能需要几次手术,应告知管床医生,让管床医生与患儿家属沟通,向患儿家属介绍手术方式,介绍手术成功案例,增加他们战胜疾病的信心,同时也应告知手术的风险及手术可能达到的效果,让患儿家属对疾病有正确的认识,避免期望值过高。

(三) 先天性唇裂患者的术后健康指导

14 术后的护理要点有哪些?

(1) 全麻术后护理常规   患儿麻醉未清醒前,需专人陪护,去枕平卧位,头偏向健侧,肩部可垫软枕,密切观察患儿的生命体征,遵医嘱给予心电监护、血氧饱和度监测,持续低流量吸氧 2 L/min,床边备负压吸引器。

(2) 伤口的观察与护理   ①术后 24 h 内伤口用纱布覆盖,保护创面,注意观察患儿唇部皮肤的颜色及伤口渗血情况,24 h 后去除创口纱布,直接暴露创口,用蝶形胶布或唇弓制动以减少伤口的局部张力。②保持创口清洁、干燥,及时清除鼻涕,用双氧水或生理盐水棉球清洗伤口血痂及食物残渣,以便保持局部清洁,减少感染机会。餐后用生理盐水棉球擦干净上唇并漱口,不能漱口的患儿可鼓励患儿多饮水。③切勿用力擦拭、碰撞切口,预防切口裂开,避免患儿哭闹、吸吮手指或用手搔抓伤口,剪短指甲,双上肢适当约束,可用护臂夹板固定双上肢制动或戴手套。

(3)饮食的护理 指导家属正确的喂养方式,取坐位或45°角抱位,禁止平躺,以免引起呛咳,采用汤匙、滴管或可挤压的奶瓶喂养,先给患儿喂少量温凉水,观察患儿吞咽反射情况及有无呛咳症状,若30 min后患儿无恶心、呕吐,可给患儿进食少量食物,食物以温凉、流质为主,不能太烫,以免血管扩张引起伤口出血。食物应少量逐渐增加,做到连续性喂养,避免喂养时出现断断续续送食导致患儿哭闹,减少呛咳的发生。

(4)鼻模佩戴 一般在术后第3天就可以开始使用,之后每天取下清洗1次。在刚开始使用鼻模时,建议在鼻模上抹上药膏润滑鼻模后再戴,患儿在初戴时会不舒服,会有哭闹现象,但每个患儿的情况不同,需要有一段适应期。鼻模使用的时间越长越好,如果不继续戴,患侧的鼻孔便开始塌陷,畸形逐渐严重。所以坚持佩戴是非常重要的。

(5)舒适的护理 患儿清醒后可让患儿父母陪护,以减少陌生感及恐惧感,以利于患儿的休息,减少患儿的哭闹呛咳导致伤口出血或误吸。患儿哭闹烦躁不安时,应分析原因,可让父母平抱患儿于胸前,头偏向一侧,多给予亲情和安抚。若术后创口疼痛不适,可适当给予镇痛或镇静剂,并注意观察药物的疗效及不良反应。

(6)输液安全的护理 由于婴幼儿代谢过程不稳定,易发生紊乱,再加上术前患儿禁食、禁饮及手术出血、术后未进食容易出现体液不足,因而手术后应适当补充液体,但同时应注意患儿的输液安全。患儿静脉输液最大的危险是输液量过多或输液过快导致心力衰竭、肺水肿。因而一定要根据患儿的年龄、体重及病情严格按照医嘱滴速合理输液,做好"三查七对",严防输液错误,必要时可采用输液泵控制输液速度。加强巡视,向患儿家属做好解释工作,说明滴速快慢对病情及治疗的重要性,强调不要擅自调节输液速度。另外,应注意做好输液针头的固定,以免患儿哭闹导致针头脱落或者药液外渗。

（7）心理护理　手术后患儿部分家属因患儿哭闹而担心影响手术效果，表现得焦虑不安。此时，医护人员应做好他们的安抚工作，指导患儿家属如何保护伤口、如何正确喂养、如何避免患儿哭闹等，选择合适的时机，向患儿家属讲解手术相关知识，耐心解答家属提出的问题，缓解他们焦虑的心情，同时让他们能配合护理工作，更好地护理患儿，促进患儿的舒适。

15 先天性唇裂术后继发畸形有哪些？

（1）唇裂经过修复手术治疗后，大多数都有良好的治疗效果，不过也有少数患者可能遗留或逐渐显现新的外形缺欠，称为唇裂术后继发畸形（简称唇裂继发畸形）。造成唇裂继发畸形的原因有以下几点。

①患儿的年龄过小，有些畸形因素尚不明显，以致施行手术时未将畸形全部修复。

②手术者的经验不足或对手术方法尚未能完全掌握，以致手术发生错误。

③手术方法本身具有缺点。

④畸形本身比较严重，在一次的手术范围内，不可能将畸形彻底修复。

⑤手术当时并无畸形，以后随着唇部、鼻部和上颌骨的不断生长，新的或继发的畸形才相继出现。

（2）唇裂继发畸形的表现形式可简单分为如下三类。

①唇畸形：其包括上唇过紧、上唇过松、瘢痕增生、唇红不显、红唇凹陷、珠缘不齐、珠缘弓消失的畸形。

②鼻畸形：其包括鼻尖不正、鼻尖低平、鼻翼塌陷、鼻孔过大或过小或不对称、鼻中隔偏曲、鼻、小柱歪斜或短小等。

③上颌畸形：其包括牙槽脊裂、牙弓小、牙列不齐、前牙槽脊缺失、上颌后缩、缺牙等。

（四）先天性唇裂患者出院后的健康指导

（1）保持伤口清洁、干燥，切勿用手剥离伤口痂皮，让其自然脱落，勿用手搔抓伤口。

（2）保持口腔的清洁，做到餐后漱口，及时清除唇部及口内的食物残渣。

（3）出院后指导患儿家属继续用汤匙、滴管或特制奶瓶进行喂养，严禁使用吸管。一般行流质饮食 3 周，半流质饮食 3 周，软食 3 周，逐渐过渡到普食。

（4）指导家属局部按摩，出院 2 周后开始，先热敷 15 min，然后用手指按摩上唇 15 min，每天 2 次。让唇部经常处于运动状态，以软化瘢痕，必要时使用抗瘢痕的药物涂抹伤口。

（5）术后 1～2 个月禁止跑步，以免跌倒导致唇部着地，引起唇部伤口裂开。

（6）3 个月后复诊，检查伤口是否达到令人满意的治疗效果，应指导家属认识到进行二期手术的必要性。

（刘志荣　陈瑶）

二、先天性腭裂围手术期健康促进

（一）先天性腭裂的基础知识

16 腭部的局部解剖有哪些？

腭部指介于口腔和鼻腔之间的组织，又名"口盖"，分为前 2/3 硬腭及后 1/3 的软腭，与唇、颊、舌部等共同参与发音、言语及吞咽等活动（图 3-2-1）。

17 腭的生理功能有哪些？

（1）腭使口腔与鼻腔闭合，因而进食时食物不易进入到鼻腔，在发一些辅音时可有效关闭口腔与鼻腔。

（2）由于硬腭的黏膜不易移动，因而咀嚼中能承受食物的摩擦和咀嚼压力，利于咀嚼效率的提高。

（3）软、硬腭黏膜层或黏膜下层含有丰富的腭腺，腺体的分泌有助于咀嚼的完成。

（4）软、硬腭的形态及发育状况可对言语产生影响，对语音清

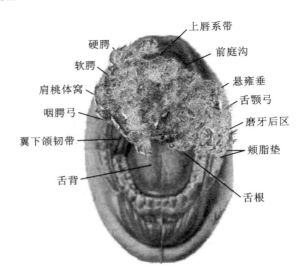

上唇系带

硬腭

前庭沟

软腭

悬雍垂

肩桃体窝

舌颚弓

咽腭弓

磨牙后区

翼下颌韧带

颊脂垫

舌背

舌根

图 3-2-1　腭部的解剖结构

晰度有重要作用。腭裂患者由于腭部不同程度的裂开,影响了发音时所需的环境,造成语音清晰度低的"腭裂语音"。

（5）腭与唇、颊、舌共同作用,完成吸吮运动。

（6）覆盖在唇、腭及其他部位的口腔黏膜,对温度较敏感,同时对温度的耐受力要大于皮肤。

18 何谓先天性腭裂?

先天性腭裂俗名狼咽,是一种较为常见的口腔颌面部畸形,主要表现为上腭中线部位轻重程度不等的裂口,可以单独发生,也可与唇裂同时发生。腭裂不仅有软组织的畸形,也可能包括有骨组织畸形。腭裂患者常伴有吸吮、进食、语音等生理功能障碍以及面中部凹陷、咬合关系紊乱等面部畸形。

19 先天性腭裂的分类有哪些?

（1）软腭裂（图 3-2-2）。

（2）不完全性腭裂（软硬腭裂）（图 3-2-3）。

（3）单侧完全性腭裂　常伴有单侧完全性唇裂,此类最为常见（图 3-2-4）。

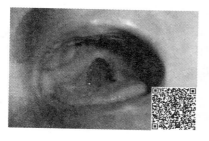
图 3-2-2 软腭裂

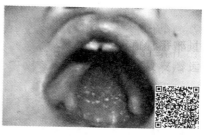
图 3-2-3 不完全性腭裂(软硬腭裂)

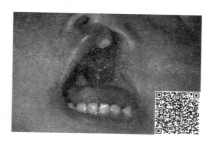
图 3-2-4 单侧完全性腭裂

（4）双侧完全性腭裂 常伴有双侧完全性唇裂。此类畸形最为严重。

20 先天性腭裂的临床表现有哪些？

（1）腭部解剖形态异常。

（2）吸吮功能障碍。

（3）语音异常。

（4）口鼻腔卫生不良。

（5）牙列错乱。

（6）听力降低。

（7）上颌骨发育不足。

21 先天性腭裂的治疗原则有哪些？

先天性腭裂的治疗原则,应采取综合序列治疗来恢复腭部的解剖形态和生理功能、重建良好的腭咽闭合及获得正常的语音。对面中部有塌陷畸形、牙列不齐和咬合紊乱者也应予以纠正,以改善他们的面容和恢复正常的咀嚼功能;对有鼻耳疾病的患者应及时治疗,预防听力障碍;对有心理障碍的患者更应对他们进行心理治疗,从而达到身心健康;因此,治疗方法除外科手术外,还应采取一些非手术治疗,如正畸治疗、缺牙修复、语音训练及心理治疗等。

22 先天性腭裂修复的手术年龄为何时?

在 2 岁左右施行腭成形术患者,无论是腭咽闭合功能或是语音效果均优于年龄大的手术患者。

(二)先天性腭裂患者的术前健康指导

23 先天性腭裂手术前有哪些准备?

(1)完善术前常规检查 首先要对患儿进行全面的健康检查。体格体检主要检查患儿的生长发育、体重、营养状况,心、肺及有无其他先天性畸形和上呼吸道感染,以及中耳等疾病;实验室检查主要进行 X 线胸片、血常规、出血和凝血时间等检查,必要时再做针对性检查。

(2)口腔的护理 指导患者及家属要保持口腔和鼻腔的清洁,清除牙周、牙缝的污垢,指导患者餐后用漱口液漱口,食物尽量选择无渣、易消化的食物,以免食物残留,餐后应多饮水,保持口腔的清洁,预防感染。对于有口腔疾病的患者,术前应及时对症处理。

(3)输血前准备 需备血的患儿,手术前要做好输血准备,做好血型鉴定及交叉配血试验。

(4)术前宣教 指导患儿家属预防感冒,做好患儿的"三短九洁",术后应用抗生素,若有需要,预先还要制备腭护板。

24 先天性腭裂的手术方式有哪些?

(1)腭成形术 其主要目的是封闭裂隙、保持和延长软腭的长度、恢复软腭的生理功能。常用手术方法有单瓣手术、双瓣手术、梨骨瓣手术、岛状瓣手术、提肌重建术。

(2)咽成形术 其目的是缩小咽腔、改善腭咽闭合。常用手术方法有咽后壁瓣咽成形手术、腭咽肌瓣咽成形手术。

25 术前饮食应注意哪些？

指导患儿家属采用正确的喂养方式，练习使用汤勺或滴管给患儿进食，以便术后适应这种方式，饮食以流质食物为主，全麻患儿术前需禁食、禁饮 6～8 h，向患儿家属讲解禁食、禁饮的目的以及重要性。

（三）先天性腭裂患者的术后健康指导

26 术后的护理要点有哪些？

（1）常规护理　按整形外科术后及麻醉护理常规护理。

（2）伤口的观察与护理　保持伤口的清洁、干燥，观察伤口的出血情况，术后出血大多由于患者躁动、哭闹或对伤口内纱条的不适应而引起的，少数是由于术中止血不彻底而引起的。医护人员应注意观察患者出血情况，若有少量渗血，让患者头偏向一侧，使口腔内血液顺利流出，进餐时，不需做特殊处理，避免不必要的刺激。若出血较多时，可通过负压吸引器吸出，但动作应轻柔，负压不可过大，深度不能达到咽喉部，以免引起反射性呛咳，加重出血，同时口腔内填塞纱布压迫止血。观察患者有无频繁吞咽动作，如有，提示伤口在出血，应立即通知医生处理。避免患者哭闹、躁动等，以防伤口裂开，必要时，遵医嘱给予镇静剂。

（3）饮食的护理　患者完全清醒 4～6 h 后，可喂少量的水，观察 30 min，没有呕吐时可进食流质食物。食物以高蛋白、高热量、富含维生素的冷流质食物为主，避免过烫的食物，加重伤口出血，维持 2～3 周后，进食半流质食物 1 周，一个月后可进普食。指导家属正确的喂养方式，采用滴管、汤勺或可挤压的奶瓶喂养，禁止使用吸管喂养以避免患儿的吸吮动作。

（4）保持口腔的清洁，预防感染　因伤口在口内，进食时容易造成伤口感染，另外，口腔内适宜的环境易于细菌的生长繁殖，也容易造成伤口的感染，因此，做好口腔的护理尤为重要。遵医嘱给予雾化吸入，做到三餐后用消毒水漱口，对于不配合的患者，鼓励患者进食后多饮水，以冲洗食物残渣，保持口腔的清洁。

（5）碘仿纱条的护理　腭裂的患者术后伤口一般填塞碘仿纱条(图 3-2-5)，其主要作用是压迫止血，减轻伤口的张力，促进肉芽组织的增长等，它可随肉芽的生长而逐渐脱出，一般于术后 7～10 天拔除纱条，拔条前指导患者用漱口液漱口，拔条后 4 h 内禁食、禁饮，4 h 后可进冷流质饮食，注意观察伤口有无出血，如有出血及时通知医生。

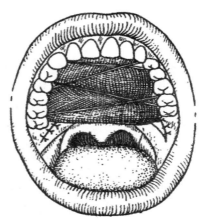

图 3-2-5　术后碘仿纱条填塞

（6）心理护理　手术后患儿部分家属因患儿哭闹而担心影响手术效果，表现得焦虑不安。此时，应做好他们的安抚工作。指导患儿家属如何保护伤口、如何正确喂养、如何避免患儿哭闹等，选择合适的时机，向患儿家属讲解手术相关知识，耐心解答家属提出的问题，缓解他们焦虑的心情，同时让他们能配合护理工作，更好地护理患儿，促进患儿的舒适。

27 术后的并发症及防范措施有哪些？

（1）咽喉部水肿　其防范措施如下：根据患儿的年龄选择适宜大小的导管进行气管插管，防止导管对气管壁的持续性压迫；插管时动作要轻柔，减少创伤；手术时，操作要仔细，止血彻底，以减少对组织的损伤和血肿的形成；术后给予适量的激素，可减轻或防止血肿发生，必要时应做气管切开。

（2）出血　若创口少量渗血，呈淡红色，多为正常，可严密观察，不做特殊处理。若为毛细血管出血，则血液颜色多为鲜红，血从伤口慢慢渗出；若患儿有频繁的吞咽动作，应高度警惕创口活动性出血。发生此类情况，应及时抽吸口鼻分泌物及血液，以防误吸而引起呼吸道阻塞，还应立即通知医生。

（3）感染　其防范措施如下：术前严格对患儿进行身体评估，术后鼓励患儿饮食后多饮水，注意口腔卫生，防止食物残留创缘，注意口腔卫生。

（4）鼻腔通气不畅或睡眠时打鼾、屏气而突然惊醒　多发生于咽后壁瓣咽成形术后，因局部组织肿胀引起，随组织肿胀消退，呼吸可逐渐恢复正常。

（5）创口裂开或穿孔　其预防措施如下：加强营养，保持伤口的清洁、干燥，避免患儿的哭闹、躁动以防伤口裂开，向患儿家属讲解手术的目的以取得他们的配合。

（四）先天性腭裂患者出院后的健康指导

28 患儿出院后如何进行语音治疗？

语音治疗分为两个阶段，第一阶段，练习腭咽闭合及唇舌部的肌肉活动，如用手指由前向后按摩软腭，以促进瘢痕的软化，增加软腭的长度，做鼓气练习，即将呼出的空气聚集在口腔内，待达到一定压力后，再启唇用力喷出。开始时如有困难，可先用手指捏住鼻孔，学习吹奏乐器，发"啊""呃"音，经过不断练习，鼓气喷出有力，可以吹响吹奏乐器时，表示腭咽闭合功能已接近或达到正常程度，即可开始第二阶段治疗，练习发音。从单音练习开始，先元音，后辅音，在已能正确发出单音的基础上，开始单字拼音练习，进而过渡到试读简短语句，朗读文章片段以至通读全篇，逐渐加快速度，直至可以进行自由的对话为止。

（刘志荣　汤亚男）

三、唇外翻围手术期健康促进

（一）唇外翻的基础知识

[29] 唇外翻的概述有哪些？

唇外翻多由于颜面烧伤、外伤、感染、手术后遗症所造成，其中以烧伤产生的瘢痕挛缩导致的唇外翻最为常见（图 3-3-1）。

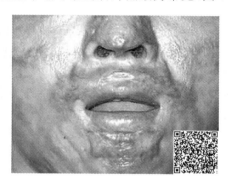

图 3-3-1　烧伤后唇外翻

[30] 唇外翻的手术方式有哪些？

创伤后由于组织移位或错位愈合而导致的唇外翻，组织的缺损量不大，修复比较容易；但烧伤或严重的感染导致的唇外翻，由于病变范围较大，并伴有深层组织的破坏和瘢痕形成，修复会存在一定的难度，因此根据唇外翻的程度有以下几种手术方式：

（1）皮片游离移植术　适用于较为严重的唇外翻而无可以利用的局部皮瓣时，其手术方法如下：将导致唇外翻的瘢痕组织全部切除，彻底松解牵拉，使唇部恢复到正常的解剖位置，创面彻底止血，根据缺损的面积，切取全厚或中厚皮片移植修复（图 3-3-2）。

（2）V-Y 推进皮瓣修复术（简称 V-Y 成形术）　适用于条索性瘢痕挛缩导致的轻度唇外翻，并且条索状瘢痕两侧有可利用的正常组织者。

（3）Z 成形术　适用于上、下唇的直线瘢痕挛缩导致的唇外翻，

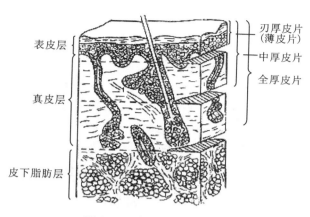

图 3-3-2　各种皮片的切取

并且局部有可利用的正常组织者。例如，上唇的直线瘢痕，手术时
切除导致挛缩的瘢痕组织，按 Z 成形术的原则，将切口两侧的对偶
三角瓣互换位置，从而延长上唇的长度，矫正上唇外翻（图3-3-3）。

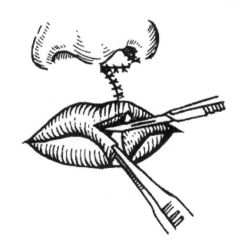

图 3-3-3　唇外翻 Z 成形术

　　（4）鼻唇沟皮瓣修复术　　适用于下唇一侧且比较局限的唇外
翻（图 3-3-4）。

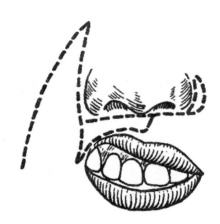

图 3-3-4　鼻唇沟皮瓣修复术

（5）组织扩张技术修复术　适用于中度的下唇外翻。

（6）游离皮瓣修复术　适用于重度的下唇外翻,可利用的吻合血管的游离皮瓣有前臂皮瓣、肩胛皮瓣等。

31 唇外翻修复的原则有哪些?

（1）供皮区组织部位的选择应遵守"就地取材"的原则,还需考虑供皮区组织的可供量是否足够、供皮区术后是否会造成更大的畸形和功能障碍及供皮区组织不应有明显的毛发等因素。

（2）修复时应切除瘢痕松解组织,使唇部恢复到正常的解剖部位,有时为使修复后唇部的外形满意,需将多余的唇红和黏膜组织切除,若存在严重的外翻畸形,有时可伴有口轮匝肌不同程度的缺失,还应对肌肉组织缺损加以修复。

（二）唇外翻患者的术前健康指导

32 唇外翻矫正术术前有哪些准备?

（1）术前评估　仔细检查唇外翻的畸形程度,若采用邻近组织瓣修复时,应检查邻近组织的可供量及评估修复后组织移位可能增加的面部畸形程度。若采用远位组织瓣修复时,应检查供皮区的肤色、质地与厚度是否接近唇部,与患者及家属有效沟通,讲解各种手术方法的优点和缺点,以选择比较全面和合理的手术方案。

(2)心理护理　部分唇外翻的患者常因容貌的改变,表现得沉默寡言,性格孤僻,不愿与人交流,或戴口罩,用手遮住面部,有很强的自卑感,有部分的患者因畸形的程度严重,甚至影响了其的吞咽、咀嚼等功能,而表现得很焦虑,因此,术前的心理护理尤为重要。

(3)术前检查　患者入院后,应行术前常规检查,了解患者的全身情况,对于糖尿病、高血压、心肺功能不全的患者术前应严格控制及对症治疗,指导患者术前预防感冒、有效咳嗽。

(4)术区备皮　术区伴有瘢痕者,应用被酒精浸泡过的棉签清洗瘢痕内残存的污垢,男性患者应剃除胡须。若需取皮的患者,应检查供皮区的皮肤有无破溃、皮疹、红肿、瘢痕等,禁止在供皮区进行静脉穿刺,因多次穿刺会使血管管腔壁纤维化增厚,管腔可能狭窄或闭塞,而不利于皮瓣的成活,则不宜采用。

(5)口腔护理　因手术部位与口腔相通,口腔属于污染区域,术前应做好患者的口腔检查,对于有口腔疾病患者,应对症治疗,消除慢性病灶。术前可用漱口液漱口,餐后进行漱口,多饮水,保持口腔的清洁,减少伤口感染的发生。

(6)照相　术前进行医学照相,以便进行术前和术后的手术效果对比。

33 唇外翻畸形矫正术患者术前饮食应注意哪些?

指导患者进食高蛋白、高热量、富含维生素的食物,勿食辛辣刺激性的食物,做到餐后漱口,保持口腔的清洁卫生。

(三)唇外翻患者的术后健康指导

34 唇外翻矫正术患者的术后护理要点有哪些?

(1)全麻的患者,需按全麻术后护理常规进行护理。

(2)伤口的观察与护理。观察伤口有无渗血渗液,伤口敷料包扎松紧是否适宜,若敷料包扎过松,起不到加压包扎的作用;若敷料包扎过紧,会影响患者的呼吸、皮瓣的成活等。注意耐心听取患者的主诉,发现异常及时通知医生处理。

（3）有植皮的患者,应进行植皮的护理,唇部应尽量减少活动,以免引起皮片的移位而不能成活。供皮区应用腹带加压包扎,限制活动,减轻局部张力,以预防瘢痕的产生。注意观察皮片的成活情况,若皮片红润,皮片与创面基底粘连较紧,则表示皮片已成活;若皮片呈暗紫色,且局部有波动感,则表示皮下有血肿的形成,此时切勿挤压皮片,若发现较早,可用空针吸出积液,或将其切开,清除血凝块后加压包扎,皮片仍有成活的可能;若皮片呈黑色,则表示皮片已坏死,应将坏死部分及时清除,待创面尚未有严重感染时,考虑重新植皮。若患者诉伤口剧烈疼痛,局部有腐臭气味,同时伴有体温升高,则提示有感染的征象,应尽早打开敷料,检查伤口、及时处理。

（4）行皮瓣移植术的患者,应行皮瓣的护理,观察皮瓣的颜色、温度、毛细血管充盈反应及局部组织肿胀程度等。

（5）行扩张器置入术修复唇外翻畸形的患者,应注意扩张器置入的护理。

（6）唇部指导。术后3天内患者伤口都会有不同程度的肿胀,应指导患者适当抬高床头,以减轻面部的肿胀。在伤口肿胀期间,患者应尽量减少张大口的活动,如大声说话、大笑、咀嚼等。

（四）唇外翻患者出院后的健康指导

（1）加强营养,增进抵抗力,促进伤口愈合。

（2）坚持佩戴弹力套,以减轻局部张力、预防瘢痕增生,可使用预防瘢痕增生的药物涂抹伤口,如硅酮凝胶、舒痕等;避免日光照射,以免引起色素沉着。

（3）教会患者唇部功能锻炼的方法,经常做上、下唇内翻活动,也可用手按摩,睡眠时用弹力护托,如上唇托、下颌托（图 3-3-5）等压迫包扎伤口。

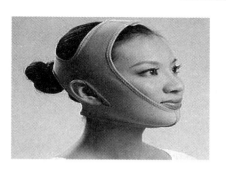

图 3-3-5　连颈下颌托

（刘志荣　朱婵）

四、睑外翻围手术期健康促进

（一）睑外翻的基础知识

35 眼睑的局部解剖有哪些？

（1）眼睑是具有保护作用的皱襞，位于眼球前方，可分为上睑和下睑。

（2）眼睑通常可分为 5 层，由外向内依次为皮肤、皮下组织、肌层、睑板和睑结膜（图 3-4-1）。

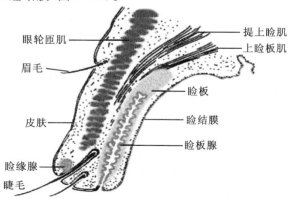

眼轮匝肌

眉毛

皮肤

睑缘腺

睫毛

提上睑肌

上睑板肌

睑板

睑结膜

睑板腺

图 3-4-1　眼睑的解剖

36 何谓睑外翻?

睑外翻表现为眼睑和眼球脱离密切接触,泪小点与眼球不能贴附,睑结膜向外翻转外露。由此可并发睑结膜干燥、充血、肥厚甚至角化,导致睑缘糜烂、变形及睫毛生长错乱、脱落等。上睑只有当皮肤缺损较多时才发生外翻,而下睑由于睑板窄小且受重力影响,所以容易发生外翻。

37 睑外翻的分类有哪些?

(1)瘢痕性睑外翻(图 3-4-2) 临床上最为常见,一般下睑比上睑多见,常见的原因有创伤、烧伤、眼睑化脓性炎症、睑部手术等。

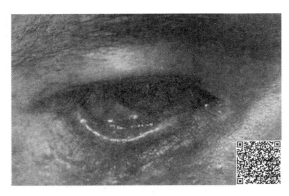

图 3-4-2 瘢痕性睑外翻

(2)老年性睑外翻(图 3-4-3) 仅限于下睑,由于老年人的眼轮匝肌无力,眼睑皮肤及外眦韧带也较松弛,使睑缘不能紧贴眼球,并因下睑本身的重量使之下坠而引起下睑外翻。

(3)麻痹性睑外翻(图 3-4-4) 由于周围性面神经瘫痪、外伤或腮腺肿瘤切除术等导致面神经损伤,而眼轮匝肌收缩功能丧失,张力明显减弱,下睑受重力作用下坠导致下睑外翻。

(4)痉挛性睑外翻 多见于儿童及青少年,多由角膜、结膜等的急性炎症所引起,多为暂时性睑外翻,通常无须手术。

(5)先天性睑外翻 极少见,属新生儿眼部先天性异常,一般多出现在上睑,单双侧均可发生。常伴有明显结膜水肿,暴露的结膜受刺激后,可引起眼轮匝肌痉挛,使睑外翻。少数病例可在3~4

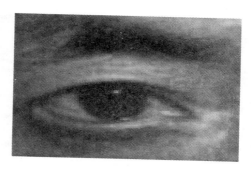

图 3-4-3　老年性睑外翻

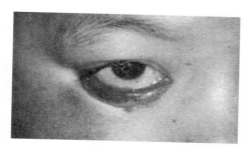

图 3-4-4　麻痹性睑外翻

周内自行消失。

38 睑外翻的手术方式有哪些?

（1）瘢痕性睑外翻矫正术　瘢痕性睑外翻是临床最常见的睑外翻,需切除瘢痕组织、松解挛缩方可使外翻眼睑复位。常见的手术方法如下。

①V-Y 成形术:适用于下睑中央部轻度外翻且无广泛瘢痕挛缩者(图 3-4-5)。

②Z 成形术:适用于上、下睑中央部条索状瘢痕挛缩所致的轻度睑外翻(图 3-4-6)。

③易位皮瓣移植术:适用于较重的瘢痕性下睑外翻。

④游离厚皮片移植整复术:适用于严重的瘢痕性睑外翻。

（2）老年性睑外翻矫正术　手术的目的是紧缩下睑,横向缩短眼睑长度,加强张力,加固眼轮匝肌力量,促使下睑恢复正常位置。

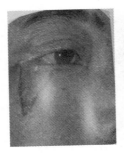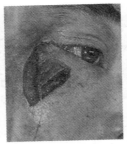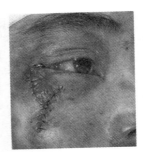

图 3-4-5　V-Y 成形术

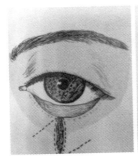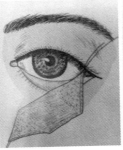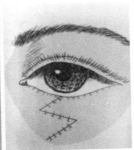

图 3-4-6　Z 成形术

其手术方式是眼睑紧缩术。

（3）麻痹性睑外翻矫正术　一般在确定无恢复可能性、病变稳定 1 年以上，或者出现角膜并发症时才进行。

39 睑外翻有哪些危害？

患者如果发生睑外翻，眼部会产生很多不适感，给患者的生活带来不便。轻度患者会有眼球发干、流泪、眼睛容易疲劳、倒睫、眼睛有刺痛感等，还可能导致眼部炎症；重度患者会出现眼睑痉挛、松弛，角膜干燥、溃疡，甚至视力下降，最终导致失明等。另外睑外翻严重影响患者的面部形象，眼睛素来被称为"心灵的窗户"，一双睑外翻的眼睛，使眼睛经常处于不适状态，双眼混沌无神，无法与他人进行眼神的有效交流与沟通，久而久之，会使患者产生消极自卑的不良心理。因此，无论是身体上还是心灵上，睑外翻给患者带来了极大的痛苦,应当及时给予矫正。

40 睑外翻矫正术的适应证与禁忌证有哪些?

(1)适应证 睑外翻明显影响美观者;睑外翻导致的眼干不适;因瘢痕、睑缘松弛、老年性眼轮匝肌等原因所致睑缘外翻伴有流泪等症状者。

(2)禁忌证 眼部有急性炎症;患者是瘢痕体质;有全身出血性疾病等。

(二)睑外翻患者的术前健康指导

41 睑外翻手术前有哪些准备?

(1)眼部护理 患者入院后,应加强眼部护理,用温生理盐水冲洗结膜囊,每天 1~2 次,若分泌物过多,可用消毒棉签轻轻拭去,再行冲洗。按医嘱给予抗生素眼药水滴眼,每晚睡前涂抗生素眼膏,严重者用凡士林油纱布遮盖或戴眼罩,以防灰尘及异物落入眼中,还可保持结膜及角膜湿润。睑结膜肥厚者,术前 3 天起,湿敷以促进水肿消退。

(2)术前常规准备 完善各项常规检查,术前检查心电图、胸片、血常规、凝血功能、肝肾功能、电解质等,成年女性避免经期手术。

(3)备皮 术区伴有瘢痕者,应用被酒精浸泡过的棉签清洗瘢痕内残存的污垢,若需取皮的患者,应检查供皮区的皮肤有无破溃、皮疹、红肿、瘢痕等,供皮区选择外观正常、无瘢痕、质地柔软的耳后、锁骨上、前臂或大腿皮肤,禁止在供皮区进行静脉穿刺,多次穿刺后,血管管腔壁纤维化增厚,管腔可能狭窄或闭塞,而不利于皮瓣的成活,则不宜采用。

(4)饮食护理 加强营养,术前若有贫血或营养不良者,应给予输血或高蛋白饮食。因血红蛋白含量过低时,移植物不易存活,血红蛋白含量恢复正常后方可手术。术前戒烟,尼古丁可引起毛细血管收缩,从而影响术后皮片存活。对于全麻的患者,术前 1 天指导患者禁食、禁饮 8 h,并向患者讲解禁食、禁饮的目的,以取得患者的配合。

（5）心理护理　部分睑外翻的患者因面部外形的改变，使得患者产生自卑感，不愿与人交流，部分患者因外翻的程度严重，导致患者眼睑闭合不全，影响患者的睡眠质量，因此，对于这些患者，术前的心理护理尤为重要。患者入院后，医护人员要积极接待患者，向其介绍疾病的相关知识，消除患者的疑虑，建立良好的护患关系，增强患者的自信心。同时向患者讲解手术可能达到的效果，让患者对疾病有正确的认识，避免期望值过高。

（6）照相　术前进行手术部位医学照相，作为手术前、后的对比资料。

（三）睑外翻患者的术后健康指导

42 睑外翻矫正术的护理要点有哪些？

（1）全麻常规护理　对于全麻的患者，术后按全麻术后常规护理。

（2）伤口的观察与护理　密切观察伤口有无渗血、渗液情况，保持伤口敷料的清洁、干燥，指导患者脸部清洁时，勿打湿敷料，预防感染。若伤口渗血较多时，应及时通知医生，查明原因，必要时，给予伤口换药处理。因患者术后眼部敷料包扎，注意耐心倾听患者的主诉，观察有无角膜刺激症状，必要时打开外敷料，清除刺激角膜的异物，减轻对眼球包扎的压力。

（3）眼部护理　待伤口敷料拆除后，遵医嘱使用抗生素眼药水，晚上睡前涂抹抗生素眼膏，预防角膜炎的发生。指导患者不要揉眼及触摸术眼，避免碰撞眼部，减少眼睑的活动，洗脸时，勿弄湿眼部，以保持眼部的清洁，注意用眼卫生。指导患者多休息，避免眼部疲劳，应少看电视、玩手机等，避免剧烈的运动。若眼部分泌物较多时，告知患者勿自行擦拭，应通知医护人员清洗伤口，避免引起伤口感染，并向患者讲解眼部护理的重要性，以取得他们的配合。

（4）卧位护理　保持病房的环境安静整洁，温度适宜，定时开窗通风，告知患者手术后3天内伤口会出现不同程度的肿胀，指导患者适当卧床休息，抬高床头，限制活动，有利于静脉回流，减轻眼睑的肿胀。嘱患者勿过多的转动眼球,勿用力挤眼,睡眠时,取仰卧位或健侧卧位,勿压迫患侧,活动时,避免碰撞,预防呼吸道感染,避免因咳嗽而引起伤口出血。

(5)基础护理　手术后第1天的患者,应做好基础护理,擦洗时,动作轻柔,保证患者的舒适,及时更换病员服及床单位,保持病房的干净整洁,减少人员的探视,以免引起交叉感染;患者因眼部敷料包扎,生活部分自理,应协助患者日常的生活、饮食、起居等;室内摆设简单、整洁,将日常用品放在患者易于取放的地方。经常巡视病房,询问患者有无不适,及时给予必要的协助,满足患者的基本生活需要。

(6)饮食的护理　指导患者应进食高蛋白、高热量、富含维生素、易消化的食物,加强营养,促进蛋白质生成,以促进伤口的愈合,勿食辛辣刺激性的食物,以利于眼部伤口愈合,减轻疼痛。

(7)疼痛的护理　由于手术创伤、眼睑皮肤损伤可产生疼痛,指导患者卧床休息,保持周围环境安静、整洁、安全。根据疼痛量表评估患者的疼痛值,通过与患者交谈、听音乐等分散患者的注意力。必要时,遵医嘱使用止痛药物,以缓解疼痛。

(8)植皮区的护理　眼部切勿挤压,以免引起皮片的移位而不能成活。供皮区应用腹带加压包扎,限制活动,减轻局部张力,以预防瘢痕的产生。注意观察皮片的成活情况,若皮片红润,皮片与创面基底粘连较紧,则表示皮片已成活;若皮片呈暗紫色,且局部有波动感,则表示皮下有血肿的形成,此时切勿挤压皮片,若发现较早,可用空针吸出积液,或将其切开,清除血凝块后加压包扎,皮片仍有成活的可能;若皮片呈黑色,则表示皮片已坏死,应将坏死部分及时清除,待创面尚未有严重感染时,考虑重新植皮。若患者诉伤口剧烈疼痛,局部有腐臭气味,同时伴有体温升高,则提示有感染的征象,应尽早打开敷料,检查伤口、及时处理。

(9)行皮瓣移植术的患者,应行皮瓣的护理　观察皮瓣的颜色、温度、毛细血管充盈反应及局部组织肿胀程度等。

(10)心理护理　术后的部分患者因术后伤口的疼痛,导致产生焦虑的心理;部分患者因伤口敷料包扎导致视觉受影响,而产生不良的情绪;也有部分患者担心手术后的效果,因此,做好术后患者的心理护理也尤为重要。术后医护人员选择合适的时机与患者交谈,耐心听取患者的主诉,及时解决患者的需求,向患者讲解术后的相关知识,如如何保护伤口、如何活动等,并亲自示范,缓解患者焦虑的心情;对于担心手术效果的患者,可告知其管床医生,让管床医生向患者讲解手术的过程,安抚患者紧张的情绪,或是找病区做相同手术的患者现身说法,让患者有信心克服困难、战胜疾病。

(四)睑外翻患者出院后的健康指导

(1)护理人员应教会患者正确滴眼的方法,注意用眼卫生。

(2)指导患者进行眼睑功能的锻炼,加强眼周肌肉的锻炼,经常眨眼,以恢复眼睑功能。预防睑外翻的复发。避免过度用眼,减少看电视、阅读的时间,防止眼疲劳。外出时,注意戴防护镜,保护眼睛。

(3)对于植皮的患者,移植皮片愈合稳定后,可行局部按摩,以促进软化,指导患者植皮区与供皮区可适当涂以抗瘢痕药,预防瘢痕增生。皮片移植术后多有颜色加深表现,日光照射会加重这一变化,应告诉患者注意避免日光直接照射植皮区。

(刘志荣　尹菲菲)

五、上睑下垂围手术期健康促进

(一)上睑下垂的基础知识

43 何谓上睑下垂?

在平视前方时,上睑覆盖角膜上缘及瞳孔,且上睑覆盖角膜上方超过 2 mm,称为上睑下垂。

44 上睑下垂的病因和分类有哪些?

(1)先天性上睑下垂　最常见,可见于单眼或双眼。由提上睑肌发育不全,或支配提上睑肌的神经中枢性或周围性缺损所致,常与遗传有关。

（2）后天性上睑下垂　根据不同的原因分为如下几种。①外伤性：因各种外伤所致。②肌源性：以重症肌无力最为常见，可以是单侧或双侧，伴有或不伴有眼外肌运动功能障碍。上睑下垂下午往往比上午重，肌内注射新斯的明可好转。③神经源性：动眼神经的核上性、核性或周围性病损，都可造成上睑下垂，常可伴有其他眼外肌的麻痹或瞳孔集合运动的异常。此种上睑下垂是神经系统疾病的体征之一。④老年性：多由老年人的提上睑肌腱膜出现裂孔甚至与睑板分离而造成，此外上睑皮肤松弛症时也可出现上睑下垂的表现。⑤机械性：外伤后遗留的睑部瘢痕增厚、上睑肿瘤等使上睑重量增加，可引起机械性上睑下垂。⑥假性：由于眶内容物减少，如眼球萎缩、眼球摘除、眶底骨折造成眼球后陷等，皆因上睑缺乏支撑而下垂。

45 上睑下垂的手术时机为何时？

（1）先天性上睑下垂　一般应在 5 岁以内进行手术，单侧上睑下垂多在 3 岁左右完成手术，以防发生弱视。若为双眼严重上睑下垂，可提前在 1 岁左右手术，因为患儿抬额、仰头的习惯一旦养成则不易矫正。若合并小睑裂等其他眼睑畸形，多应先矫正其他眼睑畸形。

（2）后天性上睑下垂　外伤或手术造成提上睑肌断裂所致的上睑下垂，应在外伤后尽快寻找断端缝合修复，若不能及时修复，则应在病情稳定、局部瘢痕软化后再进行手术修复。神经源性上睑下垂，如伴有斜视，应先矫正斜视后再考虑矫正上睑下垂。对麻痹性上睑下垂必须临床确认经其他治疗后功能不可能再恢复时，才考虑手术治疗，一般至少非手术治疗半年后方能确认。

46 术前上睑功能的测定有哪些？

（1）上睑下垂的程度　单侧上睑下垂者可与正常侧作对比，两眼原位平视前方时，睑裂高度之差，即为下垂量。正常上睑缘正好位于瞳孔上缘与角膜上缘之间的中间水平线，即覆盖角膜 1.5～2 mm，如为双侧上睑下垂，上睑缘位于瞳孔上缘，其下垂量为 1～2

mm,称为轻度上睑下垂(图 3-5-1);上睑缘遮盖瞳孔上 1/2,下垂量为 3～4 mm,称为中度上睑下垂(图 3-5-2);上睑缘下落到瞳孔中央水平线,其下垂量为 4 mm 或 4 mm 以上,称为重度上睑下垂(图 3-5-3)。

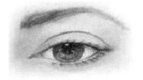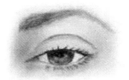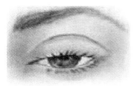

图 3-5-1　轻度上睑下垂　　图 3-5-2　中度上睑下垂　　图 3-5-3　重度上睑下垂

(2) 提上睑肌肌力的测定　用拇指向后压住患侧眉部,嘱患者尽量向下注视,用直尺零点对准上睑缘,再嘱患者尽量向上看,睑缘从下向上提高的幅度(单位 mm)即为提上睑肌肌力(图 3-5-4、图 3-5-5)。根据临床手术选择的需要,可分为 3 级:良好(睑缘提高的幅度≥10 mm)、中等(睑缘提高的幅度为 4～9 mm)、弱(睑缘提高的幅度<4 mm)。一般来说,肌力越差,下垂越明显。

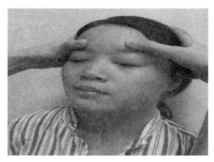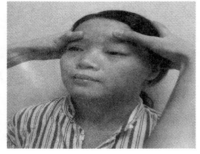

图 3-5-4　提上睑肌肌力的测定 1　　图 3-5-5　提上睑肌肌力的测定 2

(3) 视力与屈光　由于上睑下垂可导致眼外肌肌力不平衡,或眼球发育异常而可能产生弱视,因此,对每位患者术前均应行视力检查和屈光测定。

(4) 排除重症肌无力、下颌-瞬目综合征或神经源性等原因所致的上睑下垂。

47 上睑下垂手术方式的选择原则有哪些?

(1)上睑下垂手术的目的　其目的在于提高上睑,恢复正常的睑裂高度,使视轴摆脱下垂上睑的干扰,在考虑功能的同时尽可能达到美容目的。

(2)手术方式的选择　任何一种矫正上睑下垂的手术方式都不可能适合于所有的上睑下垂患者,手术方式的选择主要根据患者的提上睑肌肌力,参考下垂量来决定。①提上睑肌睑缘提高的幅度<4 mm时,应选择利用额肌力量的手术,目前常采用的是额肌瓣悬吊术(图 3-5-6)和阔筋膜悬吊术(图 3-5-7)。②提上睑肌睑缘提高的幅度为 4~9 mm 时,应选择做提上睑肌缩短术。③提上睑肌睑缘提高的幅度≥10 mm 时,既可做提上睑肌缩短术,也可选择做提上睑肌折叠术。

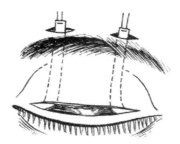

图 3-5-6　额肌瓣悬吊术

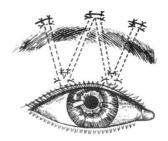

图 3-5-7　阔筋膜悬吊术

48 上睑下垂的手术方式有哪些?

(1)利用提上睑肌力量的手术方法:适用于所有类型的提上睑肌功能良好的患者。

(2)利用额肌力量的手术方法:适用于提上睑肌功能弱的患者,包括额肌瓣悬吊术和提上睑肌腱膜瓣-额肌吻合术,适用于提上睑肌肌力完全或近于完全消失的先天性重度上睑下垂、外伤性或眶部手术后并发的重度上睑下垂以及行其他上睑下垂矫正术失败者。

(二)上睑下垂矫正术术前健康指导

49 上睑下垂患者手术前要做哪些评估?

(1)评估患者的病史和家族史,检测视力、眼球运动情况、提上睑肌肌力的测定和上睑下垂的程度,从而选择适合患者的矫正术式。

（2）评估患者的心理状况。部分患者会因疾病而产生不同程度的自卑感,部分患者害怕手术,担心手术的效果,应提前向患者讲解疾病的相关知识,介绍一些成功的案例,消除患者紧张的情绪和顾虑,使其以轻松的心态面对疾病。

（3）评估患者的生命体征,有无感染的症状等。

50 上睑下垂的手术禁忌证有哪些?

（1）重症肌无力、下颌-瞬目综合征、神经损伤或颅内病变继发的上睑下垂。

（2）上直肌无功能,伴有复视、斜视的上睑下垂。

（3）精神不正常或心理准备不充分者。

（4）患有眼部疾病者,如先天性弱视、斜视等眼内或眼外急、慢性感染疾病患者。

（5）有出血倾向的疾病和高血压病者,有心、肺、肝、肾等重要器官的活动性和进行性疾病者,以及尚未控制的糖尿病和传染性疾病者。

51 上睑下垂患者手术前要做哪些准备?

（1）完善术前相关检查,包括血常规、凝血功能、肝肾功能、心电图、胸片等,排除手术禁忌证。有感染症状者,需要用抗生素眼药水,保证眼部的清洁、放松,无感染。

（2）术前常规准备,指导患者尽量卧床休息,少看电视、玩手机等,防止眼疲劳,禁止做剧烈的运动,指导患者预防感冒,做好"三短九洁"的基础护理,女性患者应避开月经期。

（3）术前进行医学照相,以便术前、术后对比。

（三）上睑下垂矫正术术后健康指导

52 手术后的护理要点有哪些?

（1）全麻常规护理 对于全麻的患者,术后按全麻术后常规护理。

（2）伤口的观察　观察伤口有无渗血，敷料包扎松紧是否适宜，若出现渗血，及时告知医生给予伤口换药处理，敷料内面都是无菌状态，指导患者勿用手揉术区，注意用眼卫生，防止交叉感染。待敷料拆除后，遵医嘱白天使用抗生素眼药水，晚上睡前涂抗生素眼膏，保护眼角膜，防止暴露性角膜炎的发生。

（3）卧位与休息　卧床休息时最好半卧位（把枕头垫高），以免头部位置过低而加重切口肿胀。术后 1 周内少看电视、报纸等，防止眼疲劳，3 周内避免过度活动，特别是避免使血压升高的活动，如弯腰、拾物及剧烈运动；术后 3 天，指导患者进行眼睑开闭训练，每天约 30 次，能够促进眼部血液循环，促进拉伸，缩短恢复时间。

（4）饮食护理　手术当天可进食少量清淡、易消化的流质食物，如稀饭、牛奶等，暂时禁止进食生硬难消化的食物，避免过分咀嚼导致伤口受牵拉而出血，24 h 后可进食高蛋白、高热量、易消化的普食，避免辛辣刺激性的食物。多吃蔬菜水果，保持大便的通畅，避免用力排便导致眼压升高、伤口撕裂等并发症，加强营养，促进伤口的愈合。

（5）基础护理　因患者眼部敷料包扎，生活部分自理，应协助患者日常的生活、饮食、起居等，帮助患者保持身体的舒适；室内摆设简单、整洁，将日常用品放在患者熟悉、伸手能拿得到的地方，保证患者活动时，周围环境没有障碍物；床头备呼叫器，教会患者使用并放在方便的位置；经常巡视病房，询问有无不适，及时给予必要的协助，满足患者的基本生活需要。

（6）疼痛护理　耐心听取患者的主诉，根据疼痛量表正确评估患者的疼痛值，通过聊天、听音乐等分散患者的注意力，来缓解疼痛，必要时，遵医嘱使用药物止痛。

（7）心理护理　术后应多与患者沟通交流，缓解患者紧张、焦虑的情绪，促进伤口愈合。

53 术后的并发症有哪些？

（1）矫正不足　可能由于手术方式选择不当，如提上睑肌肌力减弱，而选提上睑肌缩短术，术后会逐渐出现矫正不足，或者在提上睑肌缩短术中会出现缩短量不足；又如利用额肌的手术，缝线固定位置不好,或术后轮匝肌强烈收缩都可造成缝线松动,导致矫正不足。

预防措施如下:术前做好详细的检查,选择合适的手术方式。切忌用单一的手术方式治疗提上睑肌肌力不同的各种类型上睑下垂。适当的过度矫正也是预防上睑下垂手术矫正不足的一种方法。

(2)矫正过度　处理方法如下:①术后2周内发现矫正过度,可用手向下按摩上睑,或嘱患者闭眼后用手压住上睑,再努力睁眼,如此反复训练2~3个月,常能奏效。②矫正过度超过3 mm,特别是出现角膜并发症时,需及时手术。③术后3个月仍存在矫正过度,可采用内路睑板-腱膜切断术予以处理。

(3)眼睑闭合不全　一般上睑下垂矫正术后,早期都有不同程度的眼睑闭合不全,但随时间的推移,术后3个月会逐渐减轻或恢复,也许最后眼睑闭合后会留一小缝隙,但不影响生活,若为重度眼睑闭合不全,造成暴露性角膜炎者应重新手术调整缝线,闭合不全恢复期应加强护理。患者白天滴抗生素眼药水,睡时涂抗生素眼膏或盖眼罩以保护角膜,防止暴露性角膜炎发生。

(4)暴露性角膜炎　主要表现为眼部明显异物感、流泪、有睫状充血,球结膜高度水肿;角膜中下部点状浸润,甚至有上皮脱落、混浊;严重者可继发感染,形成角膜溃疡,影响视力。

处理方法如下:立即涂眼膏、滴眼药水,包扎双眼。嘱患者双眼球应减少转动,防止上皮再次损伤,注意用眼卫生,多休息,减少眼疲劳,加强营养,增进抵抗力。

(5)睑内翻、倒睫　可能有以下两个方面的原因:①由于肿胀过度压迫上眼睑,分泌物粘连所致,一般清除分泌物、滴眼药水或肿胀消除后可好转。②内翻较重者多由于缝线位置不当,缝线未在睑板上缘挂带,应打开切口重新缝合。

(6)穹隆部结膜脱垂　多因提上睑肌后间隙分离过高超越结膜穹隆部所致,嘱患者发现结膜脱垂时不要惊慌,不要用手触摸脱垂的结膜,防止发生结膜炎甚至角膜炎,应及时就诊。

(7)上睑迟滞现象　随着时间推移,上睑迟滞会有所改善,但不会完全消失,目前也无治疗方法。

（8）睑外翻　上睑下垂矫正手术中少见的并发症,若发生睑外翻,需调整缝线并处理脱垂的结膜。

（9）上睑重睑线不对称　多与手术切口的设计、重睑缝合时上睑皮肤未固定于睑板或间断固定、肌瓣与睑板固定位置不良或移位有关。

（10）睑缘成角畸形或弧度不佳。

54 手术后的注意事项有哪些?

（1）注意观察有无血肿压迫眼球及球后血肿压迫神经的情况,如是否出现眩晕、恶心及眼球疼痛等症状。

（2）保持室内光线柔和,加强角膜护理,若发现患者出现畏光、流泪等表现应及时通知医生检查处理。

（3）观察有无角膜刺激症状,预防倒睫引起的角膜损伤,术后由于上、下眼睑水肿,使睫毛方向改变,出现倒睫,引起异物感,应听取患者的主诉,及时向医生反映。

（四）上睑下垂患者出院后的健康指导

（1）指导患者正确的滴眼药水的方法(图 3-5-8),勿揉眼,注意用眼卫生。

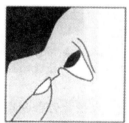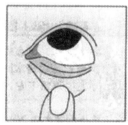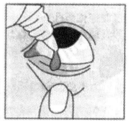

图 3-5-8　正确滴眼药水方法

（2）尽量闭眼休息,避免眼睛过度疲劳,避免剧烈活动和体力劳动。

（3）3 个月内减少户外活动或户外活动时宜戴保护眼镜以防异物入眼。

（4）术后 3～6 个月，指导患者进行上睑功能锻炼，如瞬目运动和眼球运动锻炼，一旦发现不适（如眼痛、分泌物增多等），应及时来医院复查。

（5）眼睑闭合不全者，指导患者睡前涂抗生素眼膏，防止暴露性角膜炎的发生。

（6）禁忌烟酒，避免辛辣刺激性的食物，加强营养，促进伤口早日愈合。

（刘志荣　尹菲菲）

六、鼻翼缺损围手术期健康促进

（一）鼻部的基础知识

55 鼻翼对外貌的影响有哪些？

鼻翼的功能除呼吸外，对面部"五官端正"也起重要作用，鼻的外形变化可对人的心理和性格产生较大的影响，患者往往会出现自卑、抑郁的情绪，对此，医护人员宣教时应侧重于介绍手术方法、治疗及护理中的配合和注意事项，对吸烟患者反复讲解尼古丁能使血管收缩及损伤血管内膜，是形成移植组织血管危象的主要因素之一，指导患者入院后即开始戒烟，并请家属协助督促。

56 鼻部的美学标准有哪些？

正常鼻的大小与形状因人而异，只有与面部其他器官相协调，才富有美感。因此，判断一个鼻是否美观，应从其位置、大小、形态等几个方面进行综合分析（图 3-6-1）。

（1）鼻部的位置　鼻位于面部正中间，在纵向上占据颜面上中 1/3 处，在横向上鼻基底宽等于两眼内眦间的距离。鼻下点与两瞳孔之间的连线连成一个等边三角形。

①正面观：鼻大小与周围五官相协调；鼻梁处于正中位，鼻两侧对称；鼻尖圆阔，大小适中；鼻翼呈半球形。

②侧面观：男性鼻梁线为一条直线；女性鼻梁线为一条柔美的

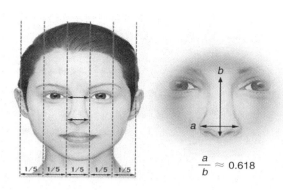

$$\frac{a}{b} \approx 0.618$$

图 3-6-1　面部黄金分割点与鼻部比例

曲线。鼻尖水平或微翘。

③底面观：鼻基底为等边三角形，鼻孔为卵圆形。

（2）鼻美学指标

①鼻指数：两侧鼻翼点之间的距离与鼻根点至鼻下点的距离之比，约为 0.618。

②鼻面角：额中点与鼻下点的连线和鼻梁线的夹角，在 29°～33°之间。

③鼻额角：眉间点与鼻根点之间的连线和鼻梁线的夹角，在 130°～140°之间。

④鼻尖角：鼻梁线与鼻小柱的夹角，在 70°～85°之间。

⑤鼻唇角：鼻小柱与上唇正中线之间的夹角，在 80°～95°之间。

57 何谓鼻翼缺损畸形？

鼻翼为鼻的重要组成部分，是人们的审美重点。鼻翼是由皮肤、皮下纤维组织、鼻软骨和鼻前庭鳞状上皮层所构成。获得性的鼻翼缺损或畸形多见于外伤、烧伤、感染、咬伤及肿瘤切除术后，少见于动物咬伤（图 3-6-2）。按鼻翼缺损程度可分为鼻翼边缘缺损、部分缺损及全部缺损（洞穿性缺损），因鼻翼缺损的性质和程度的不同，其修复方法也有很大的差别。

58 鼻翼缺损畸形的分类有哪些？

鼻翼由浅至深分为 4 层，依次为皮肤、筋膜肌肉层、软骨和黏膜

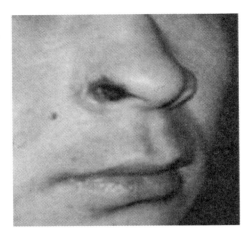

图 3-6-2　鼻翼缺损

层。根据外伤和肿瘤切除后组织缺损的多少,分为单纯皮肤缺损、皮肤及软组织缺损和全层组织缺损。

59　鼻翼缺损的手术治疗有哪些?

（1）V-Y 成形术及 Z 成形术。

（2）局部皮瓣翻转法。

（3）鼻下端皮瓣移植法:适用于鼻翼小缺损或裂隙型缺损,较大缺损者禁用(图 3-6-3)。

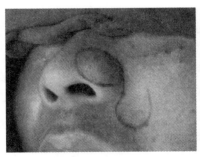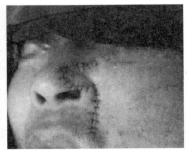

图 3-6-3　鼻下端皮瓣移植法

（4）缺损边缘皮瓣修复鼻翼:适用于较小的或裂隙形缺损而黏膜完好者。

（5）鼻唇沟皮瓣法：适用于鼻翼缺损范围较大者，但鼻唇沟部皮肤紧张者禁用（图 3-6-4）。

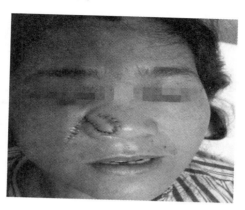

图 3-6-4　鼻唇沟皮瓣法

（6）耳廓复合组织移植：当鼻翼全层部分缺损不能采用局部或邻近组织修复时，采用耳廓复合组织移植是一种比较理想的修复方法，手术能一期完成，治疗时间短，患者痛苦小，游离耳廓复合组织移植只适用于轻、中度鼻翼缺损的治疗。

（7）额部扩张皮瓣或额部皮瓣修复鼻翼缺损：一般用于鼻大部缺损的患者，但为了达到治疗和美容的效果，临床上也常用扩张皮瓣进行鼻翼部分缺损的修复（图 3-6-5）。

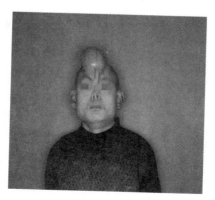

图 3-6-5　额部扩张皮瓣修复鼻翼缺损

60 鼻翼缺损修复术的适应证与禁忌证有哪些?

(1) 适应证:凡身体健康、精神正常,主动要求手术,烧伤、创伤、感染及先天性畸形等所致的鼻翼软组织缺损者都可施行鼻翼缺损修复术。

(2) 禁忌证

①全身状况不佳者或有严重的心理障碍者。

②鼻前庭炎、鼻窦炎、外鼻皮肤炎症和经常反复鼻腔出血者。

③女性月经期,有出血性疾病的凝血功能障碍的患者。

④严重高血压病患者和有心、肺、肝、肾等重要脏器的活动性和进行性疾病者及尚未控制的糖尿病和传染性疾病者。

(二) 鼻翼缺损修复术术前健康指导

61 术前护理要点有哪些?

(1) 术前评估

①全身状况:询问健康状况及既往史,了解身体状态及有无手术禁忌证。了解患者有无上呼吸道感染和鼻腔炎症等,以及患者的身体及心理状况等。

②局部检查:观察患者的鼻窦及鼻腔黏膜有无破损及感染,鼻中隔有无弯曲或偏斜,若有异常则须治疗后,方可进行手术。测量鼻梁隆起的高度及鼻尖异常的长度,排除鼻部其他疾病,鼻内外急、慢性感染疾病患者应暂缓手术。检查供皮区皮肤有无破损、感染等。

③手术方式的选择:鼻翼缺损的手术方式很多,根据鼻翼缺损的大小及患者自身的条件,术前应与患者做好充分沟通,向患者讲解各种手术方式的利与弊,在征求患者意见的同时为患者选择最为适合的手术方法。

(2) 一般护理

①完善相关术前检查,如血常规、肝肾功能、电解质、胸片等相关检查,协助医生做好术前面部正、侧位照相以便与术后进行对比。

②术区准备:术前3天开始进行鼻腔清洁,给予0.25%氯霉素眼药水或麻黄素滴鼻液滴鼻,每天三次,并用棉签轻轻擦洗,若鼻黏膜暴露在外,外出时可戴口罩避免灰尘、异物侵入,减少感染的机会。此外还可滴少许石蜡油或甘油以减少干燥不适感。术前1天修剪鼻毛、胡须,耳周剃三横指头发,注意保护局部皮肤和血管。

③术前用药:患有高血压和糖尿病的患者,应该在初诊时如实向医生告知病情,以便医生确认手术方案;术前因紧张而睡眠不佳者,术前1天晚上可遵医嘱适当给予镇静剂,保证患者充分休息。

④手术前两周开始停止服用影响凝血功能的药物,如阿司匹林等,女性患者避开月经期。

⑤环境准备:病室需安静、舒适,减少人员出入,可用紫外线照射消毒,室温保持在23~25 ℃,相对湿度在60%~65%,并备烤灯、测温仪、三角枕等用物。

(3)术前心理护理　各种鼻翼缺损都会严重影响美观,给患者造成巨大的心理负担,对患者的生理和心理造成巨大影响。护理人员应与患者进行有效的沟通,了解患者存在的负性情绪,向患者及家属讲解手术的方式、效果及术后存在的不良反应,与患者及家属进行充分沟通,使患者以积极乐观的态度来面对疾病,树立治疗疾病的信心,主动、积极配合治疗。

62 鼻翼缺损修复术的注意事项有哪些?

(1)术前要仔细观察患者鼻翼缺损的程度,与患者有效沟通,告知患者各种手术方式的优点和缺点,根据患者的意愿,为患者制订最佳的手术方案。

(2)术前要评估患者的心理状况,了解患者对疾病的认识,对于手术期望过高、要求不切实际、心理不正常或者审美异于亚洲人传统的标准者,可选择不予对其进行手术治疗。

(3)手术过程中应观察两侧鼻翼是否对称,手术中操作要轻柔,严格执行无菌操作,尽可能做到对称精细缝合。

(4)术后坚持使用预防瘢痕增生的药物6个月,以减少瘢痕的增生,增加患者对治疗效果的满意度。

63 鼻翼缺损修复术术前有哪些准备工作?

（1）保持患者床单位的清洁、整齐,保持病室光线充足,为患者营造良好的住院环境。

（2）全麻患者术前床边备氧气装置和心电监护仪,保证仪器设备处于功能状态。

（3）提前备好相关的生活用品。

（三）鼻翼缺损修复术术后健康指导

64 术后护理有哪些?

（1）环境准备。保持室温在 $23\sim25$ ℃以避免气温太低导致全身血管特别是皮瓣血管痉挛,影响血液循环。术后半卧位,床头抬高,以 $20°\sim40°$ 为宜,减少头面部肿胀,限制用力咀嚼、大声说话等面部表情丰富的活动,以免造成移植物移位,导致移植物的坏死。

（2）根据患者的麻醉方式采取相应的麻醉常规护理,术后密切观察患者的生命体征情况,全麻患者术后去枕平卧 6 h 后,指导患者抬高床头 30°,利于血液回流及肿胀的消退。

（3）皮瓣护理。术前 2 天常规每小时观察患者皮瓣一次,2 天后患者皮瓣血液循环良好可改为每 2 h 观察患者皮瓣血液循环情况并记录,观察内容包括:皮瓣的颜色、温度、毛细血管充盈反应及皮瓣的肿胀情况等。若皮瓣颜色苍白、皮温低、毛细血管充盈反应时间延长或消失,则表示动脉血流不足,应立即通知医生,遵医嘱给予相应处理,如保暖、烤灯照射局部皮瓣或扩血管药物治疗等。若皮瓣颜色青紫、肿胀明显,则提示静脉回流不畅,应立即通知医生进行相应处理。

（4）术后鼻腔内塞入碘仿纱条,起到支撑皮瓣和止血的作用,不能过早更换敷料,以保证皮瓣的成活,术后 $1\sim2$ 天鼻腔会有少量血性液体流出,为正常现象,勿须担心,用干棉签轻轻擦拭即可,切记不可用力过猛。

（5）术后 3 天指导患者进食高热量、高蛋白、高维生素、流质饮食,3 天后可进食软食,以减少因嘴部的过度咀嚼而引起的皮瓣移位。合理膳食,均衡营养,增加机体抵抗力,促进伤口愈合。

(6)疼痛护理。疼痛可引起血管的收缩,导致皮瓣缺血,故应指导患者正确说出疼痛的级别和分值,护理人员对于患者的疼痛要引起重视,根据患者的疼痛分值为患者提供相应的护理,以减轻患者对疼痛的感受。

(7)预防感冒,以免感冒流涕而引起伤口的感染。

(8)额部扩张皮瓣的护理

①扩张器置入期护理要点:扩张器一期手术切口愈合拆线后,每隔3～7天向扩张囊内注水1次,指导患者定期返院复查注水情况。扩张后的皮肤较薄,极易破溃,指导患者要注意保护术区,穿宽松棉质衣服,避免摩擦引起扩张皮肤破损,避免压迫及碰撞扩张皮肤,避免尖锐物刺破扩张器,引起扩张皮肤破溃,指导家属学会扩张区皮肤的观察方法。

②扩张器取出期护理要点:扩张器取出后行皮瓣移植修复缺损鼻翼,此时要注意观察皮瓣的血液循环情况。

③皮管断蒂护理要点:皮管断蒂前,要行皮管断蒂夹管试验,确认血供良好后即可行断蒂手术。

65 鼻翼缺损修复术的成功标准有哪些?

(1)患侧鼻翼与健侧鼻翼大小、外观对称。

(2)术后鼻部外形良好,瘢痕不明显。

(3)患者对手术满意且患侧手术后鼻翼无挛缩(图3-6-6)。

(4)没有术后并发症的发生。

66 鼻翼缺损修复术后常见并发症及防治措施有哪些?

(1)出血　术中严格止血,术后遵医嘱使用止血药物。应用相应药物后一般采取压迫止血,必要时打开敷料重新包扎止血。

(2)感染　做好充分的术前准备,预防感冒,做好术区的皮肤准备工作,手术中严格执行无菌操作,术后合理应用抗生素预防感染,术后保持患者的鼻腔引流通畅,密切观察患者的生命体征变化,尤其是体温变化。若有感染发生,应遵医嘱使用敏感抗生素,必要时换药引流。

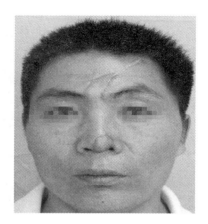

图 3-6-6 鼻翼缺损修复术术后效果

（3）皮瓣缺血、坏死　手术过程中严格无菌操作，精细缝合移植血管，为皮瓣提供血液供应，术后给予活血药物，并密切观察皮瓣的血液循环情况，若有异常应立即通知医生进行处理，必要时可在术后 3～6 个月再次手术。

67 手术后需要注意的事情有哪些？

（1）术后应密切观察皮瓣的血液循环情况，发现异常及时通知医生。

（2）移植部位长出的小痂疤，会在手术 7～10 天后自然脱落，不可用手揭除。

（3）拆线后一周可用抗瘢痕增生的药物，并坚持使用 6 个月，术后于鼻孔塞入外包凡士林纱布的硅胶管固定，硅胶管应放置半年，以防止植皮再度收缩，引起狭窄。

（4）皮瓣移植者术后 7 天拆线，耳廓复合组织移植者术后 3 周拆线。

68 健康指导要点有哪些？

（1）保持鼻腔清洁，每天清洗，支撑物坚持使用 3～6 个月，防止鼻孔收缩。保护鼻子不受外伤。

（2）指导患者合理饮食搭配，加强营养，增强机体抵抗力，预防感冒。

（3）术后 4 天内避免运动，4 天后轻微运动，10 天后可稍加大运动量，3 周内不能进行剧烈的身体碰撞运动。

（4）预防感冒，以免鼻腔分泌物引起伤口感染；勿用力擤鼻，避免影响手术效果，注意保护术区。

（5）可进食有营养、易消化食物，忌烟酒及辛辣食物。

69 手术恢复的时间需要多久？

即使患者手术方式不同，手术的住院天数也不相同，但一般情况下，只要手术未出现相关并发症且伤口情况良好，拆线后即可认定为已经治愈。出院后要遵照医生和护士的嘱咐，合理使用预防瘢痕增生的药物，坚持佩戴鼻腔支撑物，一般可在术后半年达到最佳的恢复。

（四）鼻翼缺损修复术患者出院后的健康指导

（1）术侧鼻腔继续用橡皮管或鼻支架固定 3～6 个月，以防鼻孔收缩影响呼吸功能和鼻部外形。

（2）注意局部的保护，防止冻伤、撞伤、烫伤等意外事件的发生，局部加强防晒，坚持使用预防瘢痕增生的药物 6 个月，预防瘢痕增生。

（3）对于切取较大面积的耳廓复合组织修复鼻翼缺损的患者，由于耳廓外形改变，可指导患者改变发型掩盖耳部缺损。

（刘志荣）

七、鞍鼻围手术期健康促进

（一）鞍鼻的基础知识

70 什么是鞍鼻？

鼻梁外形扁平或向内塌陷凹入呈马鞍状，称为鞍鼻（图 3-7-1），可分为先天性与后天性两种。后天性鞍鼻多系外伤、感染或鼻中隔手术后引起的鼻梁塌陷。单纯性者,皮肤和鼻腔黏膜完整、无功能障碍。复杂性者除鼻梁低陷外,尚合并鼻外部皮肤、鼻腔内黏膜、鼻骨的缺损或瘢痕挛缩等。

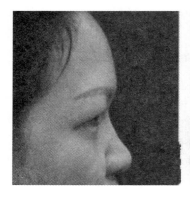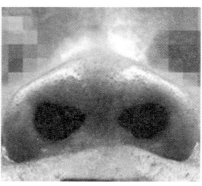

图 3-7-1　鞍鼻

鞍鼻就是俗语所说的塌鼻梁,是指鼻梁、鼻根部塌陷,呈马鞍状畸形。

鼻子作为颜面的中心,在人体审美中占有重要的位置。鞍鼻整复可能引起的并发症包括鼻部感染、红肿、发炎等。

71 什么是隆鼻术?

隆鼻术是指通过在鼻部填充各种自体、异体组织或组织代用品以垫高外鼻,达到改善鼻部容貌的手术。

72 什么样的鼻子才算好看?

(1)鼻子的长度为颜面长度的 1/3,一般 6～7.5 cm。

(2)鼻的宽度、两鼻孔外侧的距离一般相当于鼻长度的 70%,鼻根部的宽度约为 1 cm,尖部的宽度约为 1.2 cm。

(3)鼻高度一般不能低于 9 mm,女性以 11 mm 为宜。

(4)鼻尖的理想高度约为鼻长的 1/3。

(5)鼻尖正常形态为球形,鼻孔为斜向鼻尖的椭圆形,双侧对称。

(6)鼻孔最外侧不超过内眦的垂直线。

73 隆鼻常用的材料是什么?

目前,临床使用较多的鼻填充材料是医用固体硅胶(图 3-7-2)。有时也可以采用自体骨或软骨组织。医用固体硅胶具有性能稳定、刺激性小、质地适中、可预先塑形、能长期保存在体内不变形、术后并发症和外观不理想时容易处理、正确使用无不良反应等优点,是目前临床应用时间最长、最多、最广泛的隆鼻材料。

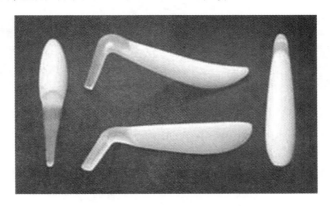

图 3-7-2 隆鼻用医用固体硅胶

74 怎样做隆鼻术?

隆鼻术一般是在局部麻醉下,在一侧的鼻孔(通常右侧)沿鼻翼软骨内侧脚和外侧脚的前缘作皮肤切口,通过器械在鼻背筋膜下潜行分离,形成相应的隧道,将鼻模型植入,然后从正面和侧面观察植入后的鼻外形,通常植入体的远端最好到达眉和内眦连线的中点,即"黄金点"。如果植入体的长短、高矮合适,鼻外形曲线和谐、自然,即可将皮肤切口缝合,一只美丽漂亮的鼻子就诞生了。这种立竿见影的美容整形手术,使受术者的容貌焕然一新(图 3-7-3)。

75 隆鼻术术后如何护理?

术后在伤口上涂抗生素软膏,鼻外部用棉垫、印模胶、胶布固定(图 3-7-4)或可不固定,口服抗生素 3~5 天预防感染,术后 2~3 天面部水肿,甚至"鼻青脸肿"是正常术后反应过程,一般于术后第 4天开始消退,术后 6~7 天拆除缝线。

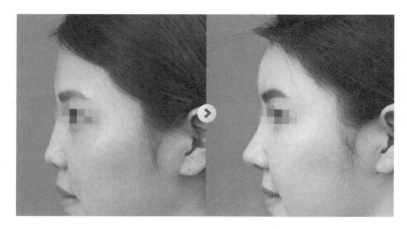

图 3-7-3　隆鼻术术前、后对比照

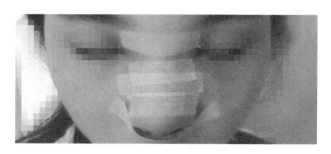

图 3-7-4　隆鼻术术后胶布固定

76 隆鼻术后恢复需要多长时间？

由于在鼻部植入了假体材料，术后受术者会有不适感，需要几周至几个月才能恢复到手术前的状况。有的人在术后 1 周就能恢复正常工作，而有的人需要 2～3 周才能恢复正常工作。一般而言，术后经过 1～3 个月的恢复，全新完美的鼻形就会展现在众人面前。

77 鼻部畸形的临床表现有哪些？

（1）鼻梁低平或凹陷。

（2）复杂性者合并鼻外部皮肤、鼻腔内黏膜、鼻骨的缺损或瘢痕挛缩，鼻中隔缺损。

（3）坏疽性口炎者合并鼻小柱、上唇缺损。

（4）先天性单纯性鞍鼻。

（5）其他表现。

78 鞍鼻分哪几类？

（1）轻度鞍鼻　鼻梁低而鼻尖大多还有一定的高度向上翘起。

（2）中度鞍鼻　鼻背明显凹陷，鼻根部宽，两鼻孔朝天，鼻尖部和鼻小柱低平，鼻的长度较短。

（3）重度鞍鼻　鼻背凹陷严重，几乎无鼻梁，外鼻骨性结构、鼻中隔软骨及鼻腔黏膜均有畸形。

79 鞍鼻修复（隆鼻）方法有哪些？

（1）自体软骨塑形　这是一种安全、传统且非常可靠的手术方法。通过在自身体内选取材料（一般是指肋软骨或者髂骨等软骨组织）。按照鼻子所需要的填充模型进行雕刻，再在鼻孔内作一个切口，将雕刻好的自体材料移植到皮下，最后经过整体修改，外观效果满意便可进行切口的处理。

（2）生物医学材料填充　这是目前运用最为广泛的一项技术，使用如固体硅胶、隆鼻膨体聚四氟乙烯等生物医学材料。因为生物医学材料类型较多，再加上塑形效果也较好，所以广泛受到爱美人士的青睐，但是由于材料的不同，需要根据自身不同情况来选择。

（3）注射隆鼻　通过注射玻尿酸来隆鼻也非常流行。因为其操作快、安全，术后不会留下瘢痕，效果明显，副作用少，也受到了很多爱美人士的喜爱。但是在注射过后，每个人鼻部的维持效果都不一样，相对于其他的方法，注射隆鼻效果没有那么稳定（图 3-7-5）。

鞍鼻修复手术过程见图 3-7-6。

80 隆鼻术切口如何做？

过去多采用鼻内切口，切开一侧中隔与鼻小柱之间的皮肤，再由此进入鼻背皮下组织，鼻内切口可以在鼻外部少一个手术瘢痕，但在要抬高鼻尖时就无法应用；而鼻底部的切口实际上瘢痕并不显

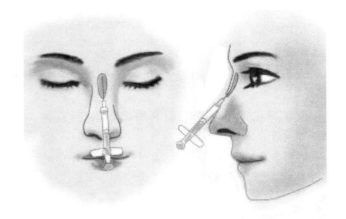

图 3-7-5　玻尿酸注射隆鼻

著,在消毒方面或在手术操作方面都比较优越,尤其对安装"L"形模型更为理想。常用鼻外切口有两种:一种是自鼻尖向下沿鼻小柱作一直切口,另一种是自鼻小柱前端沿鼻孔前缘作一"T"形切口。实际操作时可按需要采用。

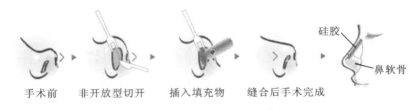

硅胶

鼻软骨

手术前　　非开放型切开　　插入填充物　　缝合后手术完成

图 3-7-6　鞍鼻修复手术过程

81 鼻矫正材料有哪些?

(1)硅胶　硅胶假体可以预制成带鼻尖、鼻翼、鼻小柱等各种形状和型号的假体,常用的有两种:一种是柳叶形,另一种是"L"形。

(2)膨体材料　膨体材料以前用于人体器官移植时的血管再造,后来用于整形外科(图 3-7-7)。

(3)自体软骨　自体软骨是目前最为理想的隆鼻材料,包括耳软骨、鼻中隔和肋软骨。

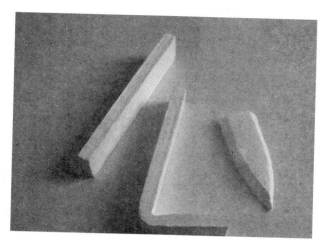

图 3-7-7　膨体隆鼻假体

（4）注射隆鼻材料　常用的注射隆鼻材料是玻尿酸,玻尿酸是人体真皮组织的一部分,将玻尿酸以填充物注入真皮皱褶凹陷部位,可立即达到丰满、圆润的效果。用玻尿酸这种注射隆鼻材料隆鼻具有治疗时间短、效果明显、安全性高的优点。

82 硅胶填充材料有哪些特征?

（1）生物相容性好,体内不吸收,不变形。

（2）不会促进各种微生物的生长,可方便塑形。

（3）填充材料在体内对 X 线具有可透性,热及电传导性低。

（4）对于体内植入材料,最重要的一点是在发生问题时可方便地取出。

（二）隆鼻术术前健康教育

83 术前设计有哪些?

隆鼻术是一种创造性的外科造型艺术,要塑造一个匀称而漂亮的鼻子,绝非易事。除了需要医生的临床经验、技术和审美悟性外,术前模型的设计制作是关键。鼻子无论从正面看还是从侧面看,它和眉、眼、口唇、颏等都有立体的相互关系。进行术前设计时,要将鼻部与整个面部联系起来,根据患者的脸型、民族特点雕刻出能配合其相貌的鼻子,务求手术创造的鼻形能与面部其他器官协调。通常认为,圆形脸的鼻子不能太高;细长脸的鼻子高些较好看;方形脸的鼻子要相应宽些;前额、颧骨和下颏较高的受术者,其鼻形也应高些;脸型小巧的受术者,则不宜配以高大的鼻子;前额低平的人如果鼻子再高的话,前额便显得更低平。鼻梁在男性以直线型为好,女性则以轻微的凹线型为好。鼻唇角也要适中,太小了像钩鼻,太大了就是朝天鼻子。实际设计时,不可把一个模式用于所有的受术者。为了避免受术者希望手术所形成的鼻形与医生所要塑造的鼻形不一致,医生必须弄清受术者要求的鼻形如何,并与自己的设想取得一致,与受术者共同确定手术后的最佳鼻形。拿着某个明星的照片,要求做成某个明星的鼻子是不现实的。真正理想的隆鼻术应该运用人体塑形艺术,保留受术者原有的线条和轮廓,加上一些人工的点缀,使手术效果达到美与真的和谐。

84 术前注意事项有哪些?

隆鼻术是一种纯美容手术,受术者往往期望在改善鼻部外形后使其气质、风度、自信心等精神状态有所改善。因此,除了一些常规的术前准备外,受术者精神状态的检查和准备尤为重要。

(1)受术者一般需年满 18 岁,鼻骨和鼻软骨发育成熟后,对鼻部形态不满意才可接受手术。青少年身体正在发育,心理状况还不稳定,此时不宜手术。

(2)受术者表情神态自然,情绪稳定,通情达理,对医生充分信任,无疑虑和犹豫心理;有改善鼻部外观的迫切要求,但不能有不切实际的过分要求,更不能有通过手术达到改变整个面容甚至整个生活的要求。

(3)鼻部有炎症或过敏时不宜手术。

(4)月经期、有出血和凝血功能障碍者和近期服用了可能影响凝血功能的药物者,不宜手术或谨慎手术。

(5)受术者有全身性疾病,不宜手术或谨慎手术。

(6)疑有精神、心理障碍者,不宜手术或谨慎手术。

（7）手术前需行医学摄影，让受术者签署手术同意书，术前需剪除鼻毛、清洗面部和鼻腔，手术当天不能涂化妆品，精神过于紧张的患者可给予适当的镇静剂。

85 术前材料准备有哪些？

骨及软骨可采自患者自身，因自身组织刺激性少，比较容易存活。软骨取自第6或第7肋骨。软骨的优点是容易切削，可在手术时按需要随时修削成合适的形状，但缺点是可能被吸收而出现收缩变形。骨移植多采自髂骨，取出后用电钻锉成所需形状。

隆鼻所用材料一般由患者自己决定，而切口则由医生选择，患者除了决定隆鼻所用的材料外，对隆鼻高度还要有确定的、合理的要求。所谓确定，就是患者对隆鼻高度要有自己的意见，医生只能根据自己的审美和经验给患者参考意见，而不能将自己的意见强加给患者；所谓合理，就是对隆鼻的高度要求应该是不违反手术原则和审美原则的，一些患者要求把鼻梁垫得尽量高，实际上，太高的鼻梁并不完全适合东方人的脸型，而且假体太厚还容易造成排斥反应或鼻背组织坏死。隆鼻高度确定后，医生将根据患者的要求对假体进行雕刻。最后将雕刻好的隆鼻支架放入分离形成的腔隙中，缝合关闭切口。

86 手术适应证有哪些？

一般适用于比较严重的鞍鼻，多有鼻部骨质或软骨的缺损者。

87 手术禁忌证有哪些？

（1）鼻部感染，有出血倾向者。

（2）高血压、心脏病、糖尿病患者，传染性疾病、血液病、有过敏史、瘢痕增生体质患者等。

（三）隆鼻术术后健康教育

88 术后如何护理？

术后在伤口上涂抗生素软膏，鼻外部用棉垫、印模胶固定或可不固定，口服抗生素3～5天预防感染，术后2～3天面部水肿甚至"鼻青脸肿"是正常术后反应过程，一般于术后第4天开始消退，缝合的伤口不必用纱布覆盖,可任其开放,用 75% 酒精洗擦伤口,保持清洁,术后 7～10 天拆除缝线。

89 恢复时间需要多久?

隆鼻术是为了使鼻形更美,如果手术是由一个正规的、训练有素的整形美容医生来完成,结果一般是相当满意的。一般而言,术后经过 1～3 个月的恢复,全新完美的鼻形就会展现在众人面前。

90 术后改变有哪些?

鼻子作为颜面的中心,在人体审美中占有重要的位置。鼻梁、鼻根部塌陷的人通过隆鼻术可重新获得一个秀气的鼻子,术后恢复自信,呼吸畅通。

91 术后常规健康教育有哪些?

(1)饮食上忌食辛辣食物、海鲜,禁忌烟酒等。

(2)手术的恢复时间因人体质而异,术后前 3 天做冷敷,术后 3 天后开始做热敷,可以加快恢复。特别是前 3 天的冷敷,效果比较明显。

(3)日常休息躺着的时候把头部垫高一些,使头部多高于心脏水平一些,这有助于缓解肿胀。

92 玻尿酸隆鼻术术后注意事项有哪些?

(1)玻尿酸注射隆鼻后 24 h 内为了让形状固定,要避免接触注射区域。

(2)术后一周内尽量避免服用阿司匹林或其他活血化瘀药物。

(3)玻尿酸隆鼻术术后进行一般的基础保养,不要特别在治疗部位按摩。

(4)玻尿酸隆鼻术术后一周内要避免做桑拿。

(5)玻尿酸隆鼻术术后一周内要避免做剧烈运动。

(6)不要在注射部位冰敷或热敷。

93 膨体隆鼻术术后正确护理步骤有哪些?

(1)疼痛的处理 疼痛一般发生在膨体隆鼻术后 24 h 内,疼痛难以忍受时可服用一些镇痛药物。

（2）抗炎拆线　术后口服抗生素 5～7 天,鼻孔部的缝线在术后 5～7 天拆除。

（3）包扎换药　膨体隆鼻一般不用包扎固定,医生只在术侧鼻孔内放一消毒棉球或在切口上涂些抗生素软膏。术后第 2 天,切口部要重新消毒一次,鼻孔内的棉球也要取出。

（4）避免鼻部皮肤发生感染,如有皮肤感染勿挤压病灶处。

（四）隆鼻术患者出院后的健康指导

94 隆鼻材料会出现排异反应吗?

医用隆鼻材料是非常安全的,排异情况跟个体体质有关,多见于高敏体质者,所以求美者在术前一定要将自己的病史告诉医生,同时术前检查一定要做好,如果发生排异反应,应将假体取出。

95 隆鼻后感冒了怎么办?

隆鼻术效果如何,一方面在于手术医生的精湛技术,另一方面在于术后的自我护理。在隆鼻整形手术中术后注意事项特别重要,因为术后的效果本身就是每个人最关注的。隆鼻后感冒了应该做到以下几点:①注意保护切口清洁,可以用无菌棉签清洁切口,避免感染。②多喝水,加快体内新陈代谢。③流鼻涕的情况下可以轻轻擦拭,千万不可以使劲揉搓鼻子,避免假体的歪斜。④吃感冒药,让身体尽快康复,避免产生炎症。⑤饮食方面以清淡为主,多吃含维生素高的蔬菜水果等,补充一些营养物质,加强抵抗力。虽然一般来说隆鼻后感冒对隆鼻没有太大影响,但还是要尽量减少感冒的发生。

96 隆鼻假体取出后更应注意什么?

（1）千万不要用力按压鼻尖,隆鼻假体取出术后的恢复期前期应避免戴框架眼镜。

（2）术后可口服抗生素预防感染。

（3）隆鼻假体取出后受术者睡眠时应尽量保持高位,双眼睑、鼻部因淤血和隆鼻假体取出创伤可能呈现出不同程度的肿胀,一般多在隆鼻假体取出后 4 天左右开始消退,拆线时肿胀基本消退。

（4）在饮食上应避免饮酒和进食辛辣刺激性食物。早期鼻部可能有发紧或胀痛的感觉，通常在1～2个月后会逐渐消失。

（刘志荣）

八、颅骨缺损围手术期健康促进

（一）基础知识

97 颅骨的局部解剖有哪些？

根据颅骨的发生、功能和位置，可将颅骨分成脑颅和面颅两部分，脑颅构成颅腔保护膜，而面颅则是颜面的基础（图3-8-1）。

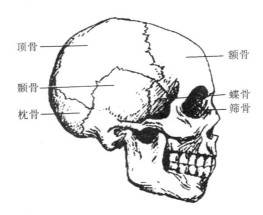

顶骨
颞骨
枕骨
额骨
蝶骨
筛骨

图 3-8-1　颅骨的局部解剖

98 什么是颅骨缺损？

颅骨缺损是颅脑损伤患者伤后及术后较常见的后遗症。由于脑组织失去了正常颅骨的屏障作用而易受伤，且颅骨缺损能引起各种症状和影响外观，常需行颅骨缺损修复术。

99 颅骨缺损的临床表现有哪些？

（1）颅骨缺损处局部表现　局部有胀痛，缺损边缘疼痛，出现不能忍受的脑搏动。

（2）颅骨缺损综合征　主要表现为头痛、头晕,患者对缺损区的搏动、膨隆、塌陷存恐惧心理,怕晒太阳、怕震动甚至怕吵闹声,往往有自制力差、注意力不易集中和记忆力下降,或有忧郁、疲倦、寡言及自卑。

（3）长期颅骨缺损　有脑膨出或突出时,脑组织可萎缩及囊变。小儿颅骨缺损随脑组织发育而变大,影响正常脑发育而出现智力偏低；成年人可出现反应迟钝、记忆力下降甚至局灶性神经系统症状、体征,脑膜-脑瘢痕形成时可伴癫痫。

100 颅骨缺损的病因有哪些?

（1）神经外科手术行颅内减压时去除颅骨。

（2）切除感染颅骨、浸润至颅骨的肿瘤。

（3）严重的外伤、电击伤或Ⅲ度烧伤造成颅骨缺损。

101 颅骨缺损的紧急处理有哪些?

对各种致伤因素所导致的颅骨缺损,早期清创,在积极治疗全身及脑部并发症的同时,修复颅骨缺损。对伴有颅内高压者,应待全身情况好转、颅内压渐趋正常后3～6个月再行颅骨缺损修复术。

102 为什么要行颅骨缺损修复术?

颅骨属于膜性成骨,再生能力差,较大的缺损只能凭借手术修补。较大的颅骨缺损可导致头晕、头胀痛、骨缺损处有压迫感,亦可因头部位置改变(如头低时骨缺损处膨出,坐位时又塌下等)而不适,这些症状统称为"颅骨缺损综合征"。颅骨缺损修复术不仅可缓解这些症状,还可恢复头颅外形保护缺损部位的脑组织,而且可以促进减压后异常脑电图和神经生理功能的恢复。

103 颅骨缺损修复术的原则是什么?

（1）颅骨缺损局部应具备健康的软组织覆盖。

（2）颅骨缺损局部无感染征象,若有感染应及时控制,并在局部情况稳定3个月后才可手术。

（3）皮肤切口应尽量位于颅骨缺损区外围,宜采用冠状或瓣状切口,避免皮肤切口愈合不良导致修补物质外露。

（4）保护脑组织,避免损伤,若有损伤可设法使用筋膜组织修补。

（5）依据患者综合情况选用合适的修补材料。

104 颅骨缺损修补材料要求及分类有哪些？

（1）材料要求：无生物学活性，无抗原性，不被机体排斥和组织反应性小、无毒；坚固、质地轻、耐用、耐冲撞、抗腐蚀；化学性能稳定，在组织内不被吸收、老化、不致癌；X线能穿透，不受磁场影响，不导热、不导电；高温消毒不变形，化学灭菌不变质；价格便宜；易塑形，外观完美，达到骨性愈合，符合人体生理要求；修复方法简便、创伤小、并发症少；儿童颅骨修补还需要适应颅骨生长，不变形。

（2）材料分类

①自体骨：主要采用颅骨外板、肋骨和髂骨等。

②生物材料：按其能否与骨结合可分为生物活性材料和生物惰性材料两大类。前者如颅颌优（羟磷灰石生物陶瓷颗粒和医用塑性剂复合材料），后者包括高密度聚乙烯材料、钛网或钛板、聚甲基丙烯酸酯（有机玻璃）、硅胶等。

105 颅骨缺损修补材料的选择与应用有哪些？

（1）自体骨　自体骨最符合生理要求，免去了排斥反应，抗感染能力强，几乎没有头皮反应性水肿和皮下积液，并有骨性愈合的可能。

①肋骨：特别适用于小儿和年轻患者，其优点是易于成活，肋骨切取后只要骨膜完整，再生速度快；能够修补较大面积的缺损；供区可保持正常发育。但是增加了二次手术风险，劈开平铺后表面不平整，术后产生搓板样畸形，因此多用于头发覆盖区域。

②髂骨：成年人适用，尤其适用于中小型前额骨或眶上缘缺损的修复，表面较光滑，同样增加了二次手术和供区瘢痕风险。

③颅骨：利用自体颅骨外板修复颅骨缺损，不增加供区切口，骨块不易被吸收，修复后外形良好。缺点是取材不易，且量较小，仅适用于直径5～6 cm的颅骨缺损患者。

（2）生物材料

①聚甲基丙烯酸酯（有机玻璃）：在高温下软化，可任意塑形，曾被广泛使用。当受意外打击时易破碎并损伤脑组织，现已少用。

②硅胶：加网硅胶颅骨成形片在工厂内已经制成颅骨形状，应用时根据颅骨缺损部位的形状和大小裁剪，但是硅胶质地柔软、易变形，与骨组织间界面清晰，如果材料中含有杂质，则较易出现异物反应导致皮下积液，严重者出现纤维增生导致癫痫。

③线性高密度聚乙烯材料（Medpor）：该种材料有良好的组织相容性，特点是具有可开放和相互交通的孔形结构，置入人体后，生物组织能够长入其中。Medpor不会与骨组织产生骨性结合，且有记忆功能，在使用时需要打钉固定。由于Medpor材料的颗粒与颗粒之间靠表面黏性互相结合，所以材料置入颅部若干年后，有可能会发生老化现象，即颗粒表面黏性下降，材料断裂。

④钛网（板）：钛合金网是比较理想的修补材料，临床中广泛应用（图3-8-2）。

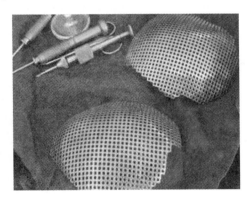

图3-8-2　钛网（板）

⑤树脂-羟磷灰石复合材料（图3-8-3）：具有良好的组织相容性和骨结合性，术后无感染、排异、积液发生，对周围组织及神经系统无损伤，伤口均为一期愈合；易塑形；固化后强度适当，不会变形、吸收，理化性质与人体骨相当，使用后患者无坠重感；经计算机精密设计，可修复其他产品无法满意修复的部位，如额颞部、眶部、眉弓等，术后外形美观；无导磁性，不影响术后患者行影像学检查，无电磁辐射反应。

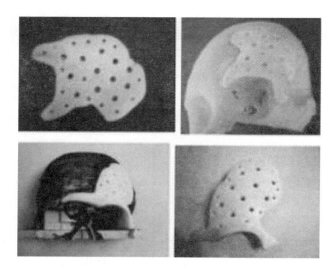

图 3-8-3　树脂-羟磷灰石复合材料

（二）颅骨缺损修复术术前健康指导

（1）皮肤准备　术前1天严格备皮，需理全头皮，由于毛发及手术后瘢痕容易积存污垢，护士帮助并指导患者清洁皮肤。注意用湿软毛巾轻轻擦洗缺损区域，动作轻柔，防止摩擦出水疱或擦破皮肤，涂抹石蜡油润滑皮肤减少刺激。术前备皮时，观察有无毛囊炎。由于颅骨缺损皮肤凹陷，备皮时绷紧皮肤轻轻刮去头发，动作轻柔，用力适当，防止刮破头皮及压迫脑组织。

（2）饮食指导　指导患者进食高蛋白、高热量、富含营养的食物，对于身体较弱的患者，考虑到患者的耐受性，术前可通过静脉补充机体所需的能量，对于全麻的患者，术前1天应禁食、禁饮8h，并向患者讲解禁食、禁饮的目的及重要性，以取得患者的配合。

（3）适应术后变化的训练　因手术后患者卧床和头颈部制动时间较长，为了适应术后长时间卧床，入院后指导患者练习去枕平卧、头部制动体位及训练床上大小便。

（4）术前输血的准备　对于术中需要输血的患者，术前应进行血型及交叉配血试验的检查；也可选用自体输血，术前采集自体血液,及时送至输血科保存,以便术中输注自体血。

(5)心理护理　部分患者因之前做过颅脑手术,再次修复时,对手术产生恐惧的心理,因此,患者入院后,医护人员应认真评估患者的心理状况,热情接待患者,与患者有效沟通,建立良好的护患关系,消除患者的疑虑,并向患者介绍疾病的相关知识,增强患者战胜疾病的信心。

(6)术前进行医学照相,以便进行术前、术后的手术效果对比。

(三)颅骨缺损修复术术后健康指导

106 术后护理要点有哪些?

(1)骨窗的观察护理　骨窗张力的大小直接反映颅内压力的高低,与术后恢复有密切关系。护士应定人定时观察,感受其张力变化,骨窗张力高则不宜手术。一般根据触摸感觉进行判断,张力由低到高分别为触唇感、触鼻感、触额感。观察中若触摸感觉张力高,应结合意识、瞳孔变化及时报告医生给予紧急处理。因此,护士对骨窗的观察为治疗提供了动态信息,对手术的成功具有重要作用(图3-8-4)。

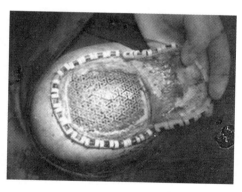

图 3-8-4　骨窗的观察

(2)病情的观察　患者全麻术后取去枕平卧位,头偏向一侧,防止误吸。遵医嘱给予吸氧、心电监护,动态监测患者的生命体征,密切观察患者的意识、瞳孔等,因为瞳孔是反映颅内情况的重要指标(图 3-8-5),术后可通过简单对话、观察患者对疼痛刺激后的肢体反应,判断其意识状态,一旦有意识、瞳孔的异常变化,随时报告医生,及时处理,观察患者有无头痛、恶心、呕吐等颅内压增高的症状。全麻清醒后 6 h 抬高床头 15°～30°,以利静脉回流,减轻脑水肿。注意避免患侧卧位,强调平卧床上 4～5 天,能有效防治头皮下积液的发生。

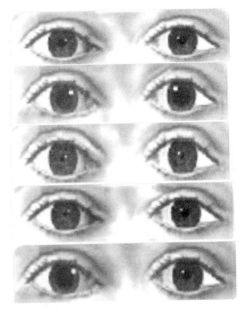

图 3-8-5　瞳孔
依次为正常瞳孔、瞳孔散大、瞳孔缩小、单侧瞳孔缩小、瞳孔不等大

（3）伤口的护理　观察伤口敷料有无渗血和渗液,伤口敷料包扎松紧是否适宜,若敷料渗血较多,应及时通知医生查明原因,敷料包扎过松,起不到止血的目的;若敷料包扎过紧,会引起患者头部的不适,应耐心听取患者的主诉,加强巡视,发现异常及时通知医生处理。

（4）疼痛的护理　手术后的患者会有不同程度的疼痛,应根据疼痛量表评估患者的疼痛分值,并采取相应的措施,如为患者创造舒适的住院环境,保持病房的安静,减少人员的探视,减少疼痛的不良刺激,通过听音乐、聊天等方式转移患者的注意力,改变体位使患者处于舒适体位等。必要时,遵医嘱使用止痛药物来缓解疼痛。

(5)引流管的护理　对于手术后留置负压引流管的患者,应根据管道风险评估流程贴上管道标识,妥善固定引流管,保持引流管的通畅及有效负压,勿折叠、扭曲、牵拉引流管,防止引流管的脱落,对躁动者加以制动,适当给予镇静剂,以防止牵拉及误拔引流管。翻身及护理操作时避免牵拉引流管,搬动患者、变换体位时由 2 名以上护士共同完成。同时要注意观察引流液的量、颜色、性质并及时记录。若引流液较多时,应警惕血肿的发生。注意听取患者的主诉,观察患者是否有头痛、呕吐等颅内压增高的症状,若有应及时告知管床医生。向患者及家属讲解留置引流管的目的及作用,以取得他们的配合。

(6)饮食的护理　指导患者进食高蛋白、高热量、富含维生素、易消化的饮食,勿食辛辣刺激性的食物,补充营养,促进伤口的愈合,可根据患者的食欲,少量多餐,同时为患者提供良好的就餐环境。

(7)生活护理与活动指导　手术后的第一天,应做好患者的基础护理,为患者擦洗时,动作轻柔,及时更换病员服及床单位,做好个人的卫生,保持床单位的干净、整洁,保持病房的整洁,定时开窗通风,减少人员的探视,避免交叉感染。指导患者定时翻身,以预防长期受压而导致压疮的发生。

(8)心理护理　手术后的部分患者因术后伤口的疼痛会产生焦虑的心理,部分患者因头部制动影响活动,而产生不良的情绪,也有部分患者担心手术后的效果,因此,做好术后的心理护理也尤为重要。术后应选择合适的时机与患者交谈,耐心听取患者的主诉,及时解决他们的需求,向患者讲解手术后的相关知识,包括如何保护伤口、如何在床上活动等,让患者感受到关心,缓解其焦虑的心情;对于担心手术效果的患者,可告知其管床医生,让管床医生向患者讲解手术的过程,安抚患者紧张的情绪,或是找病区做相同手术的患者现身说法,让患者有信心克服困难、战胜疾病。

107 术后并发症的观察与护理有哪些?

(1)头皮下积液　颅骨缺损修复术常见的主要并发症。其主要表现为头部伤口局部、面颊、颈部、耳后出现肿胀,有压痛,局部有波动感。

①发生原因:与手术创伤、细胞组织间炎性反应渗出及异物(补片、缝线)刺激周围组织或术中、术后止血不彻底导致创面渗血积聚有关。

②护理:一般术后 24 h 拔除引流管后,头部加压包扎,并采取绝对平卧位(每天离床时间小于 30 min),强调平卧床上 4~5 天,能有效防止头皮下积液的发生。注意观察创口周围头皮情况及有无肿胀、压痛。对积液量少者可不处理,继续观察;积液量多时,配合医生穿刺抽吸,抽吸后给予弹性绷带加压包扎,并取头高位 30°,有利于头皮下积液的静脉回流,减轻局部肿胀。注意避免患侧卧位。

(2)颅内血肿

①发生原因:多见于术前骨窗塌陷明显者,在翻皮瓣时因牵拉损伤脑组织而引起。

②护理:颅骨缺损修复术后 24 h 内(尤其是 12 h 内),密切观察患者意识、瞳孔变化,通过与患者对话,了解其思维、语言及定向力是否正确,同时加强生命体征的监测,警惕颅内高压的发生。注意术后肢体活动的观察,与术前作比较,发现异常及时通知医生。

(3)切口感染

①发生原因:术前手术区皮肤有感染;手术时皮肤消毒不彻底;术后患者抓破头皮引起局部感染;修补材料塑形不佳,造成边缘翘起,压迫头皮引起缺血性坏死而导致切口感染。

②护理:术前严格做好手术区皮肤清洁消毒,检查头部有无疖肿、皮肤破损,若局部有破损,需痊愈后头皮取样细菌培养检查阴性方可手术;术后观察伤口有无红、肿、渗液及体温变化;减少家属的探视,保持病房的干净整洁;保持伤口敷料干燥,术后 24 h 内观察局部渗出情况,伤口敷料如有污染及时报告医生更换;搬动患者时,先夹闭引流管开关再搬动,防止引流液逆流;在护理操作时,严格遵守无菌操作原则。若为感染者,应通过提取伤口分泌物进行细菌培养和药敏试验,根据培养结果选用敏感抗生素治疗,加强换药,控制感染。

(4)癫痫发作

①发生原因:患者紧张心理及疼痛的刺激或修补时骨窗较饱

胀、修补材料对脑组织起压迫作用,引起大脑皮层异常放电,诱发癫痫发作。

②护理:术前、术后针对性做好心理指导,缓解患者紧张情绪。对疼痛耐受性差、疼痛较明显的患者术后遵医嘱给予镇痛药。癫痫大发作时,立即给患者平卧位,头偏向一侧,松开衣扣,特别是颈部衣扣,及时清除呼吸道分泌物,同时通知医生,遵医嘱使用镇静剂,同时注意观察患者意识、瞳孔、生命体征和抽搐的情况。

（四）颅骨缺损修复术患者出院后的健康指导

（1）指导患者注意多休息,劳逸结合,避免用脑过度,养成良好的生活习惯。

（2）指导患者合理膳食,增进营养,增强机体抵抗力。

（3）注意观察伤口的恢复情况,避免搔抓伤口,外出时可佩戴帽子保护伤口。3个月后来医院复查。

（4）对合并癫痫的患者,嘱出院后继续按医嘱服用抗癫痫的药物,切不可突然停药,以免诱发癫痫发作。教会家属在患者癫痫发作时应采取的急救方法。

（5）对于合并肢体功能障碍的患者,教会其功能锻炼的方法,鼓励患者循序渐进地锻炼身体,提高机体的抵抗力和耐受力,并做好心理指导（图 3-8-6 至图 3-8-8）。

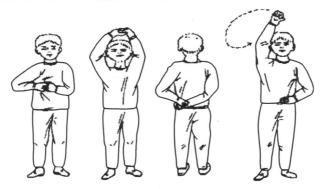

图 3-8-6　上肢功能锻炼

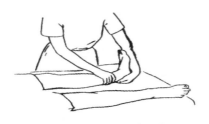

图 3-8-7　下肢被动锻炼

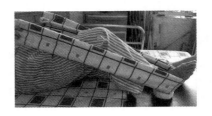

图 3-8-8　下肢主动锻炼

（刘志荣　翁慧）

九、颌骨畸形围手术期健康促进

（一）基础知识

108 颌骨的局部解剖有哪些？

（1）上颌骨

①上颌骨的构成：位于颜面中部，左、右各一，相互对称（图
3-9-1）。

②上颌骨的支撑系统：上颌骨与咀嚼功能有关。

（2）下颌骨　下颌骨是由下颌体（水平部）和下颌支（垂直部）
组成，是面下份轮廓的骨性支架（图 3-9-2）。

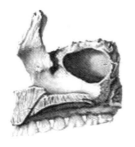

图 3-9-1　上颌骨形态

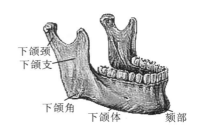

下颌颈
下颌支
下颌角
下颌体
颏部

图 3-9-2　下颌骨外侧面观

109 颌骨畸形的病因有哪些？

（1）先天性因素　主要是基因遗传。

（2）发育因素　颌骨在发育过程中受到周围器官或环境影响

而造成的畸形,如不良习惯、生产时产钳拉伤、婴幼儿期颌面部手术、颌面部血管瘤、骨髓炎、颞颌关节强直、内分泌疾病等造成的畸形。

(3)获得性畸形　成年患者在治疗肿瘤时,切除部分或全部上、下颌骨引起的骨缺损,或因颌骨骨折错位愈合或骨缺损而造成的畸形。

110 颌骨畸形的临床分类有哪些?

(1)颌骨前后向发育异常

①上颌骨发育过度,又称上颌前突,包括上颌前部牙槽骨与全上颌发育过度(图3-9-3)。

②上颌骨发育不足,又称上颌后缩(图3-9-4)。

③下颌骨发育过度,又称下颌前突,包括下颌前部牙槽骨发育过度(图3-9-5)。

④下颌骨发育不足,又称下颌后缩,如果伴有下颌支与颏部发育不足者又称为小下颌畸形(图3-9-6)。

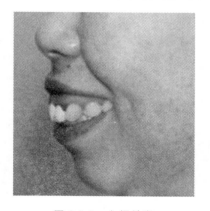

图 3-9-3　上颌前突

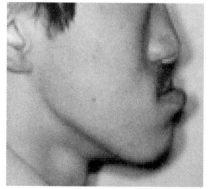

图 3-9-4　上颌后缩

(2)颌骨垂直向发育异常

①垂直向发育过度:骨性开颌或长面综合征,多由上颌骨垂直向发育过度引起。

②垂直向发育不足:骨性深覆颌或短面综合征,主要因上下颌

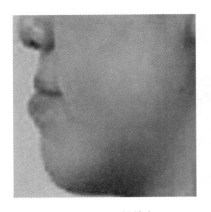
图 3-9-5　下颌前突

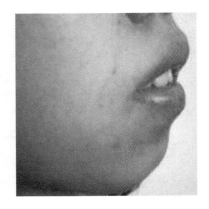
图 3-9-6　下颌后缩

垂直高度不足所致。

（3）颌骨横向发育异常

①宽面畸形：主要指由于双侧咬肌肥大伴有下颌角发育过度引起的方颌畸形，一般合并颏部发育不足，呈方形面容。

②上颌横向发育不足：主要表现为上颌牙弓缩窄。

（4）双颌畸形

①下颌前突伴上颌后缩。

②上颌前突伴下颌后缩。

③上颌垂直向发育过度伴下颌后缩。

④双颌前突。

111 上颌骨畸形的临床表现有哪些？

（1）上颌骨前后向发育过度（上颌前突）：若为双颌前突伴有小颏时可表现为鸟嘴样畸形。

（2）上颌骨垂直向发育过度：面下 1/3 过长，比例失调，表现为长面综合征，开唇露齿，微笑时牙龈外露，可伴有颏后缩，鼻背高，鼻翼窄，高下颌平面角。

（3）上颌骨前后方向发育不足（上颌后缩）。

（4）上颌骨垂直向发育不足：面下 1/3 过短，为短面综合征的一种类型，鼻翼基底宽大，鼻孔大，自然状态或微笑时不露牙，颏前突,颏唇沟深,下颌呈低角面型,常伴有颞下颌关节功能紊乱。

（5）上颌骨横向发育不足：上颌牙弓窄,腭盖高拱,牙列不齐。

112 下颌骨畸形的临床表现有哪些?

（1）下颌骨发育过度：下颌骨相对于颅底位置向前生长过度引起的咬合关系错乱和面下部畸形,主要表现为面下 1/3 向前突出,尤其是下唇位置明显靠前,有的伴有颏部突出过长,有的伴有面下 1/3 的不对称;咀嚼功能障碍,严重者影响唇闭合与发音功能。

（2）下颌骨发育不足：由于下颌骨向前生长不足,导致下颌骨相对于颅底及正常位置的上颌骨位置靠后、咬合关系错乱与面部畸形,主要表现为面下 1/3 后缩,由于小颌畸形的颏突度严重不足,颏肌紧张,颏颈距离过短而上颌相对前突,成典型的鸟嘴样面容,部分患者伴有阻塞性睡眠呼吸暂停综合征等。

（二）颌骨畸形矫正术术前健康指导

113 颌骨畸形矫正术术前需要做哪些检查?

（1）临床检查　除常规检查外,还包括检查牙合、牙周及颞下颌关节、上颌骨与下颌骨,颌骨与颅基底的侧向、横向、垂直向的大小、比例等颅颌面关系,进行三维形态的美学评估,初步勾画出患者的颅面畸形的轮廓。

（2）常规检查　包括心电图、胸片、血常规、凝血功能、肝肾功能等,对于有心肺功能不全、糖尿病、高血压等慢性疾病的患者应对症治疗,谨慎手术。

（3）牙合模型　获取患者的牙、牙槽突、龈颊沟、唇颊系带和腭盖等的准确情况。除记录模型外,应根据治疗需要制备研究模型及工作模型。

（4）X 线片检查　包括根尖牙片、全颌曲面断层片、头颅定位侧位片、头颅定位正位片,必要时应检查颞下颌关节、手腕骨 X 线片和颏顶位 X 线片。

（5）颅颌三维 CT。

（6）颅面及牙合摄影　包括颅面正、侧位像及牙合关系正、侧位像,以观察颜面软组织正、侧貌形态、比例、对称性和口唇与牙列及牙合的关系。

（7）X线头影测量　X线头影测量是一种利用摄影取得头颅定位X线片,选择确定能代表牙合及颅面解剖位置的相对稳定的一些公认的标志点,再将各点连接描绘成一定的线距、角度及弧形进行分析测量,之后与标准正常值或自身不同阶段相应指标进行比较的方法,主要包括侧位和前后位X线头影测量。

114 颌骨畸形的手术方式有哪些?

（1）上颌前份节段性骨切开术　适用于上颌前份牙及牙槽骨前突畸形。

（2）下颌前部根尖下骨切开术。

（3）全上颌骨水平向骨切开术　适用于上颌骨前后向发育不足、上颌骨垂直向发育不足或过度。

（4）经口内下颌支斜行骨切开术。

（5）下颌支矢状骨劈开术。

115 牵张成骨术在颌骨畸形中的应用有哪些?

（1）定义　通过对骨切开后仍保留骨膜及软组织附着及血供的骨段,施加特定的牵张力,促使牵张间隙内新骨形成,以延长或扩宽骨骼畸形和缺损的外科技术。

（2）基本原理　当机体组织受到缓慢而稳定的牵引和张力时,细胞的合成与增殖功能即被激化,从而促使受力区的组织细胞增殖与再生。

（3）治疗方法　主要处理如下。

①骨切开术:在患者相关部位施行骨切开术或骨皮质切开术,并安置牵张器。

②原位固定期:借助牵张器,将切开的两骨段原位固定5～7天。

③牵张期:属关键期,该期的时间应以患骨增长或扩宽的总量而定,掌握与控制三个要素,即牵张的速度,指每天牵开的骨断端之间的距离,公认以每天1 mm较理想;牵张频率,以每天2～4次为最佳,每次牵开0.25～0.5 mm;保持牵张力和方向的稳定。

116 术前心理护理有哪些？

部分颌骨畸形的患者往往因外形的改变,表现得自卑、性格孤僻、沉默寡言、不愿与人交流,还有部分患者畸形程度较高,已经严重影响患者进食、吞咽等功能,入院后急切希望通过手术来改变自己的容貌、改善功能,对手术的期望值很高,针对这样的患者,心理护理尤为重要。患者入院后,应热情接待患者,介绍责任护士及管床医生,评估患者的心理状态,与患者建立良好的护患关系,向患者介绍疾病的相关知识及一些成功的案例,增强患者的自信心,同时也要说明手术能够达到的预期效果,让患者对疾病有正确的认识。

117 术前准备有哪些？

(1)完善术前检查。

(2)口腔护理。术前清洁口腔,清除牙周、牙缝的污垢,指导患者餐后用漱口液漱口,食物尽量选择无渣、易消化的食物,以免食物残留,餐后应多饮水,起到冲刷的作用,保持口腔的清洁,预防感染。对于有口腔疾病的患者,术前应及时对症处理。

(3)指导患者有效咳嗽,每天清晨起床后做深呼吸,增强肺部换气功能,同时练习用腹压将气管内痰液排出,使其术后能有效将痰液排出,预防肺部并发症;另外,对需要气管切开的患者,由于气管切开后造成发音障碍,术前应教会患者一些简单的手指信号,克服护患交流的障碍。

(4)术前输血的准备。对于术中需要输血的患者,术前应进行血型及交叉配血试验的检查;也可选用自体血回输,术前采集自体血液,及时送至输血科保存,以便术中输注自体血。

(5)指导患者预防感冒,术前 1 天沐浴,更换病员服等,女性患者避开月经期。

(6)术前进行医学照相,以便术后对比手术效果。

118 术前饮食应注意哪些？

患者由于手术后疼痛、口腔活动障碍及心理压力等因素导致营养摄入不足,存在低蛋白血症,部分患者明显消瘦,因此患者入院后应正确指导患者的饮食。指导患者进食高蛋白、高热量、高维生素、富含营养的食物,补充机体所需要的能量,必要时,可通过静脉补充能量,勿食辛辣刺激性的食物,禁烟酒,并向患者交代术前1天的晚上禁食、禁饮8 h,向患者强调禁食、禁饮的目的及重要性,以取得配合。

(三)颌骨畸形矫正术术后健康指导

119 术后的护理要点有哪些?

(1)保持呼吸道的通畅 全麻术后的患者,取去枕平卧位,头偏向一侧,给予持续吸氧,心电监护6 h,密切观察患者的生命体征及血氧饱和度等,床边备负压吸引装置,及时清除口腔内的分泌物及血液,保持呼吸道的通畅。必要时,给予雾化吸入,减轻喉头水肿,有利于痰液的排出,防止呼吸道阻塞。若患者有呕吐症状时,及时让患者头偏一侧,将呕吐物排出。

(2)饮食的护理 指导患者进食高蛋白、高热量、富含维生素的流质食物,如牛奶、豆浆、鱼汤、鸡蛋羹、果汁等,少量多餐。由于患者不能张口进食,可用自制的喂食器(50 mL注射器连接排气管)从牙缝里注入食物,推注时不应过快,以防患者发生呛咳。必要时,可静脉滴注营养液以补充患者机体需要量,促进伤口愈合。

(3)口腔的护理 由于患者无法张口活动,失去了口腔的自洁作用,加上口腔内的分泌物、血液渗出、食物残渣滞留或坏死组织脱落等,都能导致细菌繁殖,易引起伤口感染。因此,手术后口腔护理尤为重要,指导患者做到三餐后用漱口液漱口,餐后多饮水,保持口腔的清洁。若为颌间固定患者,可用无菌生理盐水浸泡过的棉球擦拭口周,从牙缝将消毒水注入口内含漱,起到口腔清洁的目的。

(4)伤口的观察与护理 观察伤口有无渗血和渗液,敷料包扎松紧是否适宜,注意患者咽喉部与耳后的皮肤,以防包扎过紧,引起皮肤破溃;及时吸出口腔内的血液,若血液较多时,应通知医生,查明原因,以防血肿的发生。

(5)颌间结扎固定期间的护理 由于患者张口受限,牙齿上又有带环、结扎丝及橡皮圈等,因此,做口腔护理时,动作应轻柔,进食或漱口时应在牙齿及牙弓夹板周围进行,勿损伤周围黏膜引起伤口裂开。

（6）引流管的护理　对于手术后留置引流管的患者,应根据管道风险评估流程贴上管道标识,保持引流管的通畅,勿折叠、扭曲,保持引流的有效负压。妥善固定引流管,防止脱落。观察引流液的量、颜色、性质并记录。若引流液突然增多,颜色鲜红,而患者主诉伤口疼痛,应立即通知医生,查明原因,及时对症处理,警惕血肿的发生。若引流管的引流液较多时,为防止引流管的阻塞及逆行感染,应及时倾倒引流液,一般于术后 3～5 天拔除引流管。

（7）疼痛的护理　略。

（8）心理护理　患者术后脸部肿胀明显,应对患者进行安慰,给予适当解释,使患者了解面部肿胀为正常现象,以解除患者焦虑的情绪。

（9）休息与活动　术后第 1 天的患者,应做好基础护理,及时更换患者的病员服及床单位,保持患者的卧位舒适,保持病房的干净整洁,定时通风,减少人员的探视,避免交叉感染。术后 3 天内患者伤口都会有不同程度的肿胀,应指导患者适当抬高床头,以减轻面部的肿胀,在伤口肿胀期间,患者应尽量减少张大口的活动,如大声说话、大笑、咀嚼等。

120 术后并发症及防范措施有哪些?

（1）呼吸道梗阻

①术中:尽量减少对口腔黏膜及颌骨软组织的不必要的剥离,操作准确,动作轻柔,减少不必要的创伤,同时要彻底止血,局部加压包扎。

②术后:遵医嘱使用激素类药物,给予雾化吸入,减轻喉头水肿,稀释痰液;床边备负压吸引装置,及时吸出患者口腔内的血液及分泌物;指导患者呕吐时头偏向一侧,防止发生误吸。

（2）出血及血肿的形成　术前完善患者凝血功能的检查,女性患者手术避开月经期,术中彻底止血,伤口加压包扎,适当使用止血药物以减少出血,若无效时,要立即到手术室查明原因,重新止血,并补充血容量。

（3）感染　严格执行无菌操作,尽量清除残余的碎骨片,指导

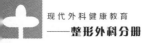

进食后漱口,密切监测患者的体温及伤口情况,若 3 天后体温＞38.5 ℃,应警惕感染的发生,遵医嘱合理使用抗生素。

（4）骨愈合不良、骨坏死　避免截骨块过小,避免做两牙根间垂直骨切口时损伤牙根,勿切割过多的牙槽间隔骨质,以改善邻牙牙髓和利于牙周组织的恢复,选择可靠的固定方法,确保植骨表面软组织量充足,及时关闭植骨与口腔的通道;一旦发生骨块坏死,合理使用抗生素,同时用生理盐水冲洗伤口,尽早清创。

（5）神经损伤　术中动作尽量轻柔,避免过度牵拉,避开神经穿过的地方,术后应用营养神经药物促进神经再生。

（6）意外骨折　对于在手术过程中,各种原因所致的颌骨在非设计部位或非骨切开部位的断裂,应尽量避免。

（四）颌骨畸形矫正术患者出院后的健康指导

（1）指导患者加强营养,以促进伤口的愈合。饮食从流质饮食、半流质饮食、软食逐渐过渡到普食。避免进食过硬、过热、过烫的食物,勿食辛辣刺激性的食物,禁烟酒。

（2）保持口腔的清洁,坚持三餐后漱口,以清除口腔内的食物残渣,可用软毛刷刷牙,指导患者正确的刷牙方式及漱口方法。

（3）3 个月内避免外力碰撞,以免骨折或伤口延迟愈合。

（4）指导患者加强功能锻炼,因手术后颌骨关系的改变和一段时间颌骨的制动,患者张口度不能达到正常,因此,应加强患者的咀嚼功能和张口训练,尽量养成双侧咀嚼食物的习惯。

（5）对于安置牵张器的患者,指导患者正确的牵张方式,若出现问题应及时来医院就诊。在牵张期间患者一定要保持口腔清洁,术后 2 周进流质食物,2 周后视情况进软食,禁忌食用黏、硬的食物,以防牵张器的松动。

（6）指导患者勿搔抓伤口,避免外力的碰撞,术后坚持使用预防瘢痕增生的药物。术后坚持佩戴弹力套 1～3 个月,坚持 6 个月效果更佳,以辅助术区水肿恢复,促进达到术后良好形态。

（刘志荣　翁慧）

十、颅面不对称畸形围手术期健康促进

（一）颅面不对称畸形的基础知识

121 什么是颅面不对称畸形？

颅面部不对称畸形主要表现为左右不协调、上下不对称、前后不一致，给人以歪斜、扭曲、不平衡的直观印象，它可单独发生，也可以在颅部或面部同时发生（图 3-10-1、图 3-10-2）。

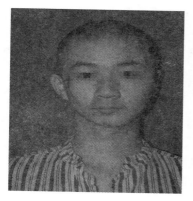 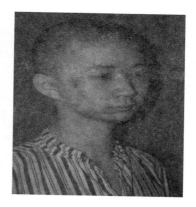

图 3-10-1　颅面不对称畸形正面观　　图 3-10-2　颅面不对称畸形侧面观

122 颅面不对称的原因有哪些？

（1）正常变异、发育缓慢、偏侧咀嚼习惯　包括正常面部轻度不对称、正常发育不对称、发育慢、偏侧咀嚼习惯等。

（2）伴有不对称特例的疾病　包括颅面畸形、颅面变形、颅面破裂等。

（3）非对称性胚胎疾病　包括两侧眼不对称、两侧鼻不对称、口腔异位、牙异位、Tessier 单侧颅面裂等。

（4）半侧颅面发育不全。

（5）半侧颅面肥大增生。

（6）半侧颅面萎缩。

（7）半侧颅面发育异常。

(8)神经肌肉紊乱疾病　包括不对称哭面、斜颈、单侧咀嚼肌肥大等。

(9)肿瘤　包括淋巴管瘤、血管瘤、软骨瘤病等。

(10)物理或创伤原因所致　包括创伤、错位愈合、单侧颞颌关节强直、早期的外科手术创伤等。

123 何谓头颅歪斜畸形？

由于头颅骨骼的中线发生偏斜或弯曲而产生的颅骨、颅底及面部骨骼在三维空间上的原对称性的结构偏离中线，进而使颅面结构在左右、上下、前后诸方向呈现不对称或不协调。

124 头颅歪斜畸形的主要症状有哪些？

主要以头颅外形的偏斜和扭曲为主，一侧额颞部塌陷，同侧的顶枕部突出。

125 头颅歪斜畸形的治疗方式有哪些？

轻度的头颅歪斜畸形不一定进行手术治疗，可采取保守治疗，如改变睡姿、戴颅帽、行外牵引等。若一旦确定手术，建议在1～2岁时进行，主要手术方式是颅侧部扩张术。

126 何谓颅面短小畸形？

颅面短小畸形是一组颅面发育不良或过小畸形的广义的统称，也可称为第一、二腮弓畸形综合征、耳-下颌发育不良及口-下颌-耳综合征等（图 3-10-3）。

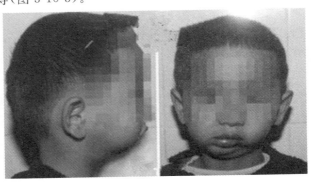

图 3-10-3　颅面短小畸形

127 颅面短小畸形的病因有哪些？

此类畸形没有明显的遗传因素，发病原因不明。

128 颅面短小畸形的临床表现有哪些？

主要症状为以耳、上颌、下颌为中心的骨骼、肌肉及其他软组织的发育不良，并可向上累及颅底、颞骨、颧骨和乳突等，具体表现如下。

（1）骨骼畸形　略。

（2）肌肉畸形　颅面发育不良的一侧，肌肉发育较差，包括表情肌和咀嚼肌。

（3）外耳畸形　轻度表现为杯状耳、卷曲耳等，外耳廓稍变小；中度表现为半耳畸形或残耳畸形；重度表现为无耳畸形，多伴有听力障碍。

（4）其他软组织畸形　面部可见皮赘或窦道，颊部的皮肤及皮下组织发育不良，腮腺发育不良。由于下颌骨及其表面软组织的畸形，导致口角至耳垂的距离及口角至外眦的距离缩短，部分患者可表现为单侧面裂及大口畸形。

129 何谓半侧颜面萎缩？

半侧颜面萎缩是一种病程缓慢，一侧软组织或肌肉、骨骼进行性萎缩性疾病（图 3-10-4）。病因尚不清楚，常伴有癫痫、三叉神经炎、眼的病变，约 7% 的患者表现为一侧肢体或躯干的萎缩症状。

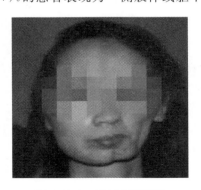

图 3-10-4　半侧颜面萎缩

130 半侧颜面萎缩的临床表现有哪些？

半侧颜面萎缩通常以对皮下组织的影响最为严重,然后波及肌肉、软骨及骨骼,常只限于一侧,且多为左侧,也有极少病例全身一侧萎缩,若发病在幼年面部骨骼未发育完全时,则可影响患侧骨骼的正常发育,造成严重畸形。

131 术前的评估有哪些？ 如何制订手术计划？

目前较为有效而实用的骨结构评估方法是通过 X 线头颅定位测量研究颅面骨结构的点、线段、颅面角的量及相互关系。这种定量的分析可以发现骨结构异常的位置、面部中线的歪斜方向和程度、咬合关系的变化等。手术医师可根据这些分析决定手术方案。

132 颅面不对称畸形的手术方式有哪些？

（1）颅面植骨手术。

（2）上、下颌骨截骨手术。

（3）软组织修复术。

（二）颅面不对称畸形矫正术术前健康指导

133 术前患者的心理护理有哪些？

颅面不对称畸形的患者常常因外形的改变,在社会上受到一定的歧视,表现得自卑,性格孤僻,不自信,不愿与人交流,害怕别人用异样的眼光看待自己,对待生活消极,入院后急切希望通过手术来改变自己的容貌,对手术的期望值很高,针对这样的患者,心理护理尤为重要。

134 术前准备有哪些？

（1）完善术前检查,包括心电图、胸片、血常规、凝血功能、肝肾功能检查等,特殊检查有颅颌面 CT 等,排除手术禁忌证。

（2）口腔的护理。颅颌面患者术后由于疼痛和口腔活动不便,口腔自洁作用较差,因此应做好术前口腔的清洁。术前清洁口腔时应做到清除牙周、牙缝的污垢,用漱口液漱口,保持口腔的清洁,预防感染。

（3）术前进行医学照相,以便术后对比手术效果。

135 术前饮食应注意哪些？

患者由于手术后疼痛、口腔活动障碍及心理压力等因素导致营养摄入不足，存在低蛋白血症的症状，部分患者明显消瘦，因此患者入院后应正确指导患者的饮食。指导患者进食高蛋白、高热量、高维生素、富含营养的食物，补充机体所需要的能量，必要时，可通过静脉补充能量，勿食辛辣刺激性的食物，禁烟酒。

（三）颅面不对称畸形矫正术术后健康指导

136 术后护理要点哪些？

（1）保持呼吸道的通畅　全麻术后的患者，取去枕平卧位，头偏向一侧，给予持续吸氧、心电监护，观察患者的生命体征、血氧饱和度，床边备负压吸引装置，及时清除口腔内的分泌物及血液，保持呼吸道的通畅。必要时，给予雾化吸入，减轻喉头水肿，有利于痰液的排出，防止呼吸道阻塞。若患者有呕吐症状时，及时让患者头偏一侧，将呕吐物排出。

（2）口腔的护理　由于患者无法张口活动，失去了口腔的自洁作用，加上口腔内的分泌物、血液渗出、食物残渣滞留或坏死组织脱落等，都能导致细菌繁殖，易引起伤口感染。因此，手术后口腔护理尤为重要，指导患者做到三餐后用漱口液漱口，餐后多饮水，保持口腔的清洁。若为颌间固定者，可用无菌生理盐水浸泡过的棉球擦拭口周，从牙缝将消毒水注入口内含漱，起到保持口腔清洁的目的。

（3）饮食管理　指导患者进食高蛋白、高热量、富含维生素的流质食物，如牛奶、豆浆、鱼汤、鸡蛋羹、果汁等，少量多餐。由于患者不能张口进食，可用自制的喂食器（50 mL 注射器连接排气管）从牙缝里注入食物，推注时不应过快，以防患者发生呛咳。必要时，可静脉滴注营养液以补充患者机体所需要的能量，促进伤口愈合。

（4）伤口的观察与护理　观察伤口有无渗血和渗液，敷料包扎松紧是否适宜，注意患者咽喉部与耳后的皮肤，以防包扎过紧，引起皮肤破溃；及时吸出口腔内的血液，若血液较多时，应通知医生，查明原因，以防血肿的发生。

（5）引流管常规护理。

137 术后并发症及防范措施有哪些？

（1）呼吸道梗阻　主要有三个方面的原因。

①手术因素：略。

②麻醉因素：气管插管可致口腔、咽壁及气管黏膜的损伤或水肿，导致呼吸道狭窄；拔管前未将口腔内积血及分泌物及时吸出，均可导致呼吸道梗阻。

③其他因素：患者在麻醉未清醒前出现恶心、呕吐及伤口渗血未及时吸出等会导致吸入性呼吸道阻塞（图3-10-5）。

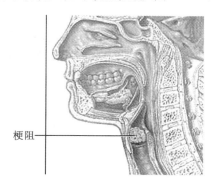

梗阻——

图 3-10-5　呼吸道梗阻

④预防措施如下。

a.术中：尽量减少对口腔黏膜及颌骨软组织的不必要的剥离，操作准确，动作轻柔，减少不必要的创伤，同时要彻底止血，局部加压包扎。

b.术后：遵医嘱使用激素类药物，给予雾化吸入，减轻喉头水肿，稀释痰液；床边备负压吸引装置，及时吸出患者口腔内的血液及分泌物；指导患者呕吐时头偏向一侧，防止发生误吸。

（2）出血及血肿的形成　术前完善患者凝血功能的检查，女性患者手术避开月经期，术中彻底止血，伤口加压包扎，适当使用止血药物以减少出血，若无效时，要立即到手术室查明原因，重新止血，并补充血容量。

（3）感染　可能与手术区域消毒不彻底、手术中未严格无菌操作及血肿形成等有关。严格执行无菌操作,指导进食后漱口,密切监测患者的体温及伤口情况,若 3 天后体温＞38.5 ℃,应警惕感染的发生,遵医嘱合理使用抗生素。

(四)颅面不对称畸形矫正术患者出院后的健康指导

(1)指导患者加强营养,以促进伤口的愈合。饮食从流质饮食、半流质饮食、软食逐渐过渡到普食。避免进食过硬、过热、过烫的食物,勿食辛辣刺激性的食物,禁烟酒。

(2)保持口腔的清洁,坚持三餐后漱口,以清除口腔内的食物残渣,可用软毛刷刷牙,指导患者正确的刷牙方式(图 3-10-6)及漱口方法。

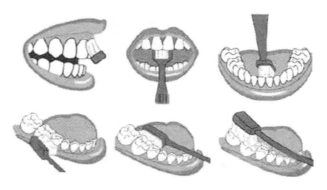

图 3-10-6　正确的刷牙方式

(3)指导患者勿搔抓伤口,避免外力的碰撞,术后坚持使用预防瘢痕增生的药物。术后坚持佩戴弹力套 1～3 个月,坚持 6 个月效果更佳,以辅助术区水肿恢复,促进达到术后良好形态。

(刘志荣　翁慧)

第四章
面部美容术围手术期健康促进

一、面部除皱术围手术期健康促进

(一)皮肤松弛的基础知识

1 何为除皱术?

除皱术俗称拉皮术,是指由于面部皮肤松弛下垂,通过药物、物理等方法治疗无效时,采取的使面部皮肤提紧、皱纹减少甚至消除的面部年轻化手术。

2 皮肤松弛具体的表现指数是什么?

初级指数:毛孔突显。25岁以后,皮肤血液循环开始变慢,皮下组织脂肪层也开始变得松弛而欠缺弹性,导致毛孔之间的张力减小,使得毛孔明显。

中级指数:面部轮廓变模糊。即使体重没有增加,从耳垂到下巴的面部线条也开始变得松松垮垮,不再流畅分明,侧面看尤其明显。

高级指数:松弛下垂。颧骨上的皮肤不再饱满紧致,面部的最高点慢慢往下游移,开始出现鼻唇沟(也叫法令纹);不胖,但不可避免地出现了双下巴(图4-1-1)。

3 导致面部松弛的原因有哪些?

胶原蛋白和弹力纤维蛋白,它们支撑起了皮肤使其饱满紧致。25岁后,这两种蛋白由于人体衰老进程而自然地减少,细胞与细胞之间的纤维随着时间而退化,令皮肤失去弹性。皮肤支撑力下降,脂肪和肌肉是皮肤最大的支撑力,而人体衰老、减肥、营养不均、缺乏锻炼等各种原因造成的皮下脂肪流失、肌肉松弛令皮肤失去支持

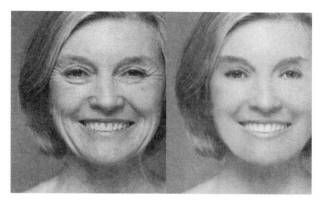

图 4-1-1　面部松弛表现

而松弛下垂。

　　④　造成皮肤松弛的其他因素有哪些？

　　地心引力、遗传、精神紧张、受阳光照射及吸烟也使皮肤结构发生变化，最后使得皮肤失去弹性，造成松弛。

　　⑤　如何检查肌肤紧张度？

　　早晨起床，洗脸过后取一面小镜子，从三个角度观察自己镜中的容貌。

　　（1）首先抬头举起镜子观察面部容貌。

　　（2）然后低头在镜中观察面部容貌。

　　（3）最后平视镜中容貌。

　　若抬头时的皮肤明显比平视时的皮肤紧致许多，而低头时的皮肤则与平视时相差不多的话，说明你已经有了明显的肌肤松弛征象。反之，三种状态下的皮肤状态相差越小，说明皮肤的紧致度越好。

　　⑥　皮肤紧致相关指数有哪些？

　　皱纹是皮肤老化的结果，是皮肤缺乏水分、表面脂肪减少、弹性下降的结果。出现皱纹是人体功能开始衰退的标志，一般来说，若不注意保养，女性在 28 岁以后开始皱纹增多，年龄越大，皱纹越多。如果营养不良或心理负担过重，皱纹也会提前出现。皱纹直接影响面部的容貌。皱纹是美容的大敌,尤其是眼角的鱼尾纹最能表现一个人的衰老。

首先,皮肤是由三层结构构成,分别是表皮层、真皮层、皮下脂肪。真皮层包含胶原蛋白、弹力蛋白和其他纤维,构成了支撑皮肤的骨架。正是这些元素使皮肤显得光滑年轻,同样这些元素也易受到 UVA、UVB 及臭氧或其他氧化因素的损伤。其中 UVA 这种长波紫外线(波长为 380～420 nm)可深达真皮层和皮下脂肪面,而 UVB 这种短波紫外线可达表皮层。

25 岁左右眼角可能出现浅小皱纹、眼袋等;30 岁左右额部皱纹加深增多,外眼角出现鱼尾纹,上下睑皮出现不同程度的皱纹;40 岁左右出现鼻唇沟加深,口角出现细小皱纹,颈部皱纹也随之显现出来;50 岁左右眼袋加深并出现下睑纹,上下唇也出现皱纹;60 岁左右全颜面弹力下降,颜面皱纹加深。

7 皱纹分类有哪些?

(1)体位性皱纹。

(2)动力性皱纹。

(3)重力性皱纹。

8 皱纹形成原因有哪些?

(1)体内及皮肤水分不足。

(2)精神因素。

(3)长期睡眠不足。

(4)过度暴晒。

(5)营养状况。

(6)洗脸水温度过高。

(7)化妆品使用不当。

(8)过度吸烟、饮酒。

(9)食盐太多易长皱纹。

9 皱纹形成的过程有哪四个阶段?

洗脸后,面部皮肤出现紧绷感,失去应有的光泽,提示进入了第一阶段干燥期。此时,如使用具有保湿效果的化妆品,可以改善皮肤状态。若随其发展,即进入第二阶段硬化期。此期肤质失去弹性,黯淡无光,可涂化妆品补救,靠营养和颜面按摩加以改善。第三阶段为松弛期,脂肪积存于皮下,小皱纹清晰可见。第四阶段是定型期,很难纠正复原,只能依靠化妆品弥补了。

10 如何认识皱纹?

(1)25～29 岁在眼部周围、下巴和嘴巴会有细微的皱纹出现,这是控制皱纹的关键时期。

(2)30～39 岁在眼部周围、下巴、颈部和额头上都会有皱纹出现。因此需要适时地为肌肤补充水分,使用较滋润的保养品。

(3)40～49 岁在眼部周围、嘴角、下巴、眉间、颈部、额头、手部都有明显的皱纹,肌肤真正地步入老化期。

(4)50～59 岁在面部及身体上都有年老的迹象,皱纹的纹路十分明显。此时也不可放弃对肌肤的保养,涂抹护肤品是每天必不可少的。

各年龄段皮肤的变化如图 4-1-2 所示。

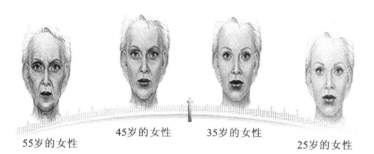

55岁的女性　　　45岁的女性　　　35岁的女性　　　25岁的女性

图 4-1-2　各年龄段皮肤的变化

11 皱纹去除方法有哪些?

(1)手术:比较适合皱纹严重的爱美人士,小切口内镜除皱术利用小切口内镜在直视下操作,具有直视手术、出血少、损伤轻的优点。

(2)注射除皱:治疗安全方便,应用也最广泛,可去除各种常见的皱纹,一般维持 4～6 个月。

（3）激光除皱。

12 去除眼部皱纹的方法有哪些？

（1）电波拉皮　可穿透皮肤 4 mm 左右，当局部温度升高时，可以激活成纤维细胞，产生胶原，从而增加皮肤弹性，去除眼部皱纹，同时冰电波拉皮的冷却系统又可保证肌肤的表皮不受损伤，因此更加安全有效。

（2）微创除皱　这是近年来在我国最热门的整形美容项目之一，与传统的开刀手术相比，微创除皱不开刀、损伤轻、痛苦小、不住院，微创除皱使面部皮肤收紧、上提，效果更明显。

（3）肉毒素除皱　治疗安全方便，应用也最广泛。

（4）按摩去皱　这种去皱方法，通过日常对眼部周围肌肤的按摩，起到紧致皮肤、去除皱纹的作用。

（5）射频除皱　治疗时以高频率的脉冲电流作用于皮肤，有效刺激皮肤胶原蛋白增生及重新分布，达到紧致肌肤、减少皱纹、延缓衰老的美容效果。

13 自体脂肪注射除皱适应人群有哪些？

（1）先天性或后天性（外伤、烧伤、药物使用）身体软组织发育不良者。

（2）身体某部位在周径和体积上不对称者。

（3）移植部位非纤维收缩因素导致的局部凹陷者。

14 自体脂肪注射除皱优点有哪些？

（1）安全　移植脂肪为自体组织，其生物学特性远优于其他除皱方式，因此对自身来说无毒无害，也不会产生免疫反应和排异反应。

（2）持久　自体充满活力的细胞源源不断地产生胶原蛋白，维持了皮肤的弹性及细嫩，自体脂肪注射除皱的美容效果自然更持久。

（3）自然　自体脂肪注射除皱后就完全参与到自体的生理代谢进程中，产生的胶原蛋白正是机体需要的，自体脂肪注射除皱经过直接增强皮肤功能来达到治疗目的，使得皱纹自然抚平。

（4）有效　皱纹和凹陷性瘢痕是由于真皮的胶原蛋白减少所致。自体脂肪注射除皱大量补充成脂肪活细胞后，会持续不断地产生胶原蛋白，从而可以有效补充真皮层；自体脂肪注射除皱可有效恢复皮肤的弹性和保水性（图4-1-3）。

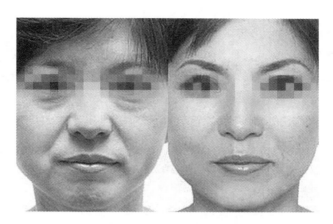

图 4-1-3　自体脂肪注射除皱前、后效果

15 自体脂肪注射除皱缺点有哪些？

一般半年以上见效，疗程相对较长。另外脂肪填充后被一定程度地吸收，为了保证最好的效果需要进行再次手术。

16 除皱手术的适应证有哪些？

（1）小切口除皱术主要解决面部皮肤的松弛下垂、严重的皱纹问题。

①适应证：40～60岁年龄层，皮肤松弛下垂明显的人群。

②优点：改善彻底，维持时间长，可年轻15～20岁。

③缺点：创伤较大，需要包扎3～6天，肿胀3～7天，恢复时间较长。

（2）微创埋线除皱主要解决眼角松弛下垂、眼角纹、面颊下垂、鼻唇沟等问题。

①适应证：25～45岁皮肤松弛者。

②优点：没有切口，不需要包扎，几乎没有肿胀，价格适中，可维

持 3～5 年。

③缺点：对前额皱纹效果较差。

17 解决面部皮肤松弛的除皱方式有哪些？

（1）面部除皱术

①额部除皱术：适用于额部皱纹多而深、眉毛与上眼皮下垂者。

②颞部除皱术：可用于消除或减轻鱼尾纹。

③面颈部或扩大下 1/2 除皱术：适合于面下部老化皱纹和松垂者，能消除或减轻鱼尾纹及面颈部皱纹、皱襞、松垂和较深的鼻唇沟等（图 4-1-4、图 4-1-5）。

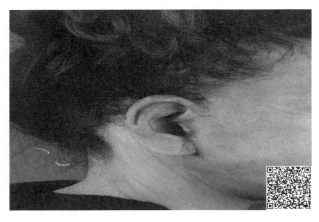

图 4-1-4　面颈部除皱

（2）激光除皱术　其原理是通过激光照射，汽化组织中多余的水分，消除表皮老化的角质层，使真皮的胶原纤维修复再生，从而恢复皮肤组织的弹性，消除皱纹。

18 激光除皱术的注意事项有哪些？

（1）若治疗范围于最近半年内曾注射玻尿酸、胶原蛋白，请事先告知医师。

（2）若治疗范围曾注射人工填充物，如硅胶等，不建议进行治疗。

（3）有心脏疾病、装置有心律调整器者及孕妇不建议进行治疗。

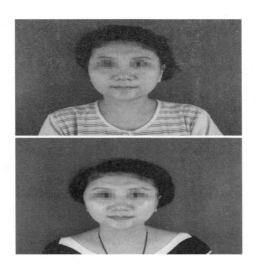

图 4-1-5　面部除皱术术前、后对比

（4）治疗时身上严禁佩戴任何金属物品。

（5）治疗当天请勿化妆，或于治疗前清洁面部。

（二）面部除皱术术前健康指导

19 面部除皱术术前准备有哪些？

（1）一般护理。按术前护理常规护理。

（2）心理准备。首先应正确对待，认识到皱纹的出现是一种自然生理过程，每个人都会发生，除皱术只能改善皱纹，使自己显得年轻，但改变不了皮肤自然衰老的进程，不是一劳永逸的。对除皱术效果的期望值不可过高，同时坚定自己的信心、决心，依据自己的职业、环境、经济状况及自身条件选择治疗方案，尽量争取得到家人理解和支持。

（3）患者向医生讲明自己的观点和要求，尽量使医生的想法与自己的想法达成一致。

（4）除皱术部分切口是在发际内，故应手术前 3 天开始每天用 0.25％活力碘洗头，手术前 1 天剪去切口区头发，切口近面部侧的头发梳理后扎成小辫。

(5) 术前应照相,包括面部的正位、侧位、斜位(45°)、静态和笑态照片。

(三)面部除皱术术后健康指导

20 面部除皱术术后护理要点有哪些?

(1)一般护理。按麻醉方式常规护理,全身麻醉清醒后尽量采取半坐卧位,可适当抬高头部,减轻头面部水肿。

(2)术后开始进流食,2~3 天后可进半流食,避免食用硬食及用口腔咀嚼。

(3)常规术后止血补液治疗。术后 24~48 h 拔除引流管,5~7天起可间断拆除术区缝线,术后 3~4 周缝线全部拆除。

(4)局部观察护理敷料固定是否良好,有无渗血及脱落;负压引流管需保持通畅,防止引流管扭曲、打折、脱出,并记录引流液颜色及性状。注意患者面部及眼部是否肿胀,必要时用 0.25%氯霉素眼药水滴眼或 0.9%氯化钠注射液(生理盐水)棉球擦拭双眼,观察术后疼痛程度及性质,避免血肿形成。

21 面部除皱术的并发症及预防有哪些?

血肿是面部除皱术后最常见的并发症。临床表现为疼痛加重,患侧面部饱满、眼睑、口唇肿胀、瘀斑。打开包扎的伤口,发现伤口处皮肤张力明显增高、感觉减退或麻木,即有血肿的可能。应立即拆开数针缝线引流,或者穿刺抽吸,然后加压包扎。

22 肉毒素注射除皱后的注意事项有哪些?

(1)肉毒素注射除皱只对动态皱纹有效(图 4-1-6)。

(2)如果注射后没有达到预期的效果,应等 4~6 个月后再进行补注。

(3)氨基糖苷类抗生素(如庆大霉素等)能加强肉毒素的作用,注射肉毒素后一周内禁止使用此类抗生素。

(4)注射后 4~6 h 方可洗脸,24 h 内避免饮酒,一周内禁止对注射部位进行按摩。

(5)注射后两周可来院复查。

（6）注射后半年才能怀孕。

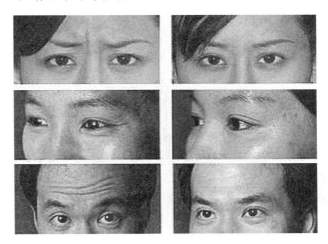

图 4-1-6　肉毒素注射除皱

（四）面部除皱术患者出院后的健康指导

23 出院后注意事项有哪些？

（1）嘱患者未拆线时及拆线后 2 周内，不得自行洗头，若患者有不适感觉或头皮瘙痒等不适症状时，可协助患者用药物（1％～2％碘伏）洗头，流水洗净，擦干头发，碘伏消毒术区。拆线后指导患者局部涂抹预防瘢痕增生的药物及应用弹力敷料 3～6 个月抑制瘢痕增生。

（2）嘱患者勿强行揭掉伤口痂皮，局部可涂抗生素软膏帮助痂皮软化，促进其自行脱落，避免伤口感染、裂开。术后 3～6 个月避免染发、皮肤护理（如按摩、熏蒸、热敷等）及使用电吹风，避免因面部皮肤感觉迟钝或麻木引起过敏、烫伤。

24 有助于皮肤保养的食物有哪些？

（1）鱼类是公认的良好的蛋白质补给品，而且所含脂肪也少。多吃鱼能为肌肤补充大量优质蛋白，焕发肌肤活力。平时应该多吃鱼，特别是三文鱼。三文鱼及其他深海鱼不仅是蛋白质的重要来源,它们还富含一种名叫欧米伽-3 的必需脂肪酸,这种脂肪酸能滋养皮肤,促进皮肤自我修复,有助于减少皱纹,重现光滑细致肌肤。

(2)豆类食品也是蛋白质的优质来源。平时多吃大豆,不仅能补充身体所需营养成分,还能护肤美容。研究表明,大豆有助于保护或治疗部分光老化损伤,改善皮肤组织,让其更加紧致,对晒伤后的肌肤修护有一定的帮助。

(3)多吃蔬菜与水果,可以帮助排除体内毒素,由内至外焕发肌肤活力。同时,水果和蔬菜一般含有大量的维生素,可帮助肌肤修复,尤其是富含维生素 C 的蔬菜与水果。维生素 C 可以增加胶原蛋白的合成,防止长波紫外线和中波紫外线对皮肤的损伤,纠正色素沉淀,改善皮肤。

25 影响皱纹的不良习惯有哪些?

皱纹的产生,有些是由于个人生活习惯及不表情引起的。请注意改正以下不好的习惯。

(1)眯眼睛。

(2)单侧咀嚼食物。

(3)浓妆过夜。

(4)蒙头睡觉。

(5)吸烟。

(刘志荣 贾菲)

二、重睑成形术(又称双眼皮成形术)围手术期健康促进

(一)眼睑的基础知识

26 眼睑的结构是怎样的?

眼睑分上睑、下睑,主要结构有内眦、外眦、上泪点、下泪点、睑缘和睫毛,上、下睑共同围成睑裂、眼裂。眼睑由浅至深分别是皮肤、皮下组织、肌层、睑板和睑结膜(图 4-2-1)。

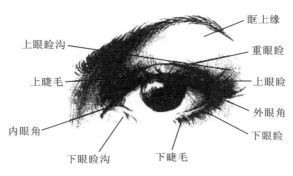

眶上缘

重眼睑

上眼睑

外眼角

下眼睑

上眼睑沟

上睫毛

内眼角

下眼睑沟

下睫毛

图 4-2-1　眼睑的结构

27　做了重睑成形术眼睛是否就变大了?

一般来说,单眼皮做成双眼皮后,眼睛看起来会比原来大一些,尤其是化妆后更是增色很多。设计时必须考虑到眼睛长宽比例的协调,否则,即使形成双眼皮看起来也不会更美。小眼睛者如果在做双眼皮的同时开眼角,可获得更好的效果。所以此手术虽可以使眼睛看起来略大一些,但增大程度有限。

28　做开眼角手术会不会留下瘢痕?

刚做完手术会有痕迹,但完全恢复好之后从外观上是看不出来的。

29　埋线重睑术有何优缺点?

(1)优点　操作简单,容易掌握,创伤小,恢复快,形成的双眼皮弧度自然流畅,不影响工作和生活,易于被受术者接受(图 4-2-2、图 4-2-3)。

(2)缺点　形成的双眼皮线会随时间的延长、皮肤的松弛逐渐变窄、变浅,甚至消失。上眼皮皮肤松弛者不适合此方法。

30　重睑成形术适宜什么人群?

双眼皮整形美容不是每个人都适合的,尽管它有很多的优点,尽管双眼皮更好看,但是单眼皮割双眼皮是有针对人群的,有些人是不能做此手术的,如眼裂非常狭小、眼球过分突出、眼睑上缘与眉毛之间的距离过窄者及先天性弱视、急慢性眼部炎症者等。

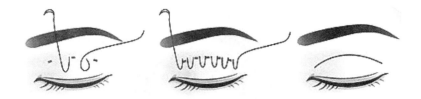

图 4-2-2　埋线重睑术

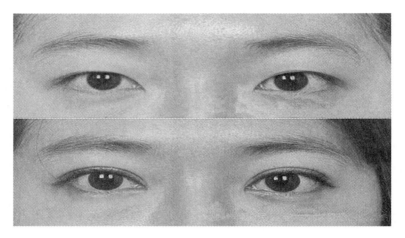

图 4-2-3　埋线重睑术术前、后对比

31 各种眼睛类型及手术方法有哪些?

(1)薄眼皮解剖特点及手术方法

①解剖特点:皮肤薄,眼轮匝肌薄而紧,眶隔紧,无眶脂肪脱垂。

②手术方法:各种手术方式均适合,首选埋线重睑术。

(2)中厚眼皮解剖特点及手术方法

①解剖特点:皮肤薄,眼轮匝肌薄、略松,眶隔松,眶脂脱垂不超过1/2睑板。

②手术方法:各种手术方式均适合,首选切开重睑术。

(3)厚眼皮解剖特点与手术方法

①"水泡眼"型。以眶隔脂肪丰富为主者,表现为上睑皮肤薄弱

或发红,皮肤量相对过剩;眼轮匝肌纤维较正常薄弱;眶隔筋膜睑部薄弱、松弛;眶隔后内容物多脱垂于睑板前甚至达睑缘;眶隔与提上睑肌腱膜的融合点降低,睑板前联合筋膜松弛。

②"肉泡眼"型。皮肤坚韧、较厚,眼轮匝肌肥厚,眶隔松弛,眶脂肪脱垂于睑板前面,睑板前脂肪较厚。

③伴泪腺脱垂的肥厚型。

④手术方法:切开重睑术(图 4-2-4、图 4-2-5)。

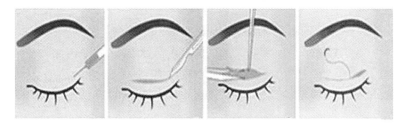

图 4-2-4 切开重睑术

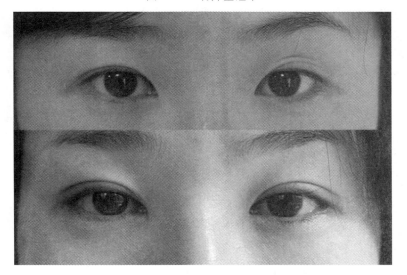

图 4-2-5 切开重睑术术前、后对比

32 重睑成形术方法是怎样的?

(1)埋线法 采用小的切口,将缝线埋在皮下的一种方法,适

用于上睑眶隔脂肪少，皮肤薄而紧的年轻人，也适用于一侧单睑者或重睑时隐时现者，或适用于重睑成形术后重睑皱褶局部变浅或消失而进行补救时。

（2）切开法　一般来说，切开法适用于所有受术者，特别是对上睑臃肿（俗称"肿眼泡"）、倒睫及年龄较大、上睑皮肤松弛的受术者更具有针对性。

（二）重睑成形术术前健康指导

33 想做重睑成形术，需要哪些准备？

首先，要做好心理准备。单、双眼皮的选择只是个人审美观的不同。只有自愿且术前有足够的心理准备，树立坚定的决心，术后才能保持一个稳定的心态。手术的效果与原有的容貌基础有一定关系。

其次，与医生进行充分交流和沟通。与医生的交流和沟通是十分必要的，将自己真实的想法告诉医生，向医生了解必要的手术情况，以做到心中有数。在彼此充分信任的基础上，尽可能做出适合的手术设计。还要与医生充分沟通确定自己究竟适不适合做重睑成形手术，用什么样的手术方法好，这样才能使重睑成形术的效果更好。

最后，术前要做好清洁。在手术前1天做好面部清洁，不使用化妆品；避开月经期；如服用药物应向医生说明；手术后应遵医嘱，避免眼睛疲劳。

34 重睑成形术的不适宜人群有哪些？

（1）有严重疾病的人群，如有心脏病、血液病等疾病患者。

（2）眼球过凸或过凹、眼睑退缩者，或其他眼部疾病者。

（3）要求不切合实际者。

（三）重睑成形术术后健康指导

35 重睑成形术的术后护理有哪些？

（1）为防止伤口出血、淤血或血肿，可在重睑成形术48 h内对局部伤口用冰袋冷敷,但压力不宜大,以免损伤眼睛。避免用眼过度造成眼睛疲劳,术后一旦发生出血不止和严重血肿,应及时到医院复诊(图 4-2-6)。

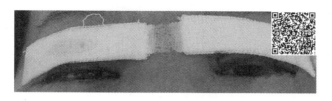

图 4-2-6　重睑成形术术后局部肿胀

（2）保证手术创口部位清洁,术后 7 天之内尽量避免手术部位沾水,以防感染。

（3）饮食上要多增加蛋白质的摄取量,同时多吃水果和新鲜蔬菜,避免进食刺激性食物如辣椒等。

（4）严格遵医嘱服药及复诊。

（四）重睑成形术患者出院后的健康指导

36 重睑成形术失败的症状是怎样的？再次修复手术如何操作？

重睑成形术的失败有相当大一部分原因是重睑线设计地不够合理,术后发现重睑线过宽或者过窄,这样就完全影响了手术效果。面对这样失败的双眼皮可以通过修复手术将其进行修复。

37 重睑成形术术后会出现哪些不满意？

在整形美容中,重睑成形术可以说是目前常见的美容外科手术之一,它看似简单,但要达到使所有受术者都满意却并非容易。它不仅要求施术者有精湛的外科技术、良好的审美观点、丰富的设计经验,同时还要求施术者对受术者的颜面解剖及心理有准确把握。重睑成形术效果不满意主要有如下几种情况:眼部重睑线不明显,部分及完全消失;双眼皮过宽或过窄;弧度中断,双侧不对称;双眼皮过厚;瘢痕增生;眼睑上抬困难,眼睑闭合不良等。

38 术后效果不满意的修复时机如何把握？

除了眼睑严重闭合不良的病例外，其余患者均应在手术后半年至一年、瘢痕软化后才可考虑施行矫正手术。

39 术后效果不满意如何矫正？

重睑成形术术后效果不满意的情况有很多，只要及时找出原因，并积极予以矫正，便可以得到很好的解决。

（1）重睑线不明显主要表现为重睑线部分或完全消失，多见于埋线法及缝线法术后，出现该情况的原因主要是手术方法选择不正确。

（2）对眼皮厚而显臃肿者用埋线法未能使其睑板和皮肤在重睑处发生永久粘连，用切开法时睑板前眶隔脂肪及眼轮匝肌去除不彻底、皮肤与睑板未能粘连等，都会出现重睑线不明显的情况。

（3）对眼皮厚（"肉泡眼"型）及内眼角赘皮多者应改为切开法；对重睑线部分消失者，可在局部重新施行手术，新形成的重睑线应和残存的重睑线保持弧度的一致和自然。

（4）重睑过宽表现为重睑宽度大于 8 mm，或相对于脸型（小而圆者）而言其宽度过宽，常见于欧式眼的追求者。

（5）上睑皮肤多层皱褶俗称三眼皮，为重睑成形术后出现两条重睑线（比重睑多一至两个皱褶），甚至整个出现或者部分出现三眼皮。矫正方法：轻度早期三眼皮，在自然消肿后即可消失；也可用手经常牵拉切口上缘皮肤 2 至 3 个月，使其松弛下垂，遮盖多余重睑线；严重者应按原切口切开，剥离及松解皱褶，将切口下缘的皮肤向上超过原睑板与皮肤粘连处进行缝合。

（6）三角眼表现为重睑线中断，连续性差，中间部分位置过高。矫正方法：重新设计重睑线。

（7）两眼不对称及弧度不理想主要是由于设计时左右不对称或手术操作不仔细而导致。矫正方法：按照其中理想的一侧重新设计切开不佳一侧的重睑。

（8）睑下垂表现为睁眼费力及伴有沉重感，多由于手术创伤过大、损伤提上睑肌，导致血肿、出血、感染造成组织粘连而致。瘢痕体质者也可引起。矫正方法：原因不同矫正方法也不同，提上睑肌损伤者，应行该肌肉缩短手术；因瘢痕而收缩者，需软化瘢痕及松解粘连。无任何眼部表现的眼部沉重感者，可行心理治疗。

（9）皮下结节多见于埋线法术后，用手触摸皮肤有结节感，为埋线过浅或被排斥所致。矫正方法：线头过浅者直接拆除，线头过深者用手术方法切开取出线结。

（刘志荣　杨琼）

三、眼袋整形术围手术期健康促进

（一）下眼睑的基础知识

40 为何会出现眼袋？

从发生原因上来看，眼袋可分为先天性和获得性两大类。前者多是由眼眶周围的纤维结缔组织强度和弹性不足造成的。这种类型的眼袋除非进行手术矫正，采用保守疗法是无济于事的。而绝大多数人的眼袋属于获得性，这与不恰当的按摩、爱流眼泪、常画眼线、习惯于熬夜等因素有关，这些因素导致眼睑部位的皮肤松弛、萎缩，眼下的结缔组织发生水肿，眼袋就这样诞生了（图 4-3-1、图 4-3-2）。

41 眼袋的病因有哪些？

（1）衰老退变病因说　下睑眼袋多发生于 40 岁以上中老年人，与人体衰老、面部组织老化、退行性改变有密切关系。

（2）遗传病因说　部分年轻人也有发生下睑眼袋者，多与家族遗传因素有关。

42 眼袋常见人群有哪些？

眼袋常见于 40 岁左右的中老年人，不论男女均可发生，它是人体开始老化的早期表现之一。当然，随着人们物质、文化生活水平的提高和科学的发展，延缓眼袋的发生是可能的。一般来讲，成年人，尤其是女性，在 25～30 岁之间就会出现眼袋，这多半是脂肪堆

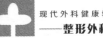
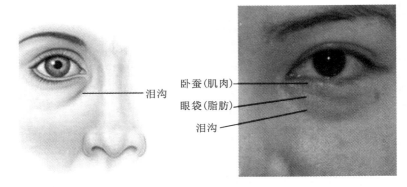

泪沟

卧蚕(肌肉)
眼袋(脂肪)
泪沟

图 4-3-1　眼袋、卧蚕、泪沟

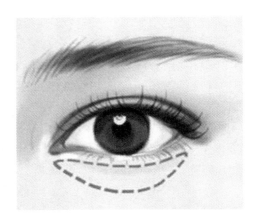

图 4-3-2　眼袋的部位

积的结果。最好的解除办法就是将其彻底去除。

43 获得性眼袋出现的原因是什么?

眼袋形成的原因有十大类,具体如下。

(1)遗传性眼袋。

(2)劳累原因导致的眼袋。

(3)睡眠原因导致的眼袋。

(4)年龄原因导致的眼袋。

（5）眼睑皮肤松弛导致的眼袋。

（6）哭泣原因导致的眼袋。

（7）眼部周围炎症导致的眼袋。

（8）滥用化妆品导致的眼袋。

（9）长期从事文字或计算机等用眼过度的工作所致的眼袋。

（10）长期佩戴度数不合适的眼镜所致的眼袋。

44 眼袋的分类有哪些？

（1）下睑轻中度膨隆型　主要表现为眶隔脂肪先天过度发育，常见于中青年人（图4-3-3）。

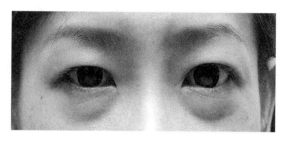

图 4-3-3　下睑轻中度膨隆型

（2）单纯皮肤松弛型　无眶隔松弛，只有下睑及外眦皮肤松弛，故无眶隔脂肪突出，眼周可出现细小皱纹，常见于中年人（图4-3-4）。

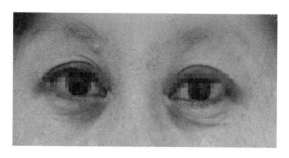

图 4-3-4　单纯皮肤松弛型

（3）单纯眼轮匝肌肥厚型　一般皮肤并不松弛，眼袋靠近下睑缘，呈弧形连续分布，多由遗传因素引起，常见于青年人。

（4）皮肤松弛伴有下睑缘与眶下缘之间出现凹陷型　除皮肤松弛外，出现眶隔脂肪及睑板前脂肪的萎缩，常见于中老年人。

（5）下睑中重度膨隆同时伴有下睑的皮肤松弛型　主要表现为皮肤、眼轮匝肌及眶隔松弛，造成眶隔脂肪脱垂，严重者外眦韧带松弛，睑板外翻，睑球分离，常伴有流泪，常见于中老年人（图 4-3-5）。

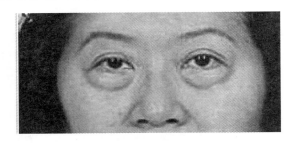

图 4-3-5　下睑中重度膨隆同时伴有下睑的皮肤松弛型

45 眼袋去除术禁忌人群有哪些？

（1）有眼疾的患者不宜做，治愈眼疾后可考虑。

（2）女性应该避开月经期。

（3）出、凝血障碍者不能做。

（4）有心脏病、高血压、糖尿病或其他脏器病的患者不宜做。

（5）有传染病的患者不能做。

（6）严重的瘢痕体质者不主张做。

（7）感冒、发热不适宜做。

（8）心理不健康者、精神病者不应做，否则可能引起手术效果与想象不符的冲突。

46 眼袋去除术的手术时机为何时？

应尽早进行手术治疗，如果眼袋问题不及时解决，随着年龄的增长，下眼皮附近的脂肪堆积就会越来越多，皮肤压力随之越来越大，就像盛了水的袋子一样，久而久之，皮肤松弛，这时只能在取出脂肪的同时，去除部分皮肤来解决眼袋问题，即通过外切口法眼袋去除术来解决眼袋问题。术后加压包扎，一周左右基本消除肿胀和淤血。切口很隐蔽，一般看不出来。

47 眼袋去除术是一劳永逸吗?

眼袋去除术的疗效至少可以持续 20 年,而对有些人来说,甚至可以是永久的。在人成年以后,身体里的脂肪细胞数目就是固定的,不会再生的,因此通过手术去除了导致眼袋产生的脂肪,这部分脂肪同样也不会再生。但随着时间的推移,还是会发生皮肤松弛的问题。所以,即便是实施了眼袋去除术,仍然要注意保护眼睛,避免过度用眼使眼疲劳。

48 内切口法、外切口法眼袋去除术哪种更好?

一般而言,眼袋整形的术式选择应根据下睑皮肤松弛的程度而定。年龄在 40 岁以下者,下睑皮肤弹性好,松弛不明显,可采用内切口法眼袋去除术。年龄较大者,有眼袋的同时,还伴有下睑皮肤明显松弛,可采用外切口法眼袋去除术,手术要同时去除一部分松弛的皮肤。

49 不开刀根除眼袋可能吗?

现在有不少美容院宣称可以"不开刀"根除眼袋,其中有一种方法是用与皮肤表面绝缘的"电针",它可以渗透入皮下脂肪,将脂肪"灼烧",通过自体代谢废物来去眼袋。但这种方法很值得怀疑,首先控制"灼烧"脂肪的量就是一个很有难度的事,有可能根本没有触到脂肪体,也有可能灼伤皮下其他组织。

其次眼周自体代谢掉废物是不可能的,眼周循环代谢本来就不好,水肿、黑眼圈想要代谢掉都要花很大工夫,更何况油脂废物? 所以要想真正去眼袋,只能通过手术的方法!

50 眼袋去除术有什么副作用吗?

内切口法、外切口法眼袋去除术都是非常成熟的小手术,所以心理上不要有负担。但是一定要找合格的整形医院,而不是美容院、小诊所;也要选择正规机构的整形医生。还有有些人自体恢复比较慢,术后不要紧张和着急,小心保养就会恢复到最好效果。这种手术刀口很小,极少留下瘢痕。

51 眼袋去除术影响视力吗?

眼袋去除术是一种整形外科常见的整形技术,技术已经非常成

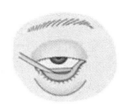

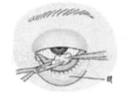

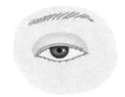

图 4-3-6　内切口法眼袋
去除术方式

熟而且安全性高。一般选择到正规整形医院找专业整形医生做眼袋去除术是没有副作用的,视力不会受到影响。而且术后可以使人的精神状态更好,恢复期短。眼袋去除术所需时间短暂,并且在术后,受术者恢复时间快,并不影响生活、工作。

52　眼袋去除术的手术方法有哪些?

常见的眼袋去除术方法主要有:内切口法、外切口法。

(1)内切口法(俗称微创抽脂法)(图 4-3-6)

优点:手术操作简单,损伤小,肿胀不明显,7 天即可恢复,无明显手术痕迹。

适用人群:年龄所致或先天因素导致眼袋形成、眼睑皮肤较有弹性者。

(2)外切口法(图 4-3-7)

优点:手术的同时去除脂肪及松弛皮肤,1 周可恢复,效果明显,手术痕迹不明显。

术前　　　　　　切除多余下垂的皮肤　　　　脂肪推回眶隔
内,双平面固定

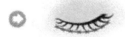

缝合　　　　　　术后

图 4-3-7　外切口法眼袋去除术方式

适用人群:眼睑肌肉和皮肤略有松弛者、眶隔脂肪膨出和睑板松弛者。

(二)眼袋去除术术前健康指导

53 眼袋去除术术前护理有哪些?

(1)眼部手术切口的设计,直接和手术效果有关。

(2)瘢痕体质的患者,不宜做这种手术,否则术后引起瘢痕增生,破坏美容的效果。

(3)糖尿病或出血性患者要慎重手术,否则伤口难以愈合。

(4)如有结膜炎、睑缘炎、严重沙眼者必须治愈后才能手术;眼周有炎症者暂缓手术;术前1天滴抗生素眼药水,一天两次,治好后再做眼袋去除术。

(5)女性在月经期间最好不做手术。因术中出血较多,术后局部肿胀时间长而且反应较重,影响手术效果,所以最好将手术安排在月经过后一周左右进行。

(6)妊娠前期(前3个月)或妊娠后期(后3个月)暂缓手术。

(7)术前7~10天停服类固醇激素和阿司匹林等抗凝药物,有出血倾向病史的受术者要检查血小板和出凝血时间。

(8)中、老年受术者必要时需测血压和做心电图,如有轻度异常,在术前要对症用药。

(三)眼袋去除术术后健康指导

54 眼袋去除术术后护理有哪些?

(1)手术当天伤口会有些疼痛,但一般都能够忍受,无须服用止痛药物。

(2)术后1周内不要看电视、报纸,卧床休息时最好半卧位(把枕头垫高),以免眼睛过度疲劳或头部位置过低而加重伤口肿胀。

(3)术后7天之内尽量避免手术部位沾水。

(4)保证手术部位清洁,防止感染,如果伤口上有血痂或分泌物,可用无菌生理盐水擦拭。

（5）手术后48 h可对局部伤口加压包扎或用冰袋冷敷,但压力不宜大,以免损伤眼睛,术后一旦发生出血不止和严重血肿应及时到医院复诊。

（6）饮食上要多增加蛋白质的摄取量,同时多吃水果和新鲜蔬菜,避免进食刺激性食物如辣椒等。

（7）严格按医生嘱咐服药及复诊。

（四）眼袋去除术患者出院后的健康指导

55 手术并发症有哪些? 如何预防?

（1）术后出血　一般皮内、皮下出血是很易控制和处理的,也不会带来严重的后患,最多即见皮下淤血、青紫。如果眼内下睑穹隆切口去除眶隔后脂肪时止血不好,往往酿成上下睑、眼球甚至眼球后出血、青肿,严重的还会影响视力。

预防:术中做好充分止血,淤血消散需要15～20天,最终不留痕迹。

（2）下睑外翻、睑球分离　出现畏光、流泪及眼不适的不良反应等。

预防:一旦术中发现有下睑外翻就应该立即纠正。术后出现轻度的下睑外翻可以暂时观察,可局部施行热敷处理,促进瘢痕及早软化。平日或晚上睡觉前可在闭眼状态下用胶布将上下眼睑黏合,可以防止因瘢痕挛缩而进一步加重病情。大多数患者于术后3个月可以恢复正常。术后出现中、重度下睑外翻则要尽快行皮瓣移植等手术矫正,防止角膜溃疡发生。

（3）眼袋矫正不够　多为方法选择不当,即任何眼袋均从眼内切口去脂,未考虑皮肤、肌肉的松弛问题,或脂肪、眼轮匝肌去除过多而致眼窝内陷。

预防:根据患者综合状况合理选择手术方式。

（4）球结膜水肿　呈"鱼泡泡"样,转动眼球时有不适感。球结膜水肿的发生与术中组织损伤重、操作粗暴,影响眼部静脉回流有关。

预防:术中操作轻柔,根据解剖层次进行手术。球结膜水肿较轻时可以不做任何处理,任其自行消退,一般 7 天左右即可。若水肿明显,可以口服活血化瘀、消肿等药物进行治疗。

（5）眼袋术后两侧不对称　有多种原因,可能是因术前两侧眼袋大小不一,而去除的皮肤及脂肪量却相同;或是因术前两侧眼袋大小相同,而去除的量不一致;或是因两侧切口线的高低、长短不一致所造成。

预防:手术中要仔细观察、对照,如发现不对称则及时予以调整、纠正。术后若发现眼袋部分存留或两侧不对称较明显者,可在术后 3～6 个月后再次行手术矫正。

（6）下睑凹陷　其发生的原因可能是:①去除眶隔脂肪过多;②眶骨下缘隆起:受术者原本眶骨下缘较常人隆起,在眶隔脂肪膨出时显得不是很突出,而在眼袋手术后眶骨下缘隆起就比较突出,相对下睑处就显得比较凹陷。

预防:手术时要适量地去除眶隔脂肪,切勿过多。若术中发现脂肪去除过多,可将切除的脂肪适量重新放回眶隔内。若术中发现眶骨下缘过度隆起,可以适当地磨低。术后发现下睑凹陷有碍外观时,可以考虑自体颗粒脂肪移植或注射透明质酸充填。

56 手术后效果如何?

经过眼袋去除术后,眼睑平整,无皱纹,皮肤光泽,而且皮肤切口一般也不会有手术痕迹(图 4-3-8),少数患者早期会有切口发红,轻度瘢痕增生,一般 1～3 个月即可消失。眼袋去除术效果至少能维持 15 年。

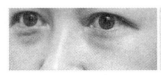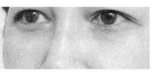

图 4-3-8　眼袋去除术术前、后对比

（刘志荣）

第五章
四肢伤病与畸形矫正术
围手术期健康促进

一、手部皮肤缺损围手术期健康促进

（一）手部的基础结构

1 如何正确认识劳动的双手？

手是人类重要的劳动器官和感觉器官，手与外界接触频繁，易受损伤。手受损伤后将产生不同程度的功能障碍，严重者生活不能自理。

2 手的基本外形是怎么样的？

手的基本外形可分为 4 个部分，即腕部、手掌、手背和手指。

3 手在休息时的形状如何？

休息时，手是松弛的，神经、肌肉、肌腱、骨和关节等结构处于平衡状态。手指均处于屈曲状态，其屈曲程度由桡侧至尺侧依次递增，即拇指屈曲程度最小，小指屈曲程度最大。如果中枢神经及周围神经、肌肉或肌腱受到损伤，手在休息时的姿势将会发生改变，这些特殊的姿势在临床上具有诊断意义（图 5-1-1）。

4 手指的长度比例是怎么样的？

手指的长度，无论男性还是女性，均以中指为最长，依次为无名指、食指、小指、拇指。男性和女性的手指长度有明显差异，同一个人的左右手指长度无显著差异。

5 手指甲的正常状态是什么样的？

手指甲是指端背面皮肤所衍生，正常人手指甲为弧形，略呈平

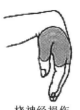 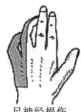

桡神经损伤　　　尺神经损伤　　　正中神经损伤　　　正中神经与尺
　　　　　　　　　　　　　　　　　　　　　　　　　神经合并损伤

图 5-1-1　手部不同神经受损的表现

板状,手指甲的作用是加强指腹进行抓、捏、压等动作时的力量和保护指尖(图 5-1-2)。

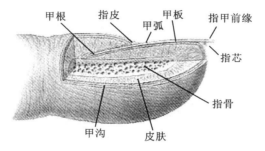

图 5-1-2　手指甲的解剖

6 手部皮肤缺损的病因是什么?

　　手部皮肤缺损的病因主要包括刃器伤、压砸伤、撕脱伤、贯通伤、火器伤、烧伤等。手为人体重要的劳动器官,结构精细,感觉灵敏,早期正确的处理十分重要,无论伤情轻重都必须给予高度重视,以达到创口的如期愈合,最大限度地保留功能,为后期修复奠定良好的基础(图 5-1-3)。

7 手部损伤后如何现场急救?

　　手部的皮肤缺损大多由外伤引起,且情况较为紧急,遇到这种情况时,当事人和在场群众都会非常紧张,不知所措。手外伤的现场急救的目的是止血,保护创面,减少创口进一步感染,防止加重组织损伤和迅速转移。当您在生活中遇到此类情况时,若能正确做到

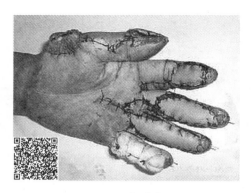

图 5-1-3　手部外伤术后

以下几点,便可以为患者的救治提供最大的保障。

（1）事件发生后,最重要的便是立即拨打120。

（2）迅速帮助患者脱离事故现场,创面给予加压包扎止血,手部创面的加压包扎是最为简单有效的手部创伤止血方法。包扎创面的敷料一般选用无菌敷料或清洁布类,根据现场环境就地取材,防止创面的进一步污染。创口内不要涂用药水或敷消炎药物。

（3）在不确定有无手部骨折的情况下尽量保持手部的固定,固定材料也可就地取材,如使用木板、纸板、竹板等,以减轻患者的疼痛,避免组织损伤的进一步加重,固定范围应在腕关节以上。

（4）急救人员到达现场以后,协助其转运患者,联系接诊医院,手指离断者,应将离断的手指置入干燥的保温桶或冰壶内随患者一同转运。

8 手部损伤者入院后如何处理?

患者入院时护理人员首先为患者营造良好的住院环境,为患者准备干净、整齐的备用床,病情较轻者,待患者入院后将患者安置到病床上,患者心情平复后,向患者及家属了解外伤发生的经过,了解受伤的时间、地点和方式,病情较重者遵医嘱为患者持续心电监护及氧气吸入,密切监测患者的生命体征变化及患肢局部的情况等,警惕失血性休克的发生,及时发现异常,及时通知医生进行相应的治疗和护理。安置好患者后,向患者或家属了解患者的基本情况。

为手术做好准备工作,一般外伤发生的时间越长,伤口发生感染的机会越大,手外伤发生后应在6～8 h进行处理,根据受伤的环境了解患者伤口污染的严重程度,一般在相对清洁的环境中的伤口,清创的范围要比车祸伤、战地伤等污染严重的伤口小。

(二)手部皮肤缺损修复术术前健康指导

9 术前有哪些准备?

(1)完善相关术前检查,患者大多行急症手术,应在患者入院后最短时间为患者做好相应的检查,以备患者能尽早手术,专科检查还应行手部X线检查,了解患者是否伴有骨骼的损伤等,根据患者的创面大小,预估手术中可能的失血量,需提前备血者,遵医嘱提前准备交叉配血血样。

(2)病室准备:为降低创面感染的概率,患者应安置在单人病房,尽量减少留陪人员。病室温度控制在25～30 ℃,保持病室光线充足,每天进行紫外线照射30 min,每天两次。

(3)术前饮食指导:指导全麻患者术前禁食、禁饮8 h,告知患者禁食、禁饮的目的及注意事项,取得患者及家属的配合。

(4)外伤发生24 h内为患者肌内注射破伤风抗毒素。

(5)皮肤准备:根据医生为患者制订的初步手术方案来确定手术的方式,并进行手术的皮肤准备。供皮区确定后,要注意保护供皮区的皮肤和血管,避免损伤皮肤而增加感染机会,观察有无疖肿、破溃、感染等,如有异常则不予选取。禁止在供皮区的血管穿刺、输液及抽血,禁忌涂外用药物;要防止皮肤擦伤,做好供皮区的皮肤准备。

(6)术前对创面进行涂片检查,受皮区创面彻底扩创,分泌物做细菌培养及药敏试验,根据药敏试验结果遵医嘱合理使用抗生素。

(7)心理护理:由于事件的突发性和不可预测性,患者一时对于事件的发生难以接受,患者往往存在愤怒、抑郁、焦虑的情绪,同时又害怕疼痛,对手术存在顾虑,护士应积极与患者沟通,与患者建立良好的护患关系,全面收集资料,评估患者的情况,了解患者的心理反应,针对个体差异,实施有针对性的护理措施。

10 手部外伤后的创面该如何处理?

(1)彻底清创是防止感染、创面修复后一期愈合的关键,严重手外伤后创面污染严重,组织挫伤范围广,如果清创不彻底,无论应用何种方法闭合创面,均可导致感染,其结局必然导致手术失败、功能丧失。因此彻底清创十分关键。按无菌操作技术,用软刷蘸肥皂水反复刷洗受伤区域周围皮肤和轻刷创口内污染的损伤组织,以大量生理盐水、氧化氢或稀释的新洁尔灭溶液充分冲洗。待干后常规皮肤灭菌,逐步按部位、按解剖层次检查,随即清除异物,切除丧失活性的损伤组织,切忌直接闭合创面,将无血液循环或将挫伤的皮肤保留。清创术中,深部组织损伤处置的基本原则是骨、关节、肌腱、神经等的损伤,均应争取即时复位对合或缝合修复。

(2)手部皮肤缺损修复的特殊要求:为适应手的抓、握、捏及手指伸缩灵活性要求,手部皮肤必须具备如下特点:①皮肤坚韧,皮下组织薄且致密,利于肌腱滑动。②皮肤血供丰富,抗感染能力强。③皮肤有灵敏的感觉以使手发挥正常功能。根据上述要求,手部皮肤缺损应选择有丰富血供及感觉神经的皮瓣为最佳,如食指背侧皮瓣(含桡浅神经)、足背皮瓣(含腓深及腓浅神经)、前臂皮瓣(含前臂外侧皮神经)等。

(3)急诊严重手外伤创面修复的手术方式选择,是将开放性外伤转变为闭合性外伤关键步骤;皮肤软组织的妥善修复,是开放性外伤处置的最重要的基础,是深部组织修复后顺利愈合的可靠保证(图 5-1-4)。

(三)手部皮肤缺损修复术术后健康指导

11 术后护理要点有哪些?

(1)全麻术后按全麻术后护理常规进行护理,密切观察患者的生命体征变化。

(2)环境要求:病室内保持清洁、安静。严禁吸烟以防血管痉挛。室温应保持在 25～28 ℃,湿度在 50%～60%,病室定时通风,每天消毒 2 次。有条件的情况下安排患者住单间空调房,减少交叉

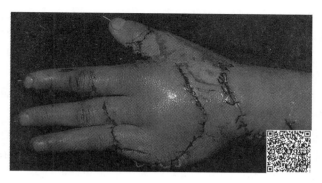

图 5-1-4　全厚皮片移植

感染以利于康复。

（3）指导患者保持伤口敷料的清洁、干燥，伤口敷料包扎松紧适宜，以免包扎过紧影响末梢血液循环，包扎过松起不到压迫止血的作用。

（4）体位：全麻或臂丛麻醉患者，术后 6 h 平卧，指导患者患肢适当抬高，以利于静脉回流，减轻皮瓣水肿和疼痛，防止血管危象的发生，6 h 后，待麻醉完全清醒后可协助患者取舒适体位，但注意患肢仍需高于心脏水平约 10 cm。手保持休息位，皮瓣向上，合并肌腱吻合或不配合患者予石膏固定制动，避免压迫皮瓣及血管蒂。带蒂皮瓣移植者，夜间应多巡视，以防患者在熟睡时皮瓣区域受压或不慎拉脱。

（5）遵医嘱合理使用抗生素预防和控制感染的发生。

（6）皮瓣的观察与护理：术后密切观察患者皮瓣的血液循环，包括皮瓣的颜色、温度、肿胀程度及毛细血管充盈时间，术后 1～3 天内是血管危象发生的高危时间。护理人员应加强观察，一般术后 3 天内每 1～2 h 观察并记录患者皮瓣血液循环一次，及时发现问题，及时通知医生进行相应的处理。

①静脉危象表现：若皮瓣肿胀、发绀，轻者有淡紫红色或青紫斑点，重者有紫黑或出现水疱，表明静脉回流障碍。处理：指导患者抬高患肢，松解敷料，注意保暖，静脉推注罂粟碱，间断拆开皮瓣周围的缝线，皮瓣上划小口加压处理。

②动脉危象表现:皮瓣肤色苍白、毛细血管反应缓慢乃至消失,皮纹显著减少。处理:立即松解包扎敷料,保暖,静脉推注罂粟碱,将患者安放好体位后,供皮区用 40～60 W 远红外线照射,以预防移植皮瓣血管痉挛,照射距离为 40～50 cm。

③引起血管痉挛的相关因素:疼痛、焦虑、抑郁、寒冷刺激、吸烟、血容量不足等都可引起血管痉挛,导致皮瓣供血不足,引起皮瓣血供障碍,导致皮瓣的缺血坏死,故在护理工作中,要指导患者禁烟、酒,保持心情愉悦,避免不良的负性情绪影响血管的收缩,注意维持病室温度在 25～28 ℃,避免温度过低刺激血管收缩,必要时关闭门窗,皮瓣予以烤灯照射,照射时注意避免发生烫伤。为防止疼痛引起的动脉痉挛,可使用自控式静脉镇痛泵止痛 2～3 天,必要时遵医嘱加用止痛剂;同时给予血管扩张药,严禁吸烟。密切观察生命体征和全身症状,患者若出现血容量不足表现时,及时补足血容量。

(7)功能训练:皮瓣的成活仅仅是手术成功的第一步,要想使手部的功能恢复到最好,正确的手部功能锻炼是至关重要的。功能逐渐恢复至少需要 6 个月,这段时间手不能过早负重,以免影响伤口愈合,应嘱患者逐渐加强手部功能锻炼及肌肉训练,以预防手部关节僵硬和肌肉萎缩。手术麻醉作用消失后即鼓励患者进行未固定手指的主动伸屈活动,活动度从小到大,由少到多,以患者能耐受为度,循序渐进。术后 3 天指导患者做关节旋转运动(2 次/天、15 分/次),锻炼手部各关节的协调功能(图 5-1-5);术后 2 周,伤口愈合拆线后仍以主动活动为主,做手指关节运动(图 5-1-6),3 次/天、20 分/次;术后 1 个月做手指伸屈运动(图 5-1-7),2 次/天;术后 2 个月主要进行皮瓣感觉功能的训练,皮瓣区适当按摩,反复触摸、拿取不同质地、形状的物品,用以除去神经再生中的感觉过敏;术后 6 个月可做推物运动。针对不同阶段制订合适的功能训练计划,指导家属积极参与并督促患者进行康复训练,使其手功能恢复到最佳程度。

12 术后并发症有哪些及如何预防?

(1)感染

预防:手术中注意无菌操作原则,尽可能彻底清创,露出新鲜创

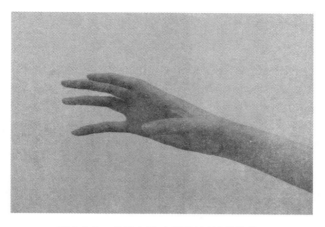

图 5-1-5　术后 3 天功能锻炼(关节旋转)

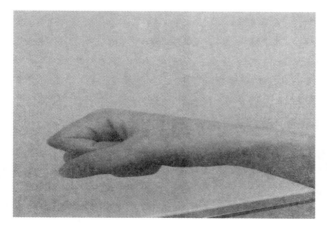

图 5-1-6　术后 2 周(手指关节运动)

面,手术后密切观察患者生命体征的变化,尤其是体温的变化,遵医嘱合理使用抗生素。

（2）皮瓣坏死

预防:术前做创面细菌培养,根据药敏试验结果合理使用抗生素;设计的皮瓣大小合理,以保证整个皮瓣都能得到很好的血液供应;手术时注意保护血管蒂不受损伤,包扎时注意松紧适宜,避免压

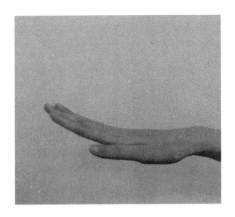

图 5-1-7　术后 1 个月(手指伸屈运动)

迫血管蒂;术中严格止血,避免血肿的发生。

(3)皮瓣的移位与撕脱

预防:加强对患者及家属的宣教,指导患者制动,患者入睡后,加强观察,及时纠正患者不良的睡姿。

(4)关节僵硬

预防:指导患者做好正确的功能锻炼,使患者手部的功能恢复达到最佳程度,避免关节僵硬的发生。

13 术后注意事项有哪些?

(1)指导患者抬高患肢并制动,避免过度的活动引起皮瓣的移位与撕脱。

(2)密切观察皮瓣的血液循环情况,有动脉或静脉危象等发生时,应立即通知医生进行相应处理。

(3)术后皮瓣、皮管感觉差,应继续注意保暖,防止冻伤,使用烤灯照射保暖时,注意烤灯的温度和高度的控制,避免发生烫伤。

(4)指导患者做好正确的手部功能锻炼。

(四)手部皮肤缺损修复术患者出院后的健康指导

(1)指导植皮术后患者佩戴弹力手套至少 6 个月,合理使用预防瘢痕增生的药物,预防瘢痕增生。

（2）指导患者正确的功能锻炼的方法，避免患肢制动时间过久而导致的关节僵硬的发生。

（3）禁止吸烟与饮酒，以免影响皮瓣的存活。

（4）做好出院后的随访工作，不适随诊。

（程芳　刘志荣）

二、手部烧伤畸形围手术期健康促进

（一）基础知识

14 何谓手部烧伤畸形？

临床上常见的手部烧伤畸形（图 5-2-1）为烧伤后瘢痕挛缩畸形，包括手背瘢痕增生挛缩畸形、手掌瘢痕屈曲挛缩畸形、爪形手畸形、歪扭畸形、拳状手畸形、瘢痕性并指畸形、烧伤手残缺畸形等。其临床表现呈现多样性，瘢痕及挛缩较轻者只影响手的形态，造成手的外观改变，严重者可使手部的功能完全丧失。

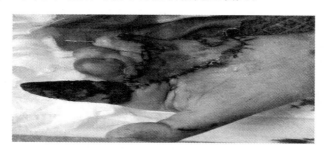

图 5-2-1　手部烧伤畸形

15 手部烧伤畸形的治疗原则有哪些？

（1）尽早行手术治疗。

（2）应尽可能切除挛缩瘢痕，解除挛缩，恢复正常的解剖结构、层次及位置，对缺损的组织，应尽可能进行相应的组织移植修复。

（3）术后尽早进行功能锻炼、康复治疗，如牵拉、理疗、体疗等。

16 手部烧伤畸形临床表现及治疗有哪些?

(1) 瘢痕性并指畸形

临床表现:手背部、手指背及拇指背部的深Ⅱ度及浅Ⅲ度烧伤,如未得到及时的治疗,造成局部感染及瘢痕愈合,形成指蹼瘢痕可构成不同程度的瘢痕性并指。

①完全性瘢痕并指:手背及指背烧伤后瘢痕愈合,造成真正完全性瘢痕并指是很少见的,凡是手指近 1/2 以上或全部瘢痕性并指,均包括在完全性瘢痕并指之内。

②蹼状并指:瘢痕性并指仅波及手指近节长度 1/3 或更少范围,两指间有蹼瘢痕形成。

治疗:手术切除,切开挛缩瘢痕,进行游离植皮修复,应注意防止植皮的挛缩。

③瘢痕性拇指内收畸形:发生在拇、食指间的瘢痕性并指,因烧伤损伤的程度可分为轻型拇内收畸形、中型拇内收畸形、重型拇内收畸形、拇指背烧伤后瘢痕畸形。

治疗:a.轻型拇内收畸形:主要采用"Z"成形术,对于虎口区及手掌、手背瘢痕较多的患者可采用局部皮瓣移植或加游离植皮修复。b.中型、重型拇内收畸形:其治疗不能仅仅依赖"Z"成形术,还必须借助皮瓣移植或游离植皮修复。

(2) 手背瘢痕增生挛缩畸形

临床表现:手背烧伤瘢痕挛缩,即烧伤爪形手畸形,是我国常见的手畸形,由Ⅱ度、Ⅲ度烧伤,早期没有进行妥善的治疗而造成。

治疗:对于轻型和部分中型烧伤爪形手畸形可采用"Z"成形术加皮片移植进行修复。对于重型烧伤爪形手畸形(图 5-2-2)和部分中型烧伤爪形手畸形伴有肌腱及骨、关节损害的病例多采用皮瓣移植术。为预防术后畸形复发,宜用克氏针将掌指关节固定在屈曲位,拇指固定在外展对掌位(克氏针固定不得超过 3 周,否则容易造成关节强直)。

(3) 手掌瘢痕屈曲挛缩畸形

临床表现:握拳状,瘢痕挛缩不仅波及手掌皮肤,而且还可包括手指腹侧皮肤。严重者可伴肌腱损毁,或骨、关节的损害。主要由

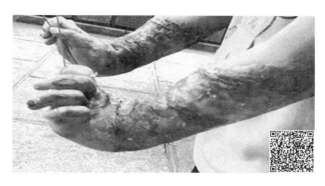

图 5-2-2　重型烧伤爪形手畸形

烧伤早期处理不当引起。

治疗：手掌游离植皮后皮肤不耐磨，且容易发生植皮区的收缩，影响外观及功能，故常采用皮瓣修复法。

（4）烧伤手残缺畸形

临床表现：严重的手畸形，包括参与的手背、手掌均有挛缩，又伴有数个手指或全部手指缺损。

治疗：单个拇指缺损可行拇指再造，手指全部缺损，可行虎口开大、掌骨拇化，使患者恢复一些夹持功能。

（二）手部烧伤畸形修复术术前健康指导

17 术前有哪些准备？

（1）术前护理评估

①了解身体及精神状况，瘢痕形成的原因及瘢痕挛缩导致的功能受限程度。

②患者对手术的认知和期望值。

③患者全身皮肤情况，瘢痕有无破溃感染，若出现感染应先行抗感染治疗。供皮区有无破溃、感染、肿块等，如有异常则不予选取。

（2）术前一般护理

①术前完善相关术前检查。

②了解患者全身情况，对糖尿病、肝功能不良、呼吸道感染等患

者应予以严格控制。

③手术创伤较大，预计手术中的失血量，术前进行备血。

（3）供皮区皮肤状况

①术前评估供皮区皮肤状况，如供皮区皮肤有无破溃、皮疹、感染、外伤、皮肤病、瘢痕等，有则不予选取。

②剃尽供皮区处毛发，动作轻柔，避免损伤局部皮肤。

（4）受皮区准备

①对于创面破溃感染者，术前应做创面分泌物细菌培养，根据药敏试验结果，遵医嘱合理使用抗生素，控制感染。

②对瘢痕挛缩积垢多的地方应用温肥皂水浸泡后用小镊子或棉签清除内陷污垢。

（5）照相记录　所有患者在手术前都要做照相记录，以便术后对比手术效果。

（6）术前心理护理　瘢痕的形成给患者带来了沉重的心理负担，尤其对于女性患者，手是女性患者的第二张脸，手部的瘢痕严重影响了患者的生理和心理的健康，患者会出现焦虑、郁闷等相关的负性情绪，又担心手术治疗的效果，此时护理人员应该积极主动地与患者进行沟通，了解患者对手术的期望值，全面评估患者的心理情绪，根据患者的具体情况采取针对性的护理措施，同时在护理工作中，对患者要热情主动，给予患者心理上的支持与鼓励，同时向患者讲解疾病相关的知识，告知患者疾病的治疗与预后，使患者对于疾病及治疗有一个更加深入的了解，减轻患者的焦虑情绪，增强患者治疗疾病的信心，减少患者的顾虑，使患者能够积极配合手术治疗。

（7）饮食护理　全麻患者术前遵医嘱禁食 8 h，禁饮 6 h，告知患者禁食、禁饮的目的，取得患者的配合，有吸烟史的患者指导患者术前 3 周戒烟。

18 术前注意事项有哪些？

患者术前 2 周前停止服用特殊药物（如阿司匹林、百服宁等）和减肥药、中药及含有灵芝、大蒜、维生素 E 等成分的营养食品，女性患者还应避开月经期。

（三）手部烧伤畸形修复术术后健康指导

19 术后护理要点有哪些？

（1）全麻者或臂丛麻醉的患者，术后按全麻术后护理常规进行护理，皮肤移植患者抬高患肢并制动，促进血液循环，减轻患肢肿胀。

（2）指导患者保持切口敷料清洁、干燥，勿搔抓伤口，注意观察患肢末梢血液循环情况。

（3）皮片的护理

①供皮区给予盐袋压迫，保持伤口敷料清洁、干燥，伤口敷料渗湿后应立即通知医生进行处理。

②受皮区抬高并制动，防止患肢过度活动导致皮片移位，影响皮片存活。

（4）皮瓣的护理

①观察皮瓣的颜色、温度，切口渗血、渗液情况，供皮区给予沙袋压迫 24 h。

②皮瓣颜色苍白、皮温低，毛细血管充盈反应延迟或消失，则表示动脉供血不足，应注意保暖，局部给予 TDP 烤灯照射保温，使用扩张血管的药物，必要时使用解痉药物。

③皮瓣颜色暗紫、起水疱、血肿则表示静脉回流不畅，血肿者应及时清除血肿，顺静脉方向按摩皮瓣，适当拆开远端缝线，或在皮瓣上划小口，行放血治疗。

④了解患者伤口胀痛情况，警惕血肿发生，如有异常及时通知医生清除血肿。

（5）遵医嘱合理使用抗生素，预防伤口感染的发生。

（6）密切监测患者的体温变化，如体温持续 38.5 ℃以上，排除其他原因导致的发热，应高度怀疑伤口感染的发生，应立即通知医生进行处理。

（7）克氏针的护理：遵医嘱每天 2 次进行克氏针的消毒，了解局部皮肤的情况，了解末梢的血液循环是否正常（图 5-2-3）。

（8）饮食护理：指导患者进食高热量、高蛋白、高维生素、易消化食物，多食新鲜蔬菜水果，均衡营养，促进伤口的愈合。

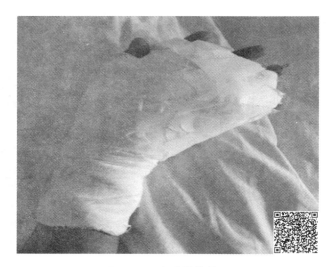

图 5-2-3　克氏针的护理

（9）有效的功能锻炼：术后进行积极的功能锻炼不仅可以促进创面的恢复，同时也有利于手部功能的恢复。

20 相关并发症及预防措施有哪些？

（1）感染

预防措施：做好术前的准备工作，瘢痕严重者术前做好瘢痕的清洁工作，植皮患者做好供皮区的皮肤准备；手术过程中对原有的感染创面彻底清创，并合理使用抗生素控制感染；术中严格执行无菌操作；术后密切观察患者的体温变化，如体温持续升高则应高度怀疑创面感染的发生，应遵医嘱给予相应的处理。

（2）皮片坏死

预防措施：手术中彻底止血，较大血管予以结扎，术后密切观察局部皮肤情况，如植皮处出现肿胀应考虑血肿发生；手术中严格遵守无菌操作规范。一旦发生皮片坏死，应立即除去坏死的皮片，待创面长出新生肉芽组织后再行植皮手术。

（3）皮下血肿

预防措施：手术中严格止血，对较大的血管给予结扎。行皮瓣移植术，应在切口内放置引流条或者引流管，引流出手术区域血液。

行皮片移植术,打包要求结实牢固。如果手术后出现血肿,应及时清除血肿,彻底止血。

(4)皮瓣坏死

预防措施:手术前设计时,皮瓣的长宽比例以修复后的长宽比例为准,不宜超过3:1。手术中注意保护蒂部,避免损伤蒂部或压迫蒂部;皮瓣设计要大小合适,不宜过大也不宜过小;游离皮瓣移植时,注意重要血管的吻合;手术中,应紧贴深筋膜的表面游离皮瓣,以防止皮瓣过薄。手术后,注意观察皮瓣的血供,及时处理引起皮瓣血供障碍的原因。如果手术后出现皮瓣坏死,应加强换药,待出现新鲜肉芽组织后,行皮肤移植术。

(5)皮瓣臃肿

其主要与手术中皮瓣切取过厚有关,如在手术中发现较厚者,可进行修薄处理;若术后发现皮瓣较臃肿,严重影响外观者,应告知患者可于后期进行手术修复(图5-2-4)。

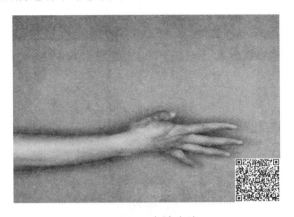

图 5-2-4　皮瓣臃肿

(6)关节僵硬

预防:术后指导患者抬高患肢,正常的手指要适当地做主动或被动的活动(图5-2-5),防止关节僵硬。使用克氏针的患者,克氏针放置的时间不宜超过3周,拆线后可适当地做关节的相关运动,避免关节僵硬的发生。

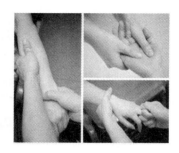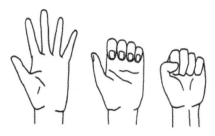

图 5-2-5　手部功能锻炼

21 注意事项有哪些？

（1）指导植皮患者保持患肢抬高制动，以免皮片移动影响存活。

（2）四肢取皮者，应抬高患肢。

（3）如皮下积有脓血，应行小切口引流，切忌挤压；如皮片已坏死，应及时除去。

（4）做好患者的知识宣教，植皮治疗最佳的效果只能改变功能受限，无法使植皮区接近正常肤色，避免患者的期望值过高。

（四）手部烧伤畸形修复术患者出院后的健康指导

（1）指导植皮术后患者 6 个月至 1 年内佩戴弹性绷带或弹力手套（图 5-2-6），使用预防瘢痕形成的药物如硅酮凝胶、硅凝胶等；术后 3 个月内避免日光暴晒手术区域，以免色素加深。

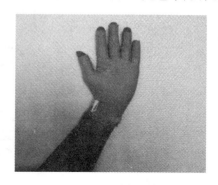

图 5-2-6　弹力手套

（2）拆线后指导患者进行手部相关关节的功能锻炼。

（3）禁止吸烟与喝酒，以免影响皮片存活。

（4）植皮伤口愈合后，若皮肤较干燥可使用润肤油涂抹。

（刘志荣　杨琼）

三、多指畸形围手术期健康促进

（一）多指畸形的基础知识

22 如何正确认识手的功能分布？

在手的功能中，拇指占 40%，食指、中指各占 20%，无名指和小指各占 10%，拇指的主要功能是屈、伸、展、收和对掌，拇指通过这些运动完成夹、捏、握等动作。因此拇指的修复与再造在手的功能恢复中占有极为重要的地位。

23 何谓多指畸形？

正常手指以外的赘生物，或是手指的指骨赘生物，或是单纯软组织赘生物，或是掌骨赘生物等，均属于多指畸形的范围。这是先天性手及上肢畸形中最多见的一类。

24 多指畸形的病因有哪些？

目前多指畸形发生的病因尚不明，学者普遍认为与胚胎因素、外界因素有关，部分病例为遗传因素所致且有隔代遗传现象。

25 发病机制是什么？

发病机制与环境因素对胚胎发育过程的影响有关。如某些药物、病毒性感染、外伤、放射性物质的刺激等，特别是近代工业的污染，都可成为致畸因素。

26 多指的分类有哪些？ 手术时机的选择为何时？

多指大多见于拇指桡侧和小指尺侧，在其他部位较少见。根据多指与手的连接方式不同，分为以下三类。

（1）多指以皮肤软组织与主指相连　该类多指发育较小，像赘皮，内有一块发育较小的指骨，在指端可见小的指甲（图5-3-1）。该类多指不影响主指的正常发育,可在患儿对自身有美感需求之前将其切除。

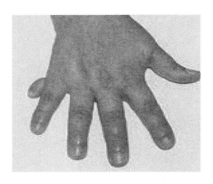

图 5-3-1　皮肤软组织与主指相连

（2）多指与主指共用一个关节囊,与掌骨形成关节　该类多指发育较好,但活动度及功能较主指差,影响主指的形态和掌指关节的发育,应尽早治疗（图 5-3-2）。

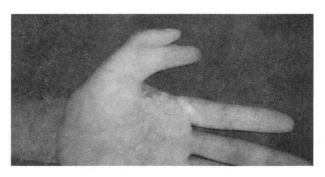

图 5-3-2　多指与主指共用一个关节囊

（3）多指与主指共有部分指骨　该类多指表现为分叉样畸形,与主指相比,两者在大小与外形上无明显差异,多指也可稍微偏小（图 5-3-3）。该类畸形最好待手指发育完成后,再考虑手术,若切除过早,会影响主指的继续发育。

27　多指的治疗有哪些?

多指与主指的连接方式不同,手术方式也不同,对于多指主指

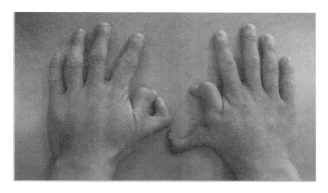

图 5-3-3　多指与主指共有部分指骨

存在骨连接的患者,为明确骨连接的类型和程度,在手术前应进行
X 线检查(图 5-3-4、图 5-3-5),以便选择最佳手术方案。目前临床
上常见的手术方法有以下几种。

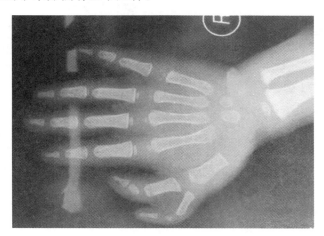

图 5-3-4　多指畸形 X 线(一)

　　(1)直接缝合法　该方法主要用于多指以皮肤软组织与主指
相连者。

　　(2)多指切除加关节囊修复术(图 5-3-6)　该方法主要用于多
指与主指共用一个关节囊者。

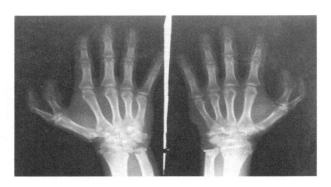

图 5-3-5　多指畸形 X 线(二)

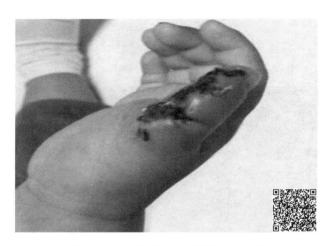

图 5-3-6　多指切除加关节囊修复术后

（3）手指分叉矫正　根据手术方式的不同,分为多指切除、指甲形成术和分叉骨形成术。

28 治疗时机为何时?

单纯性多指,特别是尺侧单纯性多指,没有掌骨掌指关节赘生,宜在患儿 3～6 个月时完成手术治疗。复合性多指,如桡侧复合性多指及中央多指并指等,手术时间可推迟,但仍应争取在患儿 2 岁前完成手术,以利于家长在心理上早日得到安慰,患儿亦不致有心理障碍。

29 如何预防多指畸形?

要预防患儿先天性的多指畸形,应做好孕期的保健,指导孕期加强营养,避免呼吸道和胃肠道的感染发生,避免风疹、麻疹、水痘-带状疱疹、腮腺炎等病毒感染,避免接触辐射、药物等可能使胚胎致畸的因素,积极预防原发性疾病,如高血压、糖尿病等,戒烟酒,以最大限度地降低孕期胎儿的致畸率。

(二)多指畸形矫正术术前健康指导

30 术前护理要点有哪些?

(1)术前评估与观察要点

①评估患者的心理状态,了解求诊的目的,帮助树立正确的审美观念和积极的治疗态度。

②了解患者畸形程度、特殊疾病和用药史等。

③观察身体皮肤的完整性,有无感染、破溃的发生。

④监测患者的生命体征,了解有无感染的症状和体征。

(2)一般术前准备

①术前需常规进行心电图、胸片、血常规、肝肾功能、电解质及出凝血时间、X线检查等,生命体征无异常。

②身体状况的评估:了解是否有手术禁忌的疾病存在,小儿患者尤其注意有无感冒咳嗽、流涕及肺部炎症的症状。

③所有患者在术前都需进行照相留档,以备术后对比手术效果。

④手术前医生需向患者及家属进行有效的沟通,向患者及家属讲解手术的具体方案,取得患者及家属的理解与配合。

(3)皮肤准备　皮肤准备原则是超过手术部位上下两个关节以上,仔细检查手术野皮肤的情况,有皮肤感染或破溃者应治愈后方可手术。入院后即开始每天用温水泡手 15 min,以清除污垢、清洁皮肤,手术前 1 天为患者修剪指甲。

(4)心理护理　由于是先天性疾病,当患者家属看到新生儿的缺陷时,第一时间是难以接受,不相信这样的事情会发生在自己孩子的身上,最后转为焦虑,由于对疾病的认识不足,担心会影响患儿的成长、生活、学习和心理。护理人员应该安抚患儿家属,向患儿家属讲解疾病相关知识,介绍多指畸形的原因、手术的方法,使其对疾病及预后有一个初步的了解,以缓解患儿家属的紧张情绪,使其能够积极配合医生帮助患儿进行手术治疗。

(5) 安全护理　由于患儿年龄较小,没有安全意识,故患儿入院后要向家属讲解住院安全的重要性,入院时即指导 24 h 留陪一人,并让家属签署知情同意书,引起患儿家属对患儿住院期间安全的重视,指导患儿家属不可私自带患儿外出,防止发生意外事件。床尾挂警示标志牌,预防患儿跌倒或坠床的发生,将安全指导贯穿患儿住院全过程,保证住院安全。

31 术前注意事项有哪些?

(1) 术前应做好全面评估,行 X 线检查,了解多指有无骨关节相连,以确定手术治疗的方案。

(2) 术前预防患儿感冒的发生,避免引起麻醉窒息。

(三)多指畸形矫正术术后健康指导

32 术后护理要点有哪些?

(1) 全麻术后指导患儿禁食、禁饮 6 h,密切观察患儿的面色、呼吸等情况,指导患儿头偏向一侧,6 h 后麻醉完全清醒后,指导患儿少量饮用温开水,如无任何不适可指导进食牛奶、米汤等。

(2) 术后密切观察患儿的伤口敷料情况,避免包扎过紧或包扎过松的情况发生,观察伤口有无渗血、渗液等。

(3) 指导患儿抬高患手,必要时悬吊(图 5-3-7),注意观察患手末梢血液循环情况,石膏固定者按石膏护理常规护理,注意观察石膏有无松动、过紧或变形;患指使用克氏针固定时,可用胶布包裹,以防碰撞或回缩,造成逆行感染,遵医嘱行克氏针的护理,常规每天行克氏针消毒 3 次。患手有感觉障碍时应避免碰伤、冻伤、烫伤等意外的发生;保持伤口敷料的清洁、干燥,避免患儿吃手指或用患指抓物品,必要时患手套上干净丝袜进行保护。

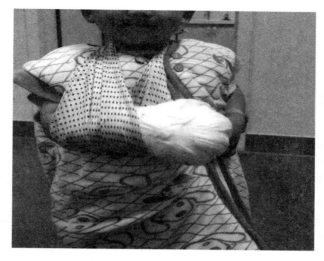

图 5-3-7　术后进行三角巾悬吊

（4）有石膏或外固定支架者，保持局部稳定，抬高患肢，3 周内防止局部活动。

（5）术后 10 天开始间断拆线，14 天可以全部拆除缝线。有游离植皮者，拆线后仍需用敷料包扎 1 周或戴弹力套压迫。

（6）术后 3 周开始功能锻炼，可促进血液循环，减少水肿，增加肌力，防止挛缩。

（7）遵医嘱合理使用抗生素，预防和控制感染的发生。

33 术后康复指导有哪些？

针对患儿生理特点及手术方式，术后鼓励其早期用患手做一些力所能及的活动，如抓、握、捏、拍等，有意识地让患儿参加一些活动。由于患儿住院时间短，平均 4～5 天，故康复要在家中进行，因此加强出院指导显得尤为重要，嘱定期门诊随访、换药。对骨关节矫形患儿要妥善固定，并做 X 线复查，以防止骨关节畸形及僵硬；对神经移植或感觉障碍的患儿要防止烫伤；对有吻合血管的患儿要注意保暖，远离吸烟的人群。出院 1 周和 1 个月后给予电话随访指导。

34 术后注意事项有哪些?

(1)密切观察患手末梢血液循环状况,避免敷料包扎过紧引起的血液循环障碍,也避免伤口包扎过松起不到压迫的作用。

(2)抬高患手使其高于心脏水平,促进血液循环,缓解疼痛。

35 常见并发症及预防措施有哪些?

(1)切口感染   手术区域消毒不彻底,身体其他部位的感染,都可引起切口感染的发生。

预防措施:术后应密切观察患儿的生命体征变化,当患儿体温持续升高时可考虑感染发生,做好患儿的血常规监测,做好全身及局部的细菌培养,遵医嘱合理使用抗生素。预防方法主要是在执行各项操作过程中严格执行无菌操作,预防身体其他部位感染的发生。

(2)切口裂开   主要与术中缝合张力过大有关。

预防措施:术中减张缝合。

(3)皮瓣坏死   密切观察植皮区域皮瓣血液循环情况,根据皮瓣的颜色、温度,毛细血管充盈反应判断;密切观察患手末梢血液循环情况,如有异常及时通知医生进行处理。

36 手术预后如何?

多指畸形手术现在已日渐成熟且一般预后良好,故患儿家属不用太过于担心。

(四)多指畸形矫正术患儿出院后的健康指导

(1)一般术后7天拆除切口缝线,植皮区域两周后打开敷料,伤口愈合良好者可拆除缝线。

(2)指导患儿家属正确做好患儿的手部功能锻炼。

(3)冬季注意保暖,防止局部受凉而挛缩影响血液循环。

(4)为预防手术部位瘢痕增生,出院后指导患儿家属为患儿规范使用预防瘢痕增生的药物,也可指导患儿家属为患儿佩戴弹力手套半年以上,以预防瘢痕增生。

(5)注意远期随访。多指畸形的早期疗效比较满意,但随着患儿的发育,少数可出现继发性畸形。因此,术后应长期定期随访,如严重的畸形影响患儿手部正常发育时应及时到医院就诊,回访直至患儿发育停止。

（刘志荣）

四、小腿皮肤、皮下组织缺损围手术期健康促进

（一）小腿的基础结构

37 小腿的损伤特点有哪些?

小腿位于人体膝盖以下足部以上,具有皮肤移动性小、浅筋膜疏松且脂肪量较少、损伤后伤口愈合较为缓慢的特点。

38 小腿的浅层结构有哪些?

小腿的皮肤移动性小,在中下 1/3 处皮肤血管为终末端,血液供应差,损伤后创口愈合较慢。

39 小腿的肌群分布有哪些?

小腿肌位于胫、腓骨周围,分为前群、后群和外侧群(图 5-4-1、图 5-4-2)。

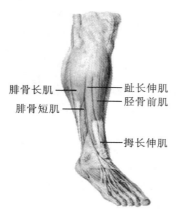

腓骨长肌 —— —— 趾长伸肌
腓骨短肌 —— —— 胫骨前肌
—— 拇长伸肌

图 5-4-1　小腿肌群分布(一)

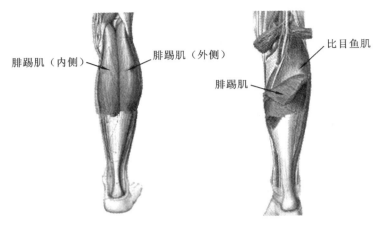

腓踢肌（内侧）　腓踢肌（外侧）　比目鱼肌　腓踢肌

图 5-4-2　小腿肌群分布(二)

40 常见病因有哪些?

小腿皮肤缺损的急性损伤大多由外伤引起,少部分为慢性溃疡(图 5-4-3、图 5-4-4)。

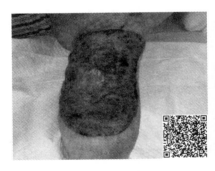
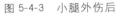

图 5-4-3　小腿外伤后

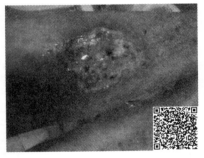

图 5-4-4　小腿慢性溃疡

41 外伤导致小腿皮肤缺损如何现场急救?

妥善的现场急救是挽救患者生命的重要保证,在紧急情况下优先处理危及患者生命的紧急问题,健全救治体系。

(1)抢救生命　迅速脱离事故现场,处理危及生命的紧急情况。

(2)判断伤情　检查创面和局部的骨骼情况,判断有无骨折的发生,如合并骨折,应初步外固定并制动。

(3)创面较大、出血较严重者,根据现场环境用无菌或清洁敷料加压包扎创面,予以止血。

(4)迅速建立静脉通道,恢复有效血容量。

(5)拨打 120 和联系接诊医院,将患者安全送至医院进行处理。

42 入院后的早期处理有哪些?

(1)遵医嘱迅速完善相关检查。

(2)保护创面,剃尽创周毛发,对创面进行细菌培养。

(3)密切观察患者的生命体征。

(4)防治感染。

(5)受伤 24 h 内肌内注射破伤风抗毒素。

43 手术治疗方法有哪些?

小腿的皮肤缺损一般都须经过手术治疗,小腿后侧肌肉丰富,因此小腿后侧皮肤缺损可以采用游离植皮进行修复。而小腿前侧的组织缺损,特别是胫前区,应用组织瓣进行创面覆盖。对于污染较为严重、创面较大或复杂难治性下肢溃疡,无法进行一期手术闭合创面者,临床常采用 VSD 负压引流进行一期的创面处理,待创面长出新鲜肉芽组织后再行二期的植皮手术。

(二)VSD 负压引流在小腿组织缺损中的应用

44 什么是 VSD 负压引流?

VSD 负压引流是指利用医用高分子泡沫材料聚乙烯酒精水化海藻盐泡沫敷料,来覆盖或填充皮肤、软组织缺损的创面,再用生物半透膜对其进行封闭,使其成为一个密闭的空间,最后接通中心负压引流,通过可控的负压来促进创面愈合的一种全新的治疗方法(图 5-4-5)。

45 适应证有哪些?

VSD 负压引流适用于各种创面,在小腿组织缺损中主要用于大面积的软组织缺损或损伤(图 5-4-6)、污染较为严重的创面(图

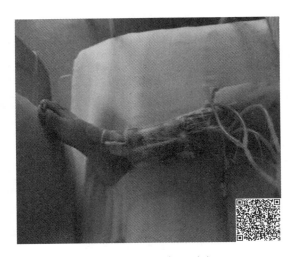

图 5-4-5　VSD 负压引流

5-4-7）及各种复杂的难以愈合的慢性下肢溃疡。

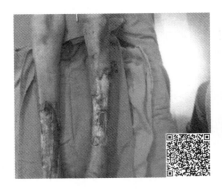

图 5-4-6　外伤后大面积组织缺损

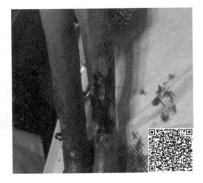

图 5-4-7　污染较为严重的创面

46 优点有哪些?

（1）通过封闭创面使其与外界隔绝,防止污染和交叉感染。

（2）负压封闭引流的创面渗出物随时被引出,减少了创面细菌数量,消除了细菌的培养基,从而抑制了细菌的生长繁殖,能够显著加快腔隙的闭合和感染创面的愈合。对于浅表创面,可以起到靠拢组织、缩小创面、减小植皮面积的功效。

（3）大幅度地减少了抗生素的应用，有效地防止了院内交叉感染的发生，缩短了住院时间。

（4）透性粘贴薄膜极有利于对伤口或创面的观察。

（5）减少了频繁换药给患者带来的痛苦。

47 VSD 负压引流的护理要点有哪些？

（1）指导患者保持 VSD 引流管引流通畅，勿折叠扭曲，生物半透膜贴合紧密，无破损漏气，若发现漏气应重新加盖贴膜；各连接管之间连接紧密，无漏气，若发现漏气，应及时连接紧密。

（2）正确调整负压参数（一般负压维持在 150～200 mmHg），中心负压中断时立即启动电动吸引装置。

（3）观察 VSD 材料是否塌陷且紧贴于创面，内管形态是否凸出明显，引流管是否持续吸出血性或脓性分泌物，如引流物较多且较稠，为防止分泌物堵塞引流管道，应用生理盐水或抗生素溶液进行管道冲洗，每天 3 次。

（4）每天更换引流瓶内引流袋，严格执行无菌操作，观察引流液的颜色、性质、量，如引流液为鲜红色血液，则提示有活动性出血的发生，应立即关闭负压装置，通知医生进行紧急处理。

（5）负压引流瓶放置的位置应低于创面，有利于引流。

（6）加强对创面的观察，预防张力性水疱的发生。

（7）小腿慢性溃疡合并糖尿病的患者应注意在治疗的同时控制血糖变化。

（8）要做好健康宣教，指导患者或陪护人员不要牵拉、压迫或折叠引流管，不要随意调节负压开关，以免影响治疗效果。

（三）小腿皮肤缺损修复术术前健康指导

（1）术前评估和准备

①由于小腿外伤早期无法下床活动，应遵医嘱为患者留置导尿或指导患者及早训练床上使用大小便器，以适应术后体位改变。

②进行皮肤移植的患者术前选择好供皮区，检查供皮区皮肤有无破溃、感染等，做好供皮区及受皮区的皮肤准备。

③采用 VSD 负压引流的患者，术前床边备负压吸引器，并保持

负压装置处于功能状态。病房应配备电动负压吸引器,以备中心负压出现故障时应急使用。

④全麻患者严格指导患者术前进食8 h、禁饮6 h。

(2)术前心理护理。

(四)小腿皮肤缺损修复术术后健康指导

48 术后护理要点有哪些?

(1)全麻者按全麻术后护理常规护理。

(2)密切观察生命体征。

(3)卧位:患肢抬高制动,促进血液循环,减轻肿胀与疼痛。做好患者及家属的宣教工作,告知保持该体位的目的及其重要性,当患者因长时间制动出现肢体麻木等不适感,应辅助其适当调整体位。

(4)皮瓣护理。

(5)引流管的护理。

(6)疼痛的护理。

(7)糖尿病或高血压的患者,应注意控制血糖和血压的情况,以利于伤口的早期愈合。

(8)早期避免下床活动,指导患者卧床休息,老年患者无法自己改变体位者,协助患者至少每2 h翻身一次,预防压疮的发生,早期行雾化吸入,指导患者正确的有效的排痰方法,预防肺部疾病的发生。

49 常见并发症有哪些?如何预防?

(1)感染

预防:对术前的污染创面做细菌培养和药敏试验,合理使用抗生素,加强换药,保证肉芽组织新鲜,术中应彻底清创,手术过程中严格执行无菌操作;术前、术后预防感冒;术后留置引流管者,保持引流管引流通畅,预防血肿和感染发生。

(2)血肿

预防:术中积极止血,术后留置引流管者指导患者保持引流管的引流通畅,若出现异常应通知医护人员进行处理。

（3）血供障碍

预防:预防术后感染,术中严格止血,对于较大血管行结扎治疗,术中尽量吻合各动静脉血管,注意保暖,加强观察。

（4）VSD引流管堵塞

预防:术中彻底清创,对于污染较为严重的创面,术后给予引流管冲管,加速分泌物和坏死组织的引流,避免分泌物和坏死组织聚集引起堵管。

（5）皮下张力性水疱

预防:术前检查负压装置及中心负压是否处于功能状态;术后加强观察,负压过高应立即调整至正常范围。

50 注意事项有哪些?

（1）指导患者抬高患肢,以利于静脉回流及肿胀的消除。

（2）高血压及糖尿病患者应注意控制血糖和血压的情况。

（3）适当进行健侧下肢的按摩,以预防静脉血栓的发生。

（4）密切观察VSD的负压及引流情况,发现异常及时通知医生。

（5）术后注意观察伤口与供皮区的情况,若出现异味应通知医生换药及行抗感染处理。

51 健康指导要点有哪些?

（1）术后控制血糖,避免因血糖过高引起伤口不愈合。

（2）若创面在四肢,应鼓励患者在床上进行适当活动,预防并发症的发生。

（3）早期功能锻炼:术后早期的功能锻炼可保持关节稳定性和肌肉张力,防止关节僵硬和肌肉萎缩,指导患者循序渐进地进行股四头肌等长收缩运动及邻近关节的伸屈活动,在锻炼过程中应随时注意移植皮瓣的血供变化,防止肢体活动过分牵拉皮瓣而使血管吻接处扭曲。

（五）小腿皮肤缺损修复术患者出院后的健康指导

（1）出院后早期指导患者注意保护患肢,切不可早期过度用力,尽早进行患肢的功能锻炼,锻炼应循序渐进,逐渐增加强度,切不可突然加大活动量。

(2)坚持佩戴弹力小腿套半年以上,预防瘢痕增生,3个月内避免日光暴晒,夏天出门时尽量穿着长裤,以免色素沉着。

(3)指导患者术后3～6个月正确使用预防瘢痕增生药物,防止瘢痕增生。

(4)术后3～6个月指导患者禁烟限酒,禁食辛辣刺激性食物,以利于伤口的愈合。

(刘志荣　程芳)

五、肢体淋巴水肿围手术期健康促进

(一)基础知识

52 淋巴系统的组成有哪些?

淋巴系统主要由淋巴管和淋巴结组成(图5-5-1)。

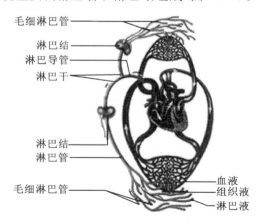

图 5-5-1　淋巴系统

53 何谓淋巴水肿?

由于淋巴管道发育不全或发生堵塞,淋巴回流遇阻,淤积于皮下组织间隙内,导致局部肿胀,称为淋巴水肿。淋巴水肿多发生于四肢,尤以下肢最为常见。

54 淋巴水肿的分类与病因有哪些?

(1)原发性淋巴水肿　由于淋巴管发育障碍所引起的淋巴水肿,多见于女性,男女比例为1∶3,好发于下肢,左侧多于右侧。

(2)继发性淋巴水肿　正常的淋巴管或淋巴结遭受破坏,淋巴回流通路阻塞所引起的淋巴水肿,多发生于成年人。其常见的原因可分为感染性和非感染性两类。

55 淋巴水肿的发病机制有哪些?

淋巴系统先天性发育不良或由于某种原因发生闭塞或破坏,所属远端淋巴回流即发生障碍,组织间隙淋巴液异常增多。若发生在肢体则受累肢体均匀性增粗,起初皮肤尚光滑、柔软,抬高患肢水肿可明显消退。

56 淋巴水肿的临床表现有哪些?

肢体淋巴水肿临床表现主要为单侧或双侧肢体的持续性、进行性肿胀,可以分为如下四期。

(1)Ⅰ期:肢体出现凹陷性水肿,即按压皮肤后出现凹陷(图5-5-2)。此时若持续性抬高肢体,水肿将减轻或消退,无组织纤维化或轻度组织纤维化。

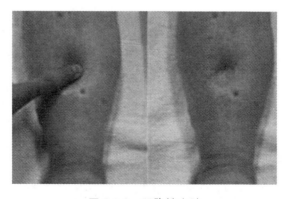

图 5-5-2　凹陷性水肿

（2）Ⅱ期：随着病期的延续，水肿和组织纤维化加重，患肢明显增粗，但两侧肢体的周径相差不足 5 cm。

（3）Ⅲ期：水肿和组织纤维化进行性加重，两侧肢体周径相差超过 5 cm（图 5-5-3）。

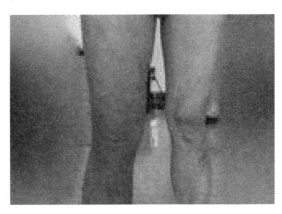

图 5-5-3　水肿肢体与健侧肢体比较

（4）Ⅳ期：皮肤组织极度纤维化，伴有严重表皮角化和棘状物生成，整个病肢异常增粗，外形如同大象腿（图 5-5-4），又称象皮肿。病情严重者，除肢体增粗外，常伴有丹毒发作、皮肤溃疡等，甚至致残而丧失劳动能力。

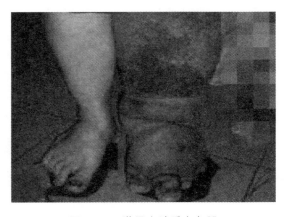

图 5-5-4　淋巴水肿后大象腿

57 淋巴水肿的鉴别诊断有哪些?

淋巴水肿根据临床表现多可明确诊断,但初期有时需与其他水肿性疾病相鉴别。

(1)**静脉性水肿** 有静脉病变表现,如静脉炎、血栓形成、瓣膜关闭不全、溃疡形成等,静脉造影或超声 Doppler 检查可见静脉狭窄或阻塞,或瓣膜功能不全状况;水肿液蛋白质含量一般不超过 15 g/L;经卧床休息和抬高患肢,水肿可在数小时内减轻或消退。

(2)**脂肪水肿** 一种与遗传有关的疾病,表现为双侧对称性的大腿及小腿脂肪层增厚,而足部不受累,皮肤无明显增厚、粗糙等征象。

(3)**特发性水肿** 周期性发作的踝周水肿,两侧对称分布,并累及肢端,使间歇性压迫的方法治疗本病疗效较好。

(二)淋巴水肿矫治术术前健康指导

58 淋巴水肿有哪些辅助检查?

(1)**淋巴管造影** 有助于显示淋巴管和淋巴结的形态和功能状况。

(2)**CT 和 MRI 检查** 可以提供患侧与健侧皮下和肌肉组织厚度的差别,反映肢体淋巴水肿的形态学改变。

(3)**血微丝蚴检查** 疑为丝虫感染所致者,可进行血中微丝蚴检测。一般在晚 10 时至次晨 2 时间验血,阳性率较高。

(4)**活体组织检查** 疑为丝虫感染而血中微丝蚴检查阴性者可取皮下结节、浅表淋巴结、附睾结节等病变组织进行活体组织检查,确定诊断。

59 肢体淋巴水肿有哪些治疗方式?

(1)**非手术疗法** 初期可采用布绷带或弹性绷带的捆绑疗法,由肢体远端起向近端缠扎,或穿戴弹力套或弹力袜;定时向心性按摩;抬高患肢、卧床休息。下肢患者应避免从事长久站立的工作。此外,还须注意对病因的治疗,例如,治疗丝虫病,应注意防止继发感染如丹毒、蜂窝织炎、下肢趾间霉菌的感染等。非手术疗法,在上肢效果较好,但在下肢常只能达到维持现状不致继续发展的效果,故仅适用于初期轻型病例,或作为手术治疗前的准备措施,或作为手术治疗后维护疗效的手段。

(2)手术疗法 用于后期肿胀严重,妨碍肢体活动;淋巴渗漏不能控制;丹毒反复发作,难于防治;或经非手术治疗不能阻止病程继续进展的病例。术前须按非手术疗法的各项措施进行充分准备,且近期内无丹毒发作时,方可实施手术。大象腿病变切除术前、术后对比见图 5-5-5。

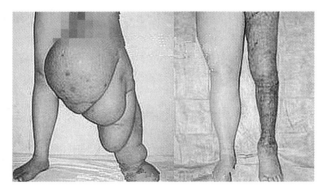

图 5-5-5 大象腿病变切除术前、术后对比

60 肢体淋巴水肿矫治术术前准备有哪些?

(1)完善术前检查,术前 2 周停止使用特殊药物 例如,阿司匹林或活血化瘀的药物,阿司匹林会使得血小板的凝集功能降低,容易导致术后出血。

(2)卧床休息,抬高患肢 可指导患者用枕头垫高患肢,下肢抬高以 60°为宜。

(3)控制感染 对于反复发作的急性蜂窝织炎和急性淋巴管炎,术前应做细菌培养试验,根据培养结果选用敏感的抗生素药物控制感染,减少术后感染的机会。

(4)患肢皮肤的护理 禁止在患肢进行静脉穿刺及邻近部位抽血等操作。减少患肢皮肤的摩擦,避免患肢受压。

(5)植皮护理 对于需要植皮的患者,术前 1 天备皮,检查供皮区有无红肿、破溃等感染症状,如有应及时处理。

（6）饮食护理 指导患者进食高蛋白、高热量、富含维生素的清淡食物,禁食辛辣刺激性的食物,同时应限制钠盐摄入,以减少组织的水钠潴留。应避免食用腌制和过咸的食物。对于急性期的患者,术前可遵医嘱使用利尿剂促进水和钠的排出。

（7）术前常规宣教 指导患者预防感冒,着宽松、透气的病员服,做好患者的"三短九洁"基础护理,训练患者床上适应性活动,训练患者床上大小便。禁止吸烟,因吸烟易造成吻合血管的栓塞与痉挛,影响术后皮瓣的成活。

（8）心理护理 部分患者因外形的改变,产生自卑的心理,表现得不愿与人交流,严重的患者,活动受限制,影响日常生活,急切希望通过手术改变现状。对于这些患者入院后,我们应做好患者的心理评估,讲解疾病的相关知识,建立良好的护患关系,消除患者的疑虑,对于行动不便的患者,我们应给予帮助,如下床活动、上厕所、打开水等,同时也应向患者讲解手术能达到的效果,让患者对疾病有正确的认识,以取得他们的配合。

（三）淋巴水肿矫治术术后健康指导

61 术后护理的要点有哪些?

（1）对于全麻的患者,术后按全麻术后护理常规护理。

（2）体位的护理 术后体位的安置是保证皮瓣的血供和静脉回流、促进皮瓣成活的重要措施,应指导患者取平卧位或健侧卧位,避免患侧卧位,适当抬高患肢,患肢制动。绝对卧床 7～10 天,患肢高于心脏水平 10～20 cm,以利于静脉回流,减轻肿胀。

（3）伤口的观察与护理 观察伤口敷料有无渗血渗液,敷料包扎松紧是否适宜,敷料包扎过紧会影响静脉回流及皮瓣的成活。注意观察患肢末梢血液循环情况,患者生命体征的变化,若术后 3 天患者体温持续升高,应引起重视,警惕伤口感染的发生。

（4）负压引流的观察与护理。

（5）皮瓣的观察与护理 密切观察患者的皮瓣血液循环情况,主要包括皮瓣的颜色、温度、张力、毛细血管充盈反应,通过"一看、二摸、三压"判断皮瓣的血供情况。

（6）植皮的护理　若患者诉伤口剧烈疼痛，局部有腐臭气味，同时伴有体温升高，则提示有感染，应尽早打开敷料，检查伤口，及时处理。

（7）淋巴排水按摩　让患者抬高患肢，先近后远以离心方式按摩，一侧肢体每次至少按摩 60 min，按摩者双手扣成环形，根据淋巴回流的途径，由患肢的前臂向上臂自远向近、由上向下、由外向内推移，刺激正常的淋巴管道，促使淋巴液向近心端流动，按摩手法必须轻柔、缓慢，压力适中（图 5-5-6）。下肢的按摩方法见图 5-5-7。过度按摩可能加重淋巴水肿，而轻柔的按摩可促使淋巴流动。一边操作一边向患者解释操作的原理、方法，指导患者及家属练习直至完全掌握。

（8）压疮的预防。

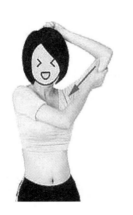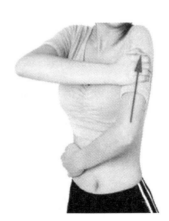

图 5-5-6　上肢按摩方法

（四）淋巴水肿矫治患者出院后的健康指导

（1）休息与活动　指导患者勿做剧烈的运动，避免患肢提重物，患肢尽量抬高，置于低位的时间不宜过长，可适当进行一些缓慢柔和的活动，如打太极拳等。

（2）加强营养，促进伤口愈合，避免食用辛辣刺激性食物。

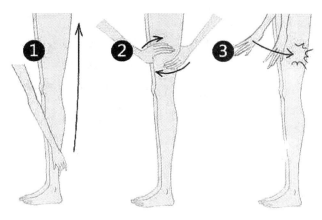

图 5-5-7　下肢按摩方法

（3）坚持使用弹力套加压包扎伤口，以减轻肿胀，减轻局部张力，预防瘢痕增生，局部可使用药物涂抹，如硅酮凝胶、硅凝胶等。

（4）观察伤口愈合情况，指导患者着宽松透气性能好的衣服，注意个人卫生，保持皮肤的清洁，若出现皮疹、瘙痒、发红、疼痛、皮温增高或发热等感染症状应及时就诊。

（5）教会患者如何进行淋巴排水按摩，并根据水肿程度加减次数。

（刘志荣　魏珍）

第六章
躯体伤病与畸形矫治术
围手术期健康促进

一、烧伤畸形修复术围手术期健康促进

(一) 基础知识

1 何谓烧伤?

烧伤是一种由物理或化学因素(如热力、化学、电流及放射线等因素)所致,始于皮肤,由表及里的一种外伤性损伤(图 6-1-1 至图 6-1-3)。

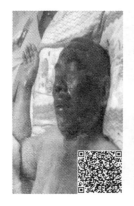 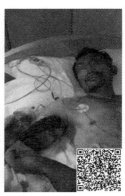 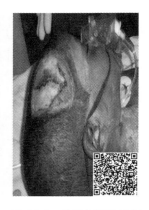

图 6-1-1　面部烧伤　　图 6-1-2　手臂电击伤　　图 6-1-3　头皮化学性损伤

2 烧伤的病因有哪些?

烧伤的主要病因为明火、热水、蒸汽、化学物质的灼伤。

3 烧伤的病理生理过程有哪些?

根据烧伤的病理生理反应及其病程演化过程分为四期,各期常互相重叠,分期的主要目的是便于临床处理及护理。

(1) **休克期**　又称体液渗出期,严重烧伤后,无论烧伤的深浅或面积的大小,伤后迅速发生的变化均为体液渗出。烧伤后 48 h 内,最大的危险是低血容量性休克,所以此期临床称为休克期。

(2) **感染期**　严重的烧伤所致的全身应激性反应,对致病菌的易感性增加,此期即可并发全身感染。

(3) **修复期**　此期包括创面修复与功能修复,烧伤早期出现炎症反应的同时组织修复开始。瘢痕增殖和挛缩将造成毁容、肢体畸形和功能障碍。

(4) **康复期**　根据创面的深度及大小、早期治疗的得当情况,Ⅰ度烧伤和浅Ⅱ度烧伤在伤后 5 天到 1 个月即可愈合,深Ⅱ度以上烧伤完全愈合可能需要数月,创面处理不当则愈合的时间会更长。

4 烧伤后是否会留下瘢痕?

烧伤后是否会留下瘢痕,是很多患者在生活中比较关注的问题,在此跟大家普及一下相关知识,并非所有的烧伤都会导致瘢痕的形成,瘢痕形成主要与烧伤的深度有关,按热力损伤组织的层次,分为Ⅰ度、浅Ⅱ度、深Ⅱ度和Ⅲ度烧伤。

(1) **Ⅰ度烧伤**　又称红斑性烧伤。烧伤仅伤及表皮,局部呈现红肿(图 6-1-4),有疼痛和灼烧感,皮温稍增高,皮肤干燥无水疱,一般 3～5 天可好转痊愈,痊愈后不留瘢痕。

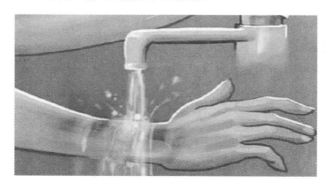

图 6-1-4　Ⅰ度烧伤

（2）浅Ⅱ度烧伤　仅伤及真皮层,部分生发层健存,有大小不一的水疱,水疱较饱满,疱壁较薄、内含黄色澄清液体,破裂后创面渗液明显,基底潮红湿润,水肿明显(图 6-1-5)。有剧痛和感觉过敏,皮温增高。若无感染等并发症,一般在两周即可愈合。痊愈后不留瘢痕,短期内可有色素沉着,皮肤功能良好。

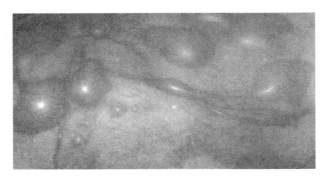

图 6-1-5　浅Ⅱ度烧伤

（3）深Ⅱ度烧伤　伤及真皮层,尚残留极少部分真皮和皮肤附件。水疱较小或较扁薄,感觉稍迟钝,皮温也可稍低。去皮后创面呈浅红或红白相间,略湿,可见网状栓塞血管,水肿明显(图 6-1-6)。由于有极少部分真皮和皮肤附件的残留,仍可再生上皮,若无感染,3～4 周可自行愈合,因修复过程中有肉芽组织,故留有瘢痕,但基本保存了皮肤功能。

（4）Ⅲ度烧伤　又称焦痂性烧伤。伤及皮肤全层,甚至可深达皮下、肌肉、骨骼等。创面无水疱,痛觉消失,皮温低,无弹性,干燥如皮革样或蜡白、焦黄甚至碳化成焦痂,痂下水肿(图 6-1-7)。自然愈合缓慢,需待焦痂脱落、肉芽生长,而后形成瘢痕,仅边缘有上皮,不仅丧失皮肤功能,而且常造成畸形,有的创面甚至难以愈合。

5　如何正确计算烧伤面积?

烧伤的诊断主要是对烧伤严重程度的判断,它是进行烧伤治疗的重要依据。正确判定程度的重要依据是烧伤的面积、深度及合并症。

（1）国内常用烧伤面积计算法,主要为九分法和手掌法。

①九分法:估计人体体表面积各部位比例的方法之一,但不能

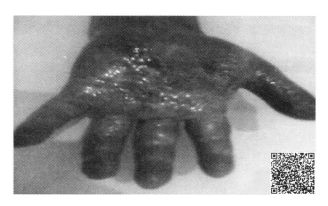

图 6-1-6　深Ⅱ度烧伤

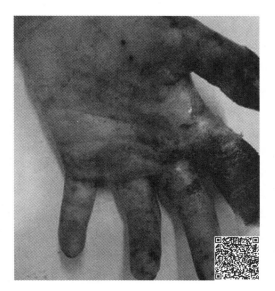

图 6-1-7　Ⅲ度烧伤

计算体表绝对面积。方法如下：头颈部 9％，双上肢 9％×2，躯干部
9％×4，双下肢 9％×4，会阴部 1％（图 6-1-8）。

　　成人各部分体表面积亦可简易记为：3、3、3（头、面、颈），5、6、7
（双手、双前臂、双上臂），5、7、13、21（双臀、双足、双大腿、双小腿），

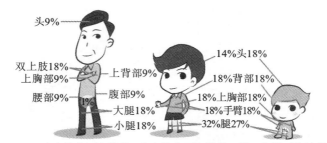

成人烧伤面积计算　孩童烧伤面积计算　婴儿烧伤面积计算

图 6-1-8　烧伤面积计算法

13、13(前后躯干),1(会阴)。

小儿的躯干和双上肢的体表面积所占百分比与成人相似。但头颈部体表面积有差异,并随年龄的增大,其比例也不同,可按下列简易公式计算:头颈部面积(%)＝9＋(12－年龄)。

②手掌法:以伤者本人的一个手掌(指并拢)占体表面积1%计算,五指自然分开的手掌面积约占1.25%。

6 如何判断烧伤的严重程度?

通过对烧伤面积和烧伤深度的判断,综合评估患者的病情,以利于伤员分类治疗和评价治疗效果。

(1)成人诊断标准

①轻度烧伤:总面积在9%以下的Ⅱ度烧伤。

②中度烧伤:总面积在10%～29%之间的Ⅱ度烧伤,或Ⅲ度烧伤面积不足10%。

③重度烧伤:总烧伤面积在30%～49%之间或Ⅲ度烧伤面积在10%～19%之间,或烧伤面积不足30%,但有以下情况之一者:全身情况较重或已有休克或合并较重的复合伤,中、重度吸入性损伤。

④特重度烧伤:总面积在50%以上,或Ⅲ度烧伤面积在20%以上,或已有严重的并发症。

(2)小儿诊断标准

①轻度烧伤:总面积在5%以下的Ⅱ度烧伤。

②中度烧伤:总面积在6%～15%的Ⅱ度烧伤,或5%以下的Ⅲ

度烧伤。

③重度烧伤:总面积在 16%～25% 的 Ⅱ 度烧伤,或 Ⅲ 度在 6%～10% 的烧伤。

④特重度烧伤:总面积在 25% 以上,或 Ⅲ 度烧伤面积在 10% 以上者。

(二)烧伤患者的早期处理

7 烧伤患者的院前急救有哪些?

(1)迅速脱离热源　烧伤的现场急救最重要的是迅速脱离热源,积极灭火。保护受伤部位,火焰烧伤后迅速离开火区,尽快脱去着火的衣服或就地滚动灭火并用湿衣服扑打或覆盖灭火;若有水源,可用大量冷水冲淋或湿敷,能阻止热力向深部组织渗透,终止热力所致的病理过程,减轻创面疼痛。化学烧伤(酸、碱等化学物质烧伤)应立即脱掉被浸湿的衣服。手足部烧伤剧痛时可持续冷敷。电击伤患者立即切断电源,以免救人者自身被电击伤。

(2)抢救生命　这是急救的首要任务。大多数烧伤患者最初意识清晰,且积极合作,若患者获救后反应迟钝,应怀疑合并脑损伤或已休克,若心跳、呼吸停止,应立即就地实施心肺复苏。

(3)保持呼吸道通畅　了解患者有无呼吸窘迫,保持呼吸通畅,一氧化碳中毒者应立即将患者转移至通风处,有条件者立即给予高浓度氧气吸入。

(4)保护创面和保暖　烧伤患者为保护创面,贴身衣服应用剪刀剪开,不可撕脱,以防止撕破被粘贴的创面皮肤,引起创面二次污染和损伤。裸露的体表和创面,应立即用无菌敷料或干净床单覆盖包裹。寒冷环境,应特别注意增加被盖,防止患者体温散失。

(5)纠正低血压　救护车到达后,立即给予开通双静脉通道,迅速补充血容量。

(6)心理护理　安慰鼓励患者,稳定患者情绪,与患者保持语言交流,分散患者注意力,减轻患者对疼痛的感受。

(7)尽快转送　提前联系接诊医院,转送过程中密切监测患者的生命体征变化。

8 重度烧伤患者入院后的早期处理有哪些？

（1）遵医嘱迅速完善相关检查，全面的体检要估计烧伤的面积及深度，判断有无轻、重度吸入性损伤。

（2）保护烧伤创面、防止和清除外源性污染。

（3）立即给予持续心电监护和氧气吸入，密切监测患者的生命体征变化，检查有无合并伤、中毒和呼吸道梗阻。

（4）立即建立双静脉补液通道。大面积烧伤患者早期可出现低血容量性休克，故应遵医嘱补充血容量，纠正体液不足。

（5）留置胃管、导尿管，保持管道通畅，记录每小时尿量。尿量的变化不仅能准确反映肾脏和其他脏器组织的灌流情况，也是评价烧伤休克复苏有效指标之一。留置导尿管，每小时观察有无血红蛋白尿和肌红蛋白尿。留置胃管，行胃肠减压，以防患者在转运途中发生呕吐和误吸。

（6）防治感染

①准确及时补充血容量，积极纠正休克。

②正确处理创面，深度烧伤创面应及早切痂、削痂和植皮。

③遵医嘱合理使用抗生素，感染得到控制后及时停药，以防滥用抗生素导致菌群失调或并发二重感染。

④加强支持治疗：密切监测机体的水、电解质，平衡水、电解质，加强营养，提高机体抵抗力，促进伤口愈合。

（7）镇痛剂的应用：重度烧伤患者亦会有不同程度的疼痛感，根据患者的具体情况遵医嘱正确使用镇痛药物。

（三）烧伤畸形修复术术前护理要点

9 吸入性损伤的护理有哪些？

（1）保持呼吸道通畅，鼓励患者深呼吸，用力咳痰，及时清除口鼻分泌物，翻身拍背，对衰弱无力、咳痰困难、气道内分泌物多者，可给予湿化气道、体位引流、吸痰等处理。必要时经气管插管或气管切开插管及施行机械辅助通气。

（2）给予氧气吸入，氧浓度一般不超过 40%，一氧化碳中毒者给予纯氧吸入。

（3）严格记录输液的速度及输液的量，密切观察患者的反应，防止输液过快过多而引发并发症。

（4）护理操作过程中严格执行呼吸道管理及无菌操作。

10 休克期的护理有哪些？

（1）病室保持安静，治疗、护理集中进行，减少对患者的刺激。因休克期患者水分从创面蒸发，丧失大量热量，大都畏寒，必须做好保暖，室温保持在 32～34 ℃。

（2）严密观察体温、脉搏、呼吸、神志、尿量、尿色的变化，观察末梢循环、烦渴症状有无改善。

（3）迅速建立静脉通道，若因静脉不充盈穿刺失败，应立即行深静脉穿刺插管或做静脉切开，快速输入液体，补充血容量，确保输液通畅，根据 24 h 出入量及病情需要，安排补液，做到晶、胶体交替输入。

液体疗法有效的评估标准是：伤员神志清醒、收缩压＞90 mmHg、脉率＜100 次/分、CVP 6～12 cmH$_2$O，PCWP＜18 mmHg，尿量成人为 30～70 mL/h（儿童为 20～50 mL/h，婴儿为 1 mL/(kg·h)），血清电解质，如 K$^+$、Na$^+$ 值正常。患者无恶心、呕吐、腹胀、腹痛等症状。

尽量避免口服补液，若病情稳定，口渴较重，在严密观察下，适量服用每升含氯化钠 0.3 g、碳酸氢钠 0.15 g 的烧伤饮料。

（4）留置导尿管，准确记录每小时出入量，观察尿的色、质、量，有血红蛋白尿和沉淀出现，应通知医师，及时处理，防止急性肾小管坏死。在导尿管通畅的情况下，成人尿量应多于 30 mL/h，儿童多于 15 mL/h，婴幼儿多于 10 mL/h，可根据尿量调节输液的速度和种类。当发现患者少尿或无尿时，应先检查导尿管的位置，是否堵塞、脱出，检查时需注意无菌操作。

（5）患者出现烦躁、口渴时，表明血容量不足，不应满足患者不断喝水的要求，否则可造成体液低渗，引起脑水肿或胃肠道功能紊乱，如呕吐、急性胃扩张等。大面积烧伤者休克期应禁食，如无特殊原因，在第 3 天可给予少量饮水，根据患者情况逐步给予少量流质、半流质饮食等,若出现呕吐,应头侧向一边,防止误吸。

（6）心力衰竭、呼吸道烧伤患者,老年人或小儿,在补液时须特别注意速度,勿过快,必要时用输液泵控制滴速,防止短时期内大量水分输入。若口、鼻腔或气管套管内有大量泡沫样痰,呼吸困难,要警惕肺水肿发生。

（7）加强基础护理,防止感染:需做好口腔护理;睑外翻者给予凡士林纱布覆盖进行保护;每天行导尿管的护理,并进行导尿管夹闭训练,定期更换尿袋,防止泌尿系统感染。

（8）高热、昏迷、抽搐,多见于小儿,尤其多见于头面部深度烧伤小儿,要加强观察,及时处理。

11 创面护理有哪些?

（1）包扎疗法护理　包扎疗法适用于小面积或肢体部分创面,可用生理盐水、1‰苯扎溴铵、0.5‰氯己定或碘伏等消毒后,涂以烧伤软膏,覆盖多层纱布后包扎;包扎厚度为 3～5 cm,包扎范围超过创面边缘 5 cm。Ⅱ度烧伤者的水疱可保留或用空针抽出内液,破裂的水疱囊及异物应予清除,创面用 1%磺胺嘧啶银糊等涂布。包扎疗法护理如下。

①采用吸水性强的敷料,包扎压力均匀,达到要求的厚度和范围。

②抬高患肢,保持关节功能位,密切观察患肢末梢血液循环情况。

③保持敷料干燥,若被渗液浸湿、污染或有异味,应及时更换。

（2）暴露疗法的护理　特殊部位,如头、面、颈、会阴部不便包扎的创面亦可用暴露疗法或半暴露疗法,趋于愈合或小片植皮的创面亦可半暴露。

①控制室温于 28～32 ℃,湿度 70％左右,紫外线消毒病室每天两次,保持病室光线充足。

②随时用无菌吸水敷料或棉签洗净创面渗液,尤其是头面部创面。

③适当约束肢体,防止抓伤。

④勤翻身,避免压疮发生或因局部长期受压而导致创面加深。

⑤创面不覆盖任何敷料或被单。

（3）半暴露创面护理　用单层抗生素或薄油纱布紧密覆盖于创面称为半暴露疗法，主要护理是保持创面干燥，预防感染。

（四）烧伤畸形修复术术后护理要点

12 术后护理措施有哪些？

（1）创面植皮术后护理

①按麻醉护理常规做好交接班，严密观察生命体征。

②观察包扎外敷料完整性及渗血渗液情况，如切口有外露或松动应加棉垫加压包扎，外敷料可见渗血时可用笔划出渗血范围，随时观察渗血面积有无扩大。

③四肢手术要观察指（趾）端颜色，血液循环情况及毛细血管充盈反应。抬高肢体高于心脏水平面，有利于静脉回流，减轻肿胀。

④观察供皮区创面有无外露，敷料松动及时用消毒棉垫加压包扎，外敷料有渗血、渗液时应观察渗血、渗液面积有无扩大，早期可用棉垫加压包扎，术后 7 天渗出多者应打开外敷料，用烤灯照射促使干燥。

⑤术后卧床休息、制动，供皮区在大腿或下腹部时应将膝关节置于抬高屈曲位。

⑥一般术后 10 天后可打开外敷料，保留油纱布待创面自行愈合后自然脱落，切忌将油纱布撕脱。如夏季可适当提前数天打开外敷料。若外敷料潮湿，患者主诉疼痛应及时打开敷料后剪除部分感染创面油纱布，更换抗生素纱布。

⑦供皮区创面愈合后有瘙痒感切忌用手抓，下肢供皮区在愈合早期仍须卧床休息，防止下肢充血或表皮破溃而感染。完全愈合后可用弹力绷带或用护腿加压包扎，防止供皮区瘢痕增生。

（2）感染的护理

①严格消毒隔离制度，病房应设有层流装置，防止交叉感染。

②严密观察病情，加强基础护理。充分熟悉创面脓毒血症的临床表现，严密观察患者的体温、心率、呼吸、尿量、尿液色泽、意识、食

欲、舌象、腹胀、腹泻、出血倾向、水肿消退等情况,以便早期发现和处理烧伤创面感染灶和脓毒血症。

③保持伤口敷料清洁、干燥,做好口腔护理和会阴护理,预防创面污染。

④加强各种治疗性管道的护理,严格无菌原则,阻断细菌的入侵途径。

⑤定期做室内环境、创面、血液及各种排泄物、分泌液的细菌培养和药敏试验。合理选用广谱高效抗生素。

(3)饮食护理

①向患者解释饮食护理对烧伤治疗的重要,同时需了解患者以前的饮食嗜好、习惯及以往的胃肠消化功能,以便科学、合理地安排饮食计划。

②除休克期外尽量鼓励患者经口进食,合理安排进食与翻身的时间,减少餐前治疗,同时给予易消化的高蛋白饮食,饮食需色、香、味俱全以增加患者的食欲。

③除一日三餐主食外,可根据患者氮平衡及全身营养状况给予,餐间给予牛奶、鸡蛋、豆浆、水果等,尽可能做到少食多餐。

④对进食困难(口唇部、口腔黏膜烧伤)、食欲差及昏迷的患者可予鼻饲,选择适合的胃管,插入后用纱带固定,做好鼻饲常规护理,同时应做到分次少量慢速灌入。使用胃肠营养泵可以每小时 $100 \sim 150$ mL 速度持续泵入,注意营养液的温度,并防止鼻饲管阻塞和滑脱。

⑤静脉营养可影响食欲和胃肠功能,宜安排在晚上输入。有条件时营养液须在生物净化台上配制,现配现用。中途不宜调换,也不宜向营养液中加入其他药物,输入速度要慢,以便机体能有效利用。

⑥静脉营养时应加强巡视,防止高渗营养液外渗引起局部组织高渗性坏死。

⑦观察患者对营养物的耐受性,配合医生做好患者营养评估,每周测体重,为及时调整营养摄入量提供信息及依据。

（4）心理护理

①术后由于敷料的包裹、头部制动、疼痛的刺激及对手术效果的担忧，患者情绪低落、心情焦虑。在护理过程中，护士语气语调更应体现耐心细致，减少患者不必要的痛苦，让患者感到安心，除此以外还应注意非语言沟通，努力传递积极情绪。为了保证患者充足的睡眠和良好的食欲，可根据医嘱适当给患者使用镇痛剂。主动了解患者情绪，鼓励患者表达自己的恐惧和焦虑。

②护士也要与患者家属交流，取得他们的支持和信任，从而可以客观地帮助患者及家属解决问题，减轻焦虑。指导患者家属控制情绪，不要在患者面前表露负面情绪，以免影响患者的康复。帮助家属在患者面前保持积极乐观的态度，以增强患者康复的信心，使其默契配合，顺利度过围术期。

13 重度烧伤患者常见并发症及预防有哪些？

（1）肺部并发症

预防：预防感染，合理使用抗生素，补液时密切监测输液滴速，避免输液速度过快、输液量过多引起的肺水肿发生。

（2）急性肾功能衰竭　大面积烧伤休克期患者未及时输液或输液量不足，造成肾缺血、组织缺氧，大量红细胞和肌肉破坏，产生的血红蛋白和肌红蛋白阻塞肾小管，以及烧伤后发生的感染、大量组织破坏产生的毒素均可损害肾脏。

预防：及时纠正失血性休克。

（3）应激性溃疡　中度、重度烧伤后继发的应激性溃疡常称为Curling溃疡，其发生与休克、脓毒血症和肾上腺皮质功能亢进等因素有关，病变部位以十二指肠、胃多见，亦可见于食管下端、小肠等处。

（4）脓毒血症　烧伤时皮肤对细菌的屏障作用发生缺陷，较重的患者还出现白细胞功能和免疫功能的减弱。致病菌常为金黄色葡萄球菌、铜绿假单胞菌等。化脓性感染可出现在创面和焦痂下，还可发展为脓毒血症、脓毒性休克。

预防：保护创面，预防和治疗感染。尽早合理有效液体复苏；早期合理进食；早期合理使用制酸剂。

（五）烧伤畸形修复术患者出院后的健康指导

（1）加强营养，加速组织和皮肤创面的修复。

（2）颈部功能训练　初期，患者颈部活动不可太过剧烈，锻炼要循序渐进，动作由易到难，活动量逐渐增加，坚持6～12个月康复锻炼。术后10天拆线，在局部皮瓣或皮片生长良好的情况下开始拆。每2～4 h进行5组动作：①与项争力：俯仰看上方与下方。②左右观瞻。③前伸探海：头颈前伸并转向左下方及右下方。④回头望月：回头看左上方，回头看右上方。⑤环绕转头：头部顺时针方向环绕和逆时针方向环绕交替进行。

（3）瘢痕的预防　局部按摩，可以软化瘢痕，起到减轻挛缩、松解粘连的作用。结合局部功能锻炼，可使局部痛、痒症状缓解，促进伤口愈合，减轻瘢痕增生。配合使用抗瘢痕药物，如硅凝胶、硅酮凝胶等，可进一步预防瘢痕增生。术区避免日光暴晒，以免引起色素沉着。

（4）坚持佩戴弹力套或弹力绷带半年以上，预防瘢痕增生（图6-1-9）。

（5）加强出院后的随访工作，了解患者瘢痕情况，瘢痕较明显且严重影响患者的生长发育或严重影响患者的外貌等，可在瘢痕形成半年、待瘢痕软化后，在医生的指导下入院进行手术治疗。

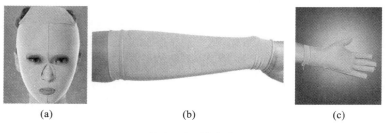

(a)　　　　(b)　　　　(c)

图 6-1-9　弹力套

（刘志荣　程芳）

二、瘢痕的预防及治疗健康促进

（一）基础知识

14 何谓瘢痕？

瘢痕是皮肤损伤达到一定程度后组织修复的必然结果，当皮肤损伤伤及真皮及皮下组织时，创伤愈合必然伴有瘢痕组织的形成，也就是说瘢痕是机体修复创面的必然结果，是创面愈合的产物和征象。

15 瘢痕形成的原因有哪些？

瘢痕是组织损伤修复的一种重要并发症，凡是能造成组织损伤的原因，均可能导致瘢痕的产生，如烧伤、创伤、手术切口愈合等（图6-2-1、图6-2-2）。

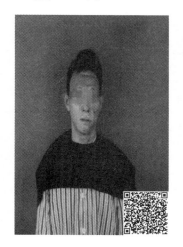

图 6-2-1　烧伤后瘢痕

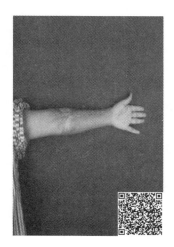

图 6-2-2　创伤后瘢痕

16 瘢痕的形成机制有哪些？

瘢痕形成的机制目前尚不完全清楚，因个体差异，表现也不同，从而使瘢痕的临床表现也不同。

17 病理性瘢痕的危害有哪些?

瘢痕的形成不仅严重影响了患者的外貌,严重的瘢痕挛缩会导致关节活动障碍、器官发育异常等,同时破溃后经久不愈的瘢痕亦会有恶变的可能,故瘢痕的形成给患者带来了严重的心理负担。

18 瘢痕的分类有哪些?

临床上瘢痕分类尚无统一方法,临床上根据瘢痕的组织学和形态学的区别,分为浅表(扁平)瘢痕、增生性瘢痕、萎缩性瘢痕、瘢痕疙瘩(图 6-2-3)和瘢痕癌。

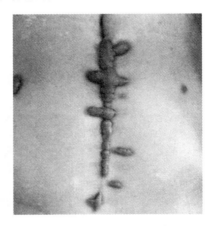

图 6-2-3　瘢痕疙瘩

(二)瘢痕的预防

19 如何预防瘢痕形成?

瘢痕包括治疗性瘢痕和非治疗性瘢痕。

(1)治疗性瘢痕　治疗性瘢痕形成的主要原因是手术,其主要的预防措施如下。

①手术时严格遵守无菌原则。

②尽量采用无菌技术,手术过程中彻底止血。

③采用减张缝合,避免张力过大。

④术中彻底清创,避免异物及无效腔形成。

⑤选择适当的手术时机和手术方法。

（2）非治疗性瘢痕　此类瘢痕多指创伤、烧伤等因素引起的瘢痕,此类损伤往往较严重,损伤创面较大,且创面往往伴有不同程度的感染。因此,对此类损伤的瘢痕预防最重要的是预防和控制感染,早期闭合创面。

20 瘢痕形成后期的预防有哪些?

临床上主要采取的措施包括:创面使用弹力绷带或弹力套加压包扎法、外涂预防瘢痕增生药物(如硅酮凝胶、硅凝胶)、放射疗法、物理疗法、药物疗法等。

(三)瘢痕的非手术治疗及护理

21 非手术治疗方法有哪些?

（1）激光疗法　激光主要是通过对瘢痕的烧灼、汽化或碳化作用去除瘢痕,临床常用的激光有氩激光、CO_2激光等,术后有一段时间的红斑期和色素沉着期,多自行消退。单独治疗复发率高,一般常配合放射疗法等一起应用。

（2）冷冻疗法　冷冻疗法是利用冷冻剂来破坏局部细胞和血液循环,使组织坏死脱落,从而达到治疗瘢痕的目的。主要运用于面积较小的瘢痕疙瘩和增生性瘢痕,其治疗的主要缺点是皮肤褪色。冷冻疗法常用的冷冻源为液氮,单独冷冻疗法效果不佳,通常辅以激素类药物注射效果更佳。

（3）放射疗法　放射疗法是利用浅层 X 射线和 β 射线可使成纤维细胞数量大幅度减少,功能受到损害,胶原纤维和基质的合成减少,胶原纤维的分解增多,来抑制瘢痕增生。但其对未经切除的瘢痕疗效较差,临床一般用于对瘢痕手术切除后的辅助治疗,来降低瘢痕疙瘩的复发率。

（4）瘢痕内药物注射

①皮质类固醇激素类药物:此类药物是目前临床上应用较为广泛的治疗增生性瘢痕和瘢痕疙瘩的药物,临床常用的药物有曲安奈德,其主要的不良反应有皮肤萎缩、褪色、毛细血管扩张、凹陷、月经

紊乱等,用药时注意将药物注射到瘢痕内,并注意把握剂量,如出现副作用应立即停药观察。

②生物制剂类药物。

③抗肿瘤类药物:5-氟尿嘧啶(5-FU)和塞替派等都是抗肿瘤药物,它是通过抑制组织细胞增长,抑制胶原前体的分泌和胶原的交联,从而达到治疗瘢痕的目的。

④其他药物:苯海拉明为抗过敏药物,能有效地抑制成纤维细胞的生长,抑制瘢痕增生过程中的免疫反应,达到治疗瘢痕的目的。

22 非手术治疗的护理有哪些?

(1)遵医嘱完善相关检查,了解非手术治疗的适应证,对无法使用非手术治疗的瘢痕应尽早采用手术治疗。

(2)各种疗法必须在医生的指导下进行,遵医嘱完成各个疗程的治疗。

(3)治疗需要一定的过程,患者必须坚持治疗。

23 非手术治疗的注意事项有哪些?

(1)放射治疗时注意保护正常部位免被照射。

(2)严格掌握放射的剂量。

(3)眼睑及眼周照射时注意保护眼睛;肛门、阴囊、会阴、阴茎等部位的放射治疗时注意保护睾丸,尤其是对幼儿和处于生殖期的男性。

(4)放射治疗期间和放射治疗后3个月内,局部避免暴晒和使用化学药物等。

(5)使用皮质类固醇激素类药物治疗时注意药物使用的剂量,用药过程中注意观察患者的反应,若出现异常应立即停药观察。

(6)明确各种疗法的适应证,对非手术治疗效果不佳者应尽早采用手术切除。

(四)瘢痕的手术治疗

24 手术治疗的方法有哪些?

手术切除是瘢痕治疗过程中最主要的方法,根据瘢痕的大小、部位、深度、形状的不同,采取的手术方法也不同,临床上常用的手术方法有直接切除减张缝合法、"Z"或"W"成形术（图 6-2-4）、皮肤磨削术（图 6-2-5）、皮瓣移植术、游离皮片移植术,对于较大面积的瘢痕亦可用扩张皮瓣移植修复、扩张器置入（图 6-2-6、图 6-2-7）等方法。

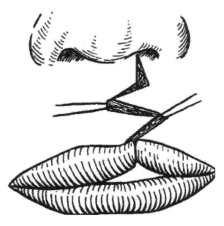

图 6-2-4　"Z"成形术

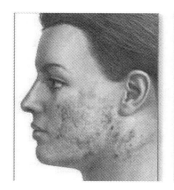
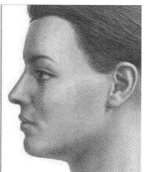

图 6-2-5　皮肤磨削术术前、后

　　总之,瘢痕治疗在具体临床工作中需要结合瘢痕患者的年龄、瘢痕的性质、严重程度、所处的部位等因素综合考虑,来选择合适的治疗方式。治疗方式上多采用手术和非手术相配合,利用切实可行

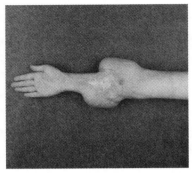
图 6-2-6 手臂扩张器置入

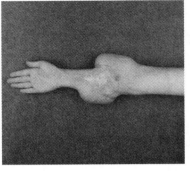
图 6-2-7 颈部扩张器置入

的技术手段,改善瘢痕外观,最大限度地缓解患者病痛。

25 手术治疗的适应证有哪些?

(1)瘢痕影响外观者。

(2)瘢痕感觉异常,伴有痛、痒等不适者。

(3)瘢痕破溃,引发溃疡,继发癌变者。

(4)瘢痕挛缩造成畸形,引起局部组织功能障碍者。

26 手术治疗的时机为何时?

瘢痕一般在受伤后 12 个月到 2 年进入成熟期,此时的瘢痕接近正常的皮肤颜色,质地变软、厚度变薄,自觉症状消失,是手术治疗的时机。

(五)瘢痕治疗术术前健康指导

27 术前护理要点有哪些?

(1)术前护理评估

①患者身体及精神状况,瘢痕形成的原因及瘢痕挛缩导致的功能受限程度。

②患者对手术的认知和期望值。

③患者全身皮肤情况,瘢痕有无破溃、感染,若出现感染应先行抗感染治疗。供皮区有无破溃、感染、肿块等,若出现异常则不予选取。

（2）术前一般护理

①完善相关术前检查，合并肝肾功能不全或糖尿病的患者，应积极治疗，控制血糖。

②创面较大者，预计手术中的失血量，必要时术前备血。

③扩张区或供皮区皮肤状况：术前评估供皮区皮肤状况，如供皮区皮肤有破溃、炎症、皮疹、疖肿、感染、外伤、皮肤病、瘢痕等，则不予选取；剃尽供皮区或扩张区毛发，动作轻柔，避免损伤皮肤。

（3）受皮区准备

①对于创面破溃感染者，术前应做创面分泌物细菌培养，根据药敏试验结果，遵医嘱合理使用抗生素，控制感染。

②对瘢痕挛缩积垢多的地方应用温肥皂水浸泡，用棉签清除内陷污垢。

（4）所有患者在手术前都要做照相记录，当涉及隐私部位照相时，即使患者的家庭成员在房间内也应有另一医护人员陪同。

（5）心理护理　瘢痕产生会给患者带来严重的心理负担，尤其是面部裸露的瘢痕，由于严重影响了患者的外在形象，患者会出现焦虑、抑郁等负性情绪，同时又担心手术效果。术前医护人员应加强与患者的沟通，了解患者对手术的期望值，全面评估患者的心理情绪，并对患者产生的各种负性情绪采取针对性的护理措施，告知患者疾病相关知识及疾病的预后，根据患者的瘢痕特点和患者的意愿为患者选择最适宜的手术方法。医生要做好患者的解释工作，给予必要的心理辅导，并耐心解答患者提出的各种疑虑，增强患者治疗疾病的信心，减少患者的顾虑，使患者积极配合手术。

28 术前注意事项有哪些？

术前 2 周停止服用特殊药物，如阿司匹林、百服宁、减肥药、中药及停止食用含有灵芝、大蒜、维生素 E 等的营养食品，女性患者还应避开月经期。

（六）瘢痕治疗术术后健康指导

29 术后护理要点有哪些？

（1）按全麻术后护理常规进行护理，密切观察患者的生命体征。

（2）体位　全麻患者术后平卧 6 h,手术部位在四肢的患者抬高患肢并制动,促进血液回流。

（3）指导患者保持切口敷料清洁、干燥,勿搔抓伤口。

（4）皮片的护理

①供皮区给予盐袋压迫,保持伤口敷料清洁、干燥。

②受皮区抬高并制动,防止过度活动导致皮片移位,影响皮片存活。

（5）皮瓣的护理

①观察皮瓣的颜色、温度,切口渗血、渗液情况,供皮区给予沙袋压迫 24 h。

②皮瓣颜色苍白、皮温低、毛细血管充盈反应延迟或消失,则表示动脉供血不足,应注意保暖,用 TDP 烤灯照射保温,使用扩张血管的药物,必要时使用解痉药物。

③皮瓣颜色暗紫、起水疱、血肿则表示静脉回流不畅,血肿者应清除血肿,顺静脉方向按摩皮瓣,适当拆开远端缝线,行放血治疗。

（6）引流管的护理

①向患者及家属讲解留置引流管的目的及注意事项。

②指导患者保持引流管引流通畅,维持引流管的清洁及效能,勿折叠扭曲引流管。

③密切观察引流液的颜色、性质、量,若出现异常及时通知医生进行处理。

④了解患者伤口胀痛情况,警惕血肿发生,若出现异常及时通知医生清除血肿。

（7）埋置扩张器的患者还应向患者讲解扩张器使用的原理,扩张器注水阶段指导患者规律注水,保护扩张器不被尖锐物刺破。

（8）遵医嘱合理使用抗生素。

（9）密切监测患者的体温变化,若体温持续在 38.5 ℃以上,应先排除是否为其他原因导致的发热,如不是,则应高度怀疑伤口感染的发生,应立即通知医生进行处理。

（10）饮食护理　手术后指导患者进食高热量、高维生素、高蛋白饮食;特殊部位手术如臀部、颈部手术患者,早期指导患者进食全流质饮食,蔬菜、水果可制成新鲜蔬菜汁、水果汁给患者饮用,之后改为半流质饮食,加强营养,促进伤口愈合。

(11)术后心理护理　多与患者沟通交流,获得患者的信任,向患者讲解术后护理对手术成功的重要性,使患者能够积极配合治疗护理,多鼓励患者,给患者以心理安慰,指导患者树立正确的人生观,积极面对疾病和生活。

(12)疼痛护理　强烈的疼痛刺激可使血管收缩,如不及时处理可致血管闭塞或血栓形成,导致皮瓣缺血坏死,因此要告知患者疼痛评分量表的使用方法,并指导患者对疼痛做出正确的评价,根据患者的疼痛分值采取相应的护理措施,例如:疼痛分值较低的患者可通过与其进行沟通和交流分散其注意力以减轻疼痛。非药物疗法无效者,可遵医嘱使用止痛药物,减轻患者的疼痛刺激。

30 注意事项有哪些?

(1)植皮区在四肢时应指导患者保持患肢抬高制动,以免皮片移动影响存活。

(2)四肢取皮者,应抬高患肢并制动,供皮区敷料不得徒手揭除,要待其自行脱落。如供皮区创面持续不愈合,或供皮区创面有脓性分泌物时应考虑感染的发生,应积极采取相应的处理。

(3)若皮下积有脓血,应切小口引流,切忌挤压;若皮片已坏死,应及时除去。

(4)做好患者的知识宣教,植皮治疗最佳的效果只能改变功能受限,无法使植皮区接近正常肤色,避免患者过高的期望值。

31 并发症及预防措施有哪些?

(1)感染

预防措施:做好术前的准备工作,瘢痕严重者术前做好瘢痕的清洁工作,植皮患者做好供皮区的皮肤准备;手术过程中对原有的感染创面彻底清创,并合理使用抗生素控制感染;术中严格执行无菌操作;术后密切观察患者的体温变化,若体温持续升高则应高度怀疑创面发生感染。

(2)扩张器外露或感染

预防措施:扩张器注水一定要遵照医嘱,不能因急于缩短手术周期而频繁注水,导致扩张皮肤扩张速度过快引起局部皮肤的破溃伴扩张器的外露;扩张器注水阶段,由于扩张区皮肤较薄,外力作用极易引起扩张皮肤的破溃,故应注意保护扩张区域皮肤,穿宽松棉质衣服,避免摩擦扩张皮肤,避免打闹,保护扩张皮肤不被尖锐物品刺破。

(3)皮片坏死

预防措施:手术中彻底止血,较大血管予以结扎,术后密切观察局部皮肤情况,若植皮区出现肿胀应考虑血肿发生;手术中严格执行无菌操作;手术中按正确适宜的打包方法进行打结固定。手术后尽量制动,以防打包线松弛或引起缝线断裂。一旦发生皮片坏死,应立即除去坏死的皮片,待创面长出新生肉芽组织后再行植皮手术。

(4)皮下血肿

预防措施:手术中严格止血,对于较大的血管给予结扎。在皮瓣移植术切口内放置引流条或者引流管,引流出术腔血液。皮片移植术中打包要结实牢固,另外,要充分考虑活动部位的运动对打包松紧度的影响,以防手术后患者因局部活动引起打包线变松,起不到加压作用。头颈部手术患者同时防止包扎过紧,避免压迫呼吸道,引起呼吸不畅。如果手术后出现血肿,应及时清除血肿,彻底止血。

(5)皮瓣坏死

预防措施:手术前皮瓣设计大小合理;手术中注意保护蒂部,避免损伤蒂部或压迫蒂部;游离皮瓣移植时,注意重要血管的吻合;手术中,应紧贴深筋膜的表面游离皮瓣,以防止皮瓣过薄。手术后,注意观察皮瓣的血供,及时处理引起皮瓣血供障碍的原因。如果手术后出现皮瓣坏死,应加强换药,待出现新鲜肉芽组织后,行皮肤移植术。

(七)瘢痕治疗术患者出院后的健康指导

(1)植皮术后指导患者佩戴弹性绷带或弹力套(图6-2-8)6个月至1年,使用预防瘢痕形成的药物如硅酮凝胶、硅凝胶等;术后3

个月避免日光暴晒术区,以免色素沉着。

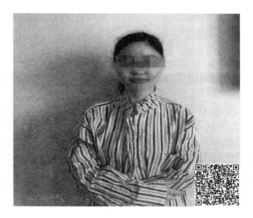

图 6-2-8 颈部瘢痕术后佩戴连颈弹性绷带颌托

(2)拆线后指导患者进行相关部位的功能锻炼。

(3)禁止吸烟与喝酒,以免影响皮片存活。

(4)植皮伤口愈合后,皮肤较干燥可使用润肤油涂抹。

(刘志荣　程芳)

三、血管瘤治疗健康促进

(一)基础知识

32 何为血管瘤?

血管瘤是婴幼儿常见的血管良性肿瘤,是主要通过内皮细胞增殖、以新生血管形成为基础的血管源性肿瘤,女性好发于男性,男女比例约为1∶4。其属较为复杂的先天性血管病变,大多在出生时即存在,亦可在出生后不久发生,少数在儿童或成人时期发病;可发生在身体各部位,其中以颜面部最为多见。

33 血管瘤的分类有哪些?

(1)鲜红斑痣(图 6-3-1) 又称葡萄酒色斑或毛细血管扩张痣,在出生时即出现,好发于面颈部,大多为单侧性,偶为双侧性,有时

247

累及黏膜。损害初起为大小不一或数个淡红色、暗红色或紫红色斑片，呈不规则形状，边界清楚，不高出皮面，可见毛细血管扩张，压之部分或完全褪色，表面平滑。其好发于面颈部等暴露部位，影响美观。

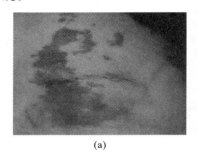
(a)

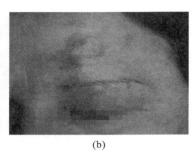
(b)

图 6-3-1　鲜红斑痣

（2）草莓状血管瘤（图 6-3-2）　又称毛细血管瘤，在婴幼儿中最常见，呈鲜红色或暗红色，为柔软分叶状肿瘤，数目单个或数个，大小不等，突出皮肤，界限清楚，有一定的压缩性。其好发于颜面、肩部、头部和颈部，出生时就存在，瘤体增长停止而逐渐自然消退，甚至不留痕迹。

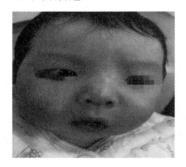
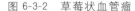

图 6-3-2　草莓状血管瘤

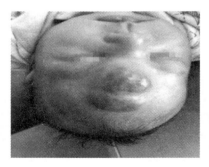

图 6-3-3　海绵状血管瘤

（3）海绵状血管瘤（图 6-3-3）　单个或多个大而不规则的真皮内和皮下结节。其界限往往不清楚，表浅损害颜面呈鲜红色或深红色，表面不规则；深在性损害颜色呈紫色，表面光滑，性质柔软，常可压缩，状似海绵。其好发于头、颈部，亦可见于其他部位。肿瘤逐渐生长增大后,可引起沉重感和隐痛,位于眼睑、口唇、舌部等的巨大血管瘤,可导致相应的视力、吞咽、呼吸等功能障碍。海绵状血管瘤不仅见于皮肤及皮下组织,还可侵犯肌肉或骨骼,甚至内脏等。

(4)蔓状动脉瘤 由曲张、蜿蜒、盘曲(如肠襻状)的异常血管群组成,病变为团块状,病变清楚,有较完整薄膜,局部皮肤隆起,可见曲张的血管影,质软,用手摸有明显的波动感,肤色潮红,且较对称部位皮温高,包块具有一定的压缩性,在外力除去后,包块很快充盈复原,听诊可有往复杂音。其好发于颜面部、颈部、四肢等。

34 血管瘤的发病原因有哪些?

血管瘤的病因尚不完全明确,目前认为是在胚胎发育的过程中,因血管的某一阶段发育障碍,使其形态停止在该阶段而形成的。

35 血管瘤治疗的时机为何时?

血管瘤具有自发消退的特点,其发展一般可分为增生期、稳定期、退化期三期,甚至可以完全消退,故对于患有血管瘤的儿童,在血管瘤不影响其功能且没有出现并发症时,一般不主张积极的手术治疗,可密切观察其变化。但对于部位特殊、生长迅速破坏周围组织结构,或者引起严重的大出血的血管瘤,应积极治疗。因此血管瘤的治疗应根据病变的类型、增长速度、部位、大小及患者年龄等因素进行综合分析。此外血管瘤若位于颜面部或手脚、会阴等部位,会妨碍功能和外观,或影响发育,也需要及时治疗。对于一些没有自发消退的血管瘤应该及时采取措施,以免失去最佳治疗时机。

36 血管瘤的治疗方法有哪些?

血管瘤的治疗包括手术治疗和非手术治疗,手术者应根据瘤体的类型、部位、大小、深浅及皮肤有无侵犯等因素综合分析,选择适当的治疗方法;由于各种局限因素,大多数学者主张采取两种或两种以上方法的综合治疗;有些复杂的血管瘤,需要多种疗法联合运用。

（1）非手术治疗

①观察治疗：儿童期血管瘤的病程有增生期、稳定期和退化期三个阶段，大多数的小儿血管瘤患者采取观察治疗，若病变部位颜色从深红色转变为淡紫色，逐渐再由淡紫色转化为灰色，外形由饱满隆起转变为扁平至萎缩，表明有自发消退可能，可继续观察。如果血管瘤病变表面颜色加深，表面皮肤隆起增加，说明病变在进行性发展，需要采取积极的治疗措施。

②激光治疗：掺钕钇铝石榴石（Nd：YAG）激光对血管瘤的凝固作用强。

③冷冻治疗：其原理是在快速降温下引起细胞内冰晶形成，使细胞内结构破坏。

④硬化剂治疗：其原理是通过注入硬化剂诱发血管内膜炎，引起栓子形成、管腔闭塞，使瘤体组织萎缩或消退，达到治疗目的。目前常用的硬化剂有聚桂醇、无水乙醇。

⑤口服心得安治疗：心得安治疗婴幼儿血管瘤的效果确切，但治疗原理仍不清楚，对于草莓状血管瘤、鲜红斑痣等效果明显，70％的患儿可以看到血管瘤明显变小甚至消失，若有残余，再选择其他方法治疗。

（2）手术治疗　通过手术将血管瘤完全切除仍是根治血管瘤的主要方法，疗效可靠，血管瘤的手术适应证广泛，几乎各类型的血管瘤均适合，尤其是蔓状动脉瘤。对于瘤体没有静止、消退倾向且又迅速生长的血管瘤，多主张早期手术，手术的目的是尽可能全部切除瘤体，防止瘤体复发，修复创面，保持良好的外形和功能；某些瘤体无法彻底切除时，可考虑局部切除，以改善外形和功能。只有在不能修复的情况下才考虑截肢、某些重要器官的切除或部分切除。

37 非手术治疗的护理要点有哪些？

（1）观察治疗护理要点

①通常是在家庭中完成，患者或家属应密切观察瘤体的大小、色泽的变化，若无变化或逐渐缩小，则可继续观察；若瘤体迅速增长，则应考虑手术治疗。

②指导患者或家属每周对瘤体区域以相同部位、相同角度拍照一张,以备观察和作为后续复查的依据。

③有破裂出血等情况随时来院就诊。

(2) 激光治疗护理要点

①根据瘤体类型的不同,治疗的疗效和次数也不同,一般都需要多次治疗,治疗时间及次数遵医嘱进行。

②治疗后,治疗区局部皮肤可出现红、肿、结痂、脱痂的过程,一般时间为 7～10 天,应让痂膜自然脱落,以免引起瘢痕。

③痂膜脱落前,治疗区保持干燥,不进行皮肤护理,不化妆,不搓擦,不服用阿司匹林类药物;不参加剧烈运动,以免出汗后引起感染。

④治疗区尽量避免阳光照射,否则会引起局部短暂性色素沉着。此外,也有极少数患者激光治疗后,局部会发生短暂性色素沉着或色素减退斑,这些短暂性色素改变均会逐渐恢复正常,恢复时间为 1～3 个月,个别可达 9 个月甚至更长。

⑤需重复治疗者,应按时复诊,超前或延迟治疗均会影响治疗效果。

(3) 冷冻治疗护理要点

①治疗前向患者说明冷冻治疗的正常感觉。

②采用液氮时,应注意安全,防止飞溅至正常组织和衣物。

③冬季应注意非治疗部位的保暖,以防患者感冒。

(4) 硬化剂治疗护理要点

①保持注射点干燥,勿搔抓注射点。

②血管瘤在四肢者,注射后应指导患者抬高患肢。

③硬化剂治疗通常需要反复多次的注射,故要做好患者的随访工作,密切观察用药后的效果,多次注射效果不明显者,应考虑其他治疗方法联合治疗。

(二) 口服心得安 (盐酸普萘洛尔) 健康指导

38 口服心得安的禁忌证有哪些?

心得安为治疗性用药,若患者存在心力衰竭、心源性休克、窦性心动过缓、低血压、一度以上传导阻滞、严重的先天性心血管畸形、支气管哮喘、气管支气管炎、肺炎、过敏性鼻炎、低血糖、甲状腺功能减退、药物过敏等则不得使用。

39 服药前需要如何准备？

（1）口服心得安治疗血管瘤的患者，初次服药前除需进行常规的胸片、血常规、肝肾功能、电解质及凝血时间等检查外，还需进行甲状腺功能及心肌酶谱、心电图、心脏彩超等全面的心脏检查，如有异常，请儿科、心内科等相关科室会诊。

（2）向患者及家属讲解口服心得安的用法、剂量及服药后的不良反应，取得患者家属的知情同意。

（3）在给患儿口服心得安前，必须准确测量患儿的体重，以准确计算患儿的服药剂量。

（4）服药前常规照相，用以对比服药后的治疗效果。

40 心得安常规用法如何？

（1）第 1 天，每次 0.5 mg/kg，每天两次口服，分别为早上 8 时和晚上 8 时。

（2）第 2 天，每次 0.75 mg/kg，每天两次口服，分别为早上 8 时和晚上 8 时。

（3）第 3 天，每次 1.0 mg/kg，每天两次口服，分别为早上 8 时和晚上 8 时。

例如，患儿体重为 5 kg，第 3 天开始每次剂量 5 mg，一天两次。

41 口服心得安的注意事项有哪些？

（1）服药前需准确测量患儿的心率，服药后 1 h 再次测量患儿心率，如患儿心率低于 90 次/分，则须遵医嘱酌情减少服药剂量。

（2）药片可磨成粉末，药物可与温水、牛奶等同服，婴幼儿可用专用滴管喂服（图 6-3-4），以便准确计量。不可空腹服药，应在进食后服药，若服药过程中，患者出现呕吐等情况，不要随意增加药量，宁少勿多。

（3）服用心得安不影响正常的疫苗接种，服药后 4 h 即可以正

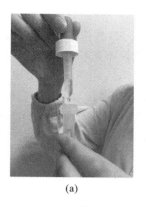
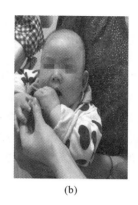

(a)　　　　　　　　　　(b)

图 6-3-4　婴幼儿专用滴管喂服

常接种疫苗。

（4）服药过程中严密观察患儿的呼吸、心率、精神状态、饮食、有无溢奶、睡眠、大小便等，尤其是呼吸状态，若有气喘、气急等任何不适，需立即到就近的儿科医院就诊。

（5）每周测量一次体重以确定本周的用量；每周以相同的角度和距离对血管瘤拍照一张，以作对比。

（6）服药后 1 个月返院复诊。

（7）禁忌证：心脏传导阻滞、心动过缓、心力衰竭、心源性休克、先天性心脏病、哮喘、过敏体质和过敏家族史、肝肾功能不全、糖耐量异常和糖尿病、急性感染、呼吸系统其他疾病以及对该药过敏的患者。

（8）不良反应：支气管痉挛、心率减慢、血压下降、血糖降低、胃肠道不良反应（如恶心、呕吐、腹泻等）、皮疹、睡眠改变（如嗜睡、夜惊等）、中枢神经系统毒性（如易激惹、眩晕、神志模糊、抑郁等）、四肢冰冷、肝功能损害等。

（9）嘱其严格把握口服心得安的剂量，不可随意增减，不可空腹服用。用药时间一般在喂奶后半小时。

（三）血管瘤治疗术术前健康指导

（1）辅助患者完善术前相关检查，必要时遵医嘱为患儿肌注鲁米那,行 MRI 检查。

（2）心理护理：部分血管瘤瘤体较大，界限不明，病程较长，完全治愈率较低，这些患者由于瘤体的迁延不愈而导致机体局部功能受限，这也很大程度上使患者及其家庭陷入悲痛，患者出现消极、厌世等情绪，此时护理人员应做好患者的心理护理，与之建立良好的护患关系，向患者及家属讲解疾病相关知识以及目前治疗疾病的方法，鼓励患者以积极乐观的态度面对疾病，并鼓励患者家属给予患者家庭的温暖与鼓励，使得患者能够积极地与病魔斗争。对于小儿患者，要指导其家属尽早发现尽早治疗，在医生的指导下规范治疗，防止延误病情。

（3）术前应做好全面评估，对于较大较深的血管瘤，为防止术中出血，术前应遵医嘱充分做好备血，计划好各种止血措施，以便术中结扎供应血管瘤的主要动脉。

（4）对于较大的血管瘤，可酌情选取硬化剂注射，使其体积缩小硬化后，再行切除手术，较大的蔓状或混合型血管瘤，术前根据血管造影，采用介入治疗，栓塞主要的供应血管，减少术中出血。

（四）血管瘤治疗术术后健康指导

42 术后护理要点有哪些？

（1）瘤体较小且局限者可采用局麻手术，瘤体较大者可选择全麻手术，全麻者术后需禁食、禁饮 6 h，并遵医嘱持续心电监护及氧气吸入，指导患者头偏向一侧，保持呼吸道通畅。

（2）术后密切观察患者的伤口敷料情况，观察伤口有无渗血，特殊部位如面颈部血管瘤切除术后加压包扎者，还需密切观察患者的面色、呼吸等情况，了解有无因压迫过紧而导致的呼吸不畅。

（3）口腔内血管瘤切除的患者，术前床边应备负压吸引器和气管切开包，以免术后出血引流不及时而堵塞呼吸道，引起患者窒息。

（4）引流管护理。

（5）饮食护理：指导患者进食高蛋白、高热量、高维生素、清淡无刺激性饮食，禁烟酒，有利于伤口愈合。特殊部位（如口腔、臀部等）的血管瘤治疗，术后早期应指导患者进食无渣流质饮食，饭前饭后用漱口液漱口,防止口腔感染引起伤口不愈合,同时减少排便次数,防止大便污染臀部伤口,引起伤口感染的发生。

43 术后注意事项有哪些?

(1)术后密切观察患者伤口敷料情况,询问患者疼痛情况,观察有无因术中止血不佳而导致的血肿发生。

(2)皮肤移植或皮瓣移植患者术后需要密切观察患者的皮瓣血液循环情况,观察皮瓣的颜色、温度、毛细血管充盈反应等,观察局部有无血肿、肿胀、感染的发生,发现异常及时通知医生进行处理。

(3)面颈部伤口包扎时,注意松紧适宜,密切观察患者的面色、口唇等,注意询问患者的主诉,若出现口唇、面色发绀,呼吸不畅等情况应立即通知医生为患者适当松解敷料。

44 常见并发症及预防方法有哪些?

(1)血肿 术后密切观察患者伤口情况,询问患者疼痛情况,密切观察患者引流情况,若引流液较多或引流液较少,而患者出现异常疼痛,可考虑血肿发生,应立即通知医生进行处理,妥善止血,清除血肿,并遵医嘱使用止血药物。严格准确记录引流液的颜色、性质、量。

预防方法:术中积极止血,术后留置引流管者保持引流管的引流通畅。

(2)感染 手术区域消毒不彻底,或身体其他部位的继发感染,都可引起感染的发生。术后应密切观察患者的生命体征变化,当患者体温持续升高时可考虑感染发生,做好患者的血常规监测,做好全身及局部的细菌培养,遵医嘱合理使用抗生素。

预防方法:主要是在执行各项操作过程中严格执行无菌操作,预防身体其他部位感染的发生。

(3)伤口裂开 当瘤体较大,部分切除或全部切除后采取直接缝合法缝合区域张力较大,患者在大幅度活动后会导致伤口的裂开;扩张器埋置注水期,由于注水速度较快,皮肤扩张较为迅速,亦会导致初期愈合的伤口裂开。

预防方法:术前根据患者局部皮肤的张力,有计划地进行手术设计,无法一次切除的患者可选择分次切除;扩张器注水期间,应遵医嘱按时来医院注水,不能因为想要尽快手术而不到注水时间即来院注水,注水时鼓励患者说出自己的感受,若感到扩张区域疼痛时,及时告知医生停止注水。

(4)血供障碍 皮瓣移植修复的患者,应密切观察患者皮瓣的血液循环,根据皮瓣的颜色、温度、毛细血管充盈反应判断血液循环情况,若皮肤表面呈苍白色,局部温度下降,表示动脉供血不足,此种情况比较少见,常为暂时性反应性血管痉挛所致,若术中发现,给予热敷或小剂量血管扩张药大都能恢复。若发生在术后,则给予补充血容量、保温、止痛、扩容、抗凝等措施疏通微循环。若皮瓣出现肿胀发绀,轻者皮色为淡红色或有紫斑点,重者可出现小水疱或呈紫黑色,则表示静脉回流不畅,多发生在皮瓣的远端。这种情况一般多发生在术后2～3天,逐渐加重且范围扩大,5天后趋于稳定,轻者5天以后逐渐好转,表皮脱落,对治疗不造成大的影响,重者出现皮瓣部分或大部分坏死。

(五)血管瘤治疗患者出院后的健康指导

(1)一般术后7天拆除伤口缝线,植皮区域两周后打开敷料,伤口愈合良好者可拆除缝线,特殊情况可遵照医生指示分次拆除缝线。

(2)出院以后坚持佩戴弹力套或弹力绷带,遵医嘱使用预防瘢痕增生药物,尽量避免日光照射术区,以免引起色素沉着。

(3)出院后1个月做好回访登记,及时向负责医师反馈。

(4)指导患者不适随诊。

(刘志荣 程芳)

四、皮肤痣围手术期健康促进

(一)痣的基础知识

45 什么是痣?

痣是色素痣的通俗说法,在医学上也称作黑素细胞痣,是表皮、真皮内黑素细胞增多引起的皮肤表现。如果是高出皮面的、圆顶或乳头样外观的或是有蒂的皮疹,临床上叫作皮内痣;略微高出皮面的多为混合痣;不高出皮面的是交界痣(图 6-4-1)。

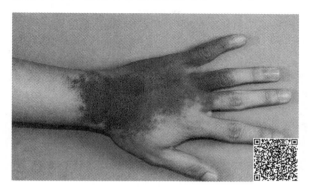

图 6-4-1　黑色素痣(交界痣)

痣是每个人身体上都有的良性肿瘤,我们也把它称作痦子,它是由含有色素的痣细胞聚集而成的。可别小瞧了这些身体上的"黑点",它好发于面部,影响着我们的面容,更重要的是它会变成恶性黑色素瘤(常称为"恶黑"),这是一种恶性程度和死亡率极高的肿瘤(图 6-4-2)。

46　痣是怎么形成的?

痣的形成是皮肤积聚过多黑色素的结果,是由皮肤中的黑色素细胞或黑色素细胞所分泌的黑色素颗粒异常增多、积聚而形成的。

47　病因有哪些?

痣属于一种发育畸形,是黑素细胞在由神经嵴到表皮的移动过程中,由于偶然异常,造成其局部聚集而成的。

48　痣的分类有哪些?

按出现时间可以分为先天痣和后天痣;按照大小可以分为巨痣(直径大于 2 cm)和小痣(直径小于 2 cm);医学上则将其分成皮内痣、交界痣和混合痣。最容易恶变的痣是先天性巨痣和交界痣(图6-4-3)。

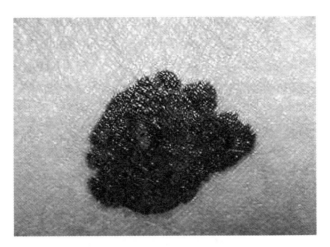

图 6-4-2　恶性黑色素瘤

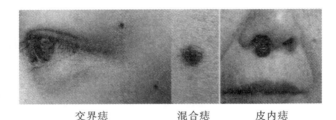

交界痣　　　　　混合痣　　　　皮内痣

图 6-4-3　痣的分类

49 临床表现有哪些？

痣多为圆形，常对称分布，界限清楚，边缘规则，色泽均匀。数目多少不等，单个、数个甚至数十个，有些损害处可有一根至数根短而粗的黑毛。由于痣细胞的色素含量不同，临床上痣可呈棕色、褐色、蓝黑色、黑色或正常肤色、淡黄色、暗红色。日晒可增加暴露部位痣的数量。

50 鉴别诊断有哪些？

儿童期交界痣要与黑痣、雀斑鉴别诊断。混合痣和皮内痣要与脂溢性角化病、色素性基底细胞癌、皮肤纤维瘤、神经纤维瘤等鉴别诊断。与恶性黑色素瘤的鉴别诊断在于后者常不对称、边界不清楚、边缘不光滑、颜色不均匀,瘤体发展迅速、易破溃、易出血,可形成不规则瘢痕,瘤细胞常有异形。

本病的诊断主要根据临床表现,如皮肤或黏膜处出现数目不等的斑疹、丘疹或结节,呈棕色、褐色、蓝黑色、黑色、暗红色等,圆形,边缘清楚,表面光滑等,诊断不难。

51 如何治疗?

减少摩擦和外来因素损伤痣体。除美容需要外,痣一般不需要治疗。发生在掌跖、腰围、腋窝、腹股沟、肩部等易摩擦部位的痣应密切观察,特别是一些边缘不规则、颜色不均匀、直径≥1.5 cm 的痣更应该注意。一旦发现迅速扩展或部分高起或破溃、出血时应及时切除。皮损较大的,手术切除后植皮;皮损较小且浅表者,可以给予二氧化碳激光治疗,治疗要彻底,否则残留痣细胞易复发。

52 痣有哪些危害?

痣有先天的,也有后天形成的,不但影响美观,而且是肿瘤的表现,只是有些痣是良性的,有些痣是恶性的,有些痣是必须除掉的,具体如下。

(1)出现不典型变化的痣　外观不典型的痣可能变恶性,如特别黑的痣、色素不平均、边缘不平整或不规则、界限不明、左右不对称、在统计上直径大于 5 mm。

(2)有些痣本身是先天高危险的痣　婴儿一出生就看得到的痣叫先天痣(图 6-4-4),先天痣不多,根据统计,1‰的新生儿有痣,但并非所有先天痣都是一生出来就有危险的,其大小是衡量危险性的重要因素。一般来说越大的痣,其将来转变为恶性的概率愈大,因此医师建议应及早切除。

(3)指甲沟的痣　甲沟与指甲下方皮肤相连,痣可能会长到指甲下面,被指甲挡住,不容易看出变化,而且长在肢端,将来转变为恶性的概率较大(图 6-4-5)。

(4)单一的痣突然快速变化　如果是全身的痣因为激素的变化而同时变化,问题不大,如果是单一的痣突然快速变化,就值得注意。

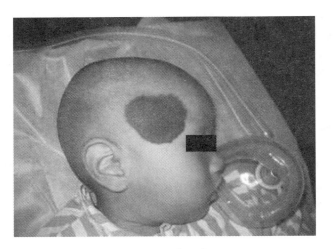

图 6-4-4　先天痣

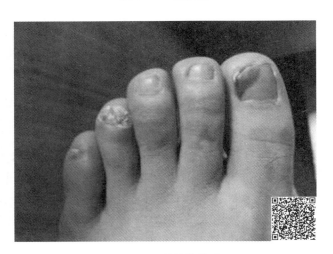

图 6-4-5　指甲沟的痣

（5）会受到长期摩擦刺激的痣　如长在戴胸罩处和腰部的痣。

（6）长在特殊部位的痣　例如，长在肢端的痣，必须注意观察，因为这些地方的痣比其他地方的痣变恶性黑色素瘤的机会大。

（7）黏膜的痣　口腔黏膜、结膜、阴道、包皮翻出来那部分的痣。

除痣之前也要注意，例如，一些有瘢痕体质的人，因为伤口不会正常增生，很容易生成肥厚性瘢痕，所以在除痣之前，应先告知医生，以免预后不佳。

53 处理痣的正确方法是什么？

（1）不影响生活和不宜被外因刺激的痣最好不要处理。

（2）如果单纯因为美观问题想要去除的话，最好听取医生的建议。

（3）过大、过久、容易受到摩擦的痣则应尽快采用手术切除的方法彻底根除，不宜采用激光、冷冻、化学腐蚀等方法。

54 "有痣一定要早把它点了"是正确的吗？

"有痣一定要早把它点了"这种观点是不对的。当然，如果不是恶性黑色素瘤，而确实是"痣"，是可以"点"的。我们可以通过自我检查早期发现黑痣的变化及异常黑痣的出现。若原有黑痣在一年中明显增大、颜色明显加深、发亮，黑痣的边缘变得不规则或出现卫星状样的黑痣，或数颗痣融合，表面凹凸不平等时，千万不要大意，一定要及时到有经验的专科医师处就诊，进行规范的活检，以排除黑痣恶变的可能。

现在所谓"点痣"的方法无非是激光、冷冻等方法，其实这些方法对于真正的恶性黑色素瘤来说，是一类非常危险的操作。因为恶性黑色素瘤早期还在表皮层，未进入真皮层，这一类操作很有可能将恶性黑色素瘤早期变成中期，也就是将恶性黑色素瘤带入真皮层，这就有可能发生后续的转移。

而即使得了早期恶性黑色素瘤，也不是"不治之症"，它完全是可以治愈的。国际上对于早期恶性黑色素瘤推荐使用的方法是完整切除，切除后送病理检查，病理确诊后再进行扩大切除和辅助治疗。恶性黑色素瘤早期在皮肤内水平生长，只要经过扩大切除和辅助治疗，基本不会发生转移。它早期往往是处于水平生长期的，这时候扩大切除手术就有可能使患者治愈。

55 痣恶变的各种信号

一般来说，成熟的痣不会恶变，例如，毛痣一般都是成熟的痣，因此，毛痣一般不会恶变。而成人出现交界痣，则很可能是不成熟的痣，就存在恶变的机会。

56 还有哪些容易出现恶变的痣？

发生于手掌、足底的痣（图6-4-6），由于反复的摩擦或刺激容易诱发癌变。另外，也有学者认为，痣治疗不彻底，痣细胞受到了刺激，也可能诱发癌变。因此，上述这些痣建议去除。

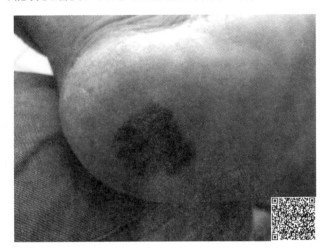

图 6-4-6　足底的痣

其他的痣如果有可能发生恶变，常常会有一些先兆出现。

（1）一颗痣无其他原因周围发红、发炎，或痣的颜色突然加深。

（2）原来边界清楚的痣边缘变得模糊不清，或一边清一边不清，颜色一边深一边浅。

（3）痣在短期内突然变大。

（4）表面由光滑变粗糙，出现糜烂、渗液、出血等改变。

（5）一颗痣周围突然出现数个小的黑点，即出现卫星状痣，要高度警惕这颗痣恶变。

（6）痣一般是无自觉不适的，若某一颗痣突然出现痒痛等感觉，则也要警惕出现痣恶变的可能。

痣一般出现于30岁之前，30岁以后可逐渐消失（面部痣除外）。若是年龄较大才出新痣，或单颗痣突然变大变黑，则应引起重视。

57 痣上长毛好不好？

从审美的观点出发痣上长毛对外观有影响。

痣本身是身体部分细胞变异导致，其上细胞多营养充足，新陈代谢快，毛发的成长也在情理之中。

痣上长毛是好现象，相对不容易恶变，如果感觉它太大了或毛太长了可以到医院去掉，如果周围有蜘蛛状的改变或短期内生长迅速的话，那就得注意了。只有破坏了毛囊才可能不长毛，不要随意地做脱毛的手术，最好不要刺激它，长了剪掉就行了。

（二）痣治疗术术前健康指导

58 术前准备有哪些？

（1）告知手术相关知识

①针对痣面积较大者，皮下减张缝合术最简便，创伤最小，无并发症，费用也少，效果最好，是首选方法。但是缺点也是明显的，能够解决的皮肤缺损也最小，特殊部位使用不当会引起周围器官变形移位。面部五官周围病例尤其注意。

②局部皮瓣移植术，修复的创面较大，术后效果较好。但是手术设计要求较高，病变周围要有充足的供皮区，在一定部位使用受限，手术后手术切口线较长，时有皮瓣坏死等并发症。

③分次切除术，优于皮瓣移植术，但是需要二期手术，治疗过程较长。个别病例第一次手术后病灶生长加快。

④简易扩张术仅需切除缝合，经济实惠，效果理想，但是同样治疗期限长，个别部位不适合使用，如眼部、耳部等。

⑤切除植皮术相对简便，可以治疗较大面积的缺损，缺点是，要有皮肤质地接近的供皮区。需要注意供皮区痕迹及瘢痕、植皮区与周围的色差，以及皮肤弹性与质地不理想等。

⑥扩张器置入皮瓣移植修复术，扩张周期长，手术创伤范围大，需要可供扩张的相邻区域皮肤，术后皮肤质地好，修复的缺损面积

大。

⑦可以结合使用两种不同的方法,以取得更好效果,如简易扩张术结合分次切除、简易扩张术后皮瓣移植、简易扩张术后减张缝合等。充分掌握以上几点,灵活使用,就会取得比较满意的临床效果。

(2)术前准备　术前 1 天做抗生素过敏试验,术前一晚及术日晨清洁皮肤,禁化彩妆,局麻手术者术前勿空腹,清淡饮食;全麻手术者术前常规准备。

(三)痣治疗术术后健康指导

59 伤口的护理有哪些?

(1)在术后一定不要随意地抓挠术区,以免导致出现瘢痕或者是出现色素沉着,使术区效果不理想。

(2)注意术区不要暴露在日光下,以免导致伤口出现色素沉着,不能达到皮肤白皙的完美效果。

(3)注意多吃一些含维生素 C 和维生素 E 的食物,注意不要多食酸味过浓和辛辣的食物,以便尽快收获白皙皮肤。

60 如何防晒?

(1)外用防晒霜:由于激光治疗后容易引起色素沉着,因此要选用安全性高且防晒效果佳的防晒产品,首选物理防晒剂。激光治疗后所选择的防晒剂应该是 UVB 防晒指数(SPF)>30、UVA 防护系数(PFA)>++、R 指数较大的物理防晒剂。

(2)外出戴太阳帽、穿棉质长袖上衣及长裤,撑遮阳伞,最好选用防紫外线伞。

(3)避免在每天日光照射最强烈的时间(10∶00—16∶00)长时间暴露在日光下。

61 饮食需要注意什么?

饮食对皮肤的修复作用是不可忽视的。蛋白质、脂肪和糖类均是皮肤所必需的营养成分,维生素和微量元素能影响皮肤正常代谢及生理功能,如 B 族维生素、叶酸可使色素增加;维生素 C、维生素

A 可使色素减退;某些微量元素,如铜可促使黑色素生成。因此,激光术后应避免进食含铜、B 族维生素的食物,少吃辛辣食物,而应多进食富含维生素 C、维生素 A 的食物,如水果、蔬菜,以及含铁、锌等微量元素较多的食品如瘦肉、鱼、豆类、大白菜、萝卜等,并注意多饮水,以促进皮肤的修复。

(四)痣治疗患者出院后的健康指导

62 痣治疗后应注意什么?

(1)根据病种不同,痣治疗的疗效和次数均有差别,色素性病变需重复治疗者,一般应间隔 3~6 个月,而血管性病变及脱毛需重复治疗者,一般应间隔 1~2 个月,特殊病例应遵医嘱。

(2)治疗后,治疗区局部皮肤红、肿、结痂、脱痂的过程,一般耗时 7~10 天,应让痂膜自然脱落,以免引起瘢痕。必要时可涂抹多磺酸粘多糖乳膏等促其修复。

(3)治疗后,可适当外涂抗生素软膏(如红霉素或氯霉素眼膏等)1~2 天,治疗区 1 周左右不接触水,保持局部干燥,有利于痂膜脱落和防止感染。感染后可能会出现瘢痕。

(4)痂膜脱落前,治疗区不应进行皮肤护理,不化妆,不搓擦,不服用阿司匹林类药物,不参加剧烈运动,以免出汗后引起感染。

(5)治疗区尽量避免阳光照射,否则会引起局部短暂性色素沉着,此外,也有极少数患者激光治疗后,局部会发生短暂性色素沉着或色素减退斑,这些短暂性色素改变均会逐渐恢复正常,恢复时间为 1~3 个月,个别可达 9 个月甚至更长。

(6)需重复治疗者,应按时复诊,超前或延迟治疗均会影响治疗效果。

63 哪些痣应多留些心眼?

大气污染、臭氧层破坏及电离辐射等多方面的因素,导致恶性黑色素瘤发病率呈不断上升趋势,但由于患者往往对其严重性认识不足,常在就诊时就已是晚期,治疗效果极差。早期恶性黑色素瘤患者经手术及生物治疗,5 年生存率可以达到 60%~80%,但晚期患者 5 年生存率不到 5%。

由于恶性黑色素瘤几乎 60% 是由黑痣恶变而来,所以如何识别黑痣恶变,对于黑色素瘤的早期诊断尤为重要。

一般与生俱来的黑痣、存在 10 年或 10 年以上没有发生明显变化的黑痣存在恶性黑色素瘤恶变的情况不多,而且多数黑痣为良性,边缘整齐、均匀,呈黑色或深褐色,很容易用一条直线把它们分成对称的两个部分。黑痣发生恶变的特点是:边缘不整齐、不规则地迂回和扭曲;不是清一色的黑色,而是杂色,相互交错,通常无法用一条直线将它们分成对称的两个部分;初起时很小,不易察觉,但呈进行性生长,待长到像铅笔上的橡皮头那般大则一目了然。

由于恶性黑色素瘤的发病与紫外线辐射有关,专家提醒,应尽可能减少不必要的日光照射。对于一些位于特殊部位的黑痣,如脚底、手掌、外阴等部位容易摩擦的黑痣,应去医院给予手术切除,以避免黑痣经常摩擦后恶变。

小小的"黑点"为什么会变成要命的恶性黑色素瘤的原因还不完全清楚,如果身上的痣长在手掌、脚底、颈部、胸背部、腋下等易受摩擦的部位,外因的反复刺激会增加恶变的概率。有些人觉得长在面部的痣影响美观,就去美容院点掉,这样其实存在一定风险,有些痣生长在皮下较深的位置,激光去除不仅不能达到效果,反而会刺激它,增加癌变风险。

64 哪些变化提示我们黑痣可能恶变?

(1)体积形状变化　黑痣的体积突然在短时间增大变形,与皮肤的交界处边缘变得参差不齐。

(2)颜色的改变　黑痣的颜色突然改变,如变深、变黑,掺杂红色、白色或蓝色。

(3)表面变化　黑痣的表面变得不光滑、隆起、脱屑,出现水肿、糜烂、溃疡甚至出血。

(4)自觉变化　感觉局部发痒、有烧灼感、有压痛。

(5)其他变化　周围突然出现多发的黑痣或黑色结节。

（刘志荣　程芳）

五、乳头内陷围手术期健康促进

（一）乳头内陷的基础知识

65 乳头有哪些作用？

随着人类的进化，身体现存的每个部位都有其存在的意义和价值。看似很小的乳头就很有代表性。乳头是乳房的重要组成部分（图 6-5-1），乳头的位置、形态、大小和色泽影响乳房的整体形态；乳头是乳腺导管开口的部位，是哺乳婴儿的工具。

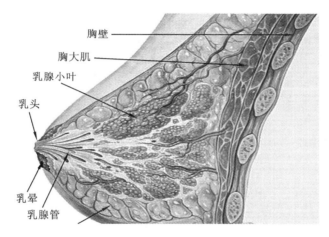

胸壁

胸大肌

乳腺小叶

乳头

乳晕

乳腺管

图 6-5-1　乳房的形态

66 如何判断乳头是否正常？

乳头正常与否主要从两方面来判断，首先从外观看，乳头位于乳房中央或略偏下，为圆柱形，大小与乳房相称，一般突度为 8～10 mm，色泽与周围肤色相配，为粉红色到咖啡色；其次是乳腺导管是否通畅。一般情况下，乳头形态正常有一定突度，哺乳功能多不受影响（图 6-5-2）。

67 常见的乳头畸形有哪些？

常见的乳头畸形有乳头缺损、乳头内陷和乳头肥大。

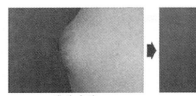

乳头内陷　　　　　　　　　正常乳头

图 6-5-2　乳头内陷与正常乳头的比较

68 没有乳头时能再造吗？

没有乳头时是可以再造的。

69 乳头怎样再造？

可以利用局部组织或对侧乳头。一侧乳头、乳晕缺失，而另一健侧乳头、乳晕完好且较大者，可切取其一半拉拢、缝合，重建健侧乳头、乳晕并再造缺失侧的乳头、乳晕。两侧乳头、乳晕缺失时，可取小阴唇或足趾趾腹移植再造乳头，也可取耳垂、耳廓皮肤加软骨移植再造乳头。

70 外伤或乳房手术后多长时间可以行乳头再造？

一般为半年以上。

71 再造的乳头有哺乳功能吗？

再造的乳头基本上是没有哺乳功能的。

72 什么是乳头内陷？

乳头不突出于乳房表面皮肤，即称为乳头内陷。

73 什么原因造成乳头内陷？

乳头内陷多由先天性乳腺导管发育不良或挛缩造成，少数因乳房内肿物或外伤牵拉所致。

74 乳头内陷影响哺乳吗？

这与内陷的程度有关。轻度乳头内陷可以待乳房发育成熟后，特别是妊娠期间勤用温水清洗并牵拉乳头，有利于哺乳。中重度乳头内陷畸形影响哺乳。

75 乳头内陷能治吗？用什么方法？

乳头内陷能够治疗,方法主要是通过牵引或手术。

76 治疗后能哺乳吗？

这与采用的方法有关。牵引或不破坏乳腺导管的手术不影响哺乳,对于严重的乳头内陷需要切断乳腺导管的患者不能保留哺乳功能。

77 什么时候治疗乳头内陷合适？

可以在婚前或妊娠前半年。

78 乳头肥大如何治疗？

可通过手术进行治疗。

79 手术后瘢痕明显吗？

因为乳头、乳晕较皮肤色深,瘢痕不明显。另外我们还可以通过纹绣技术掩饰瘢痕。

80 乳头、乳晕的颜色能改变吗？

可以通过纹绣技术改变乳头、乳晕的颜色。

81 乳头内陷的保守治疗方法有哪些？

乳头内陷的保守治疗方法较多,如手法牵引、负压吸引等,只适用于轻度患者。对于未生育女性,手术前应该试用乳头牵引等保守治疗方法,以保证将来维持正常的哺乳功能。从理论上讲,一个持续牵引的损伤肯定小于手术后的松解。临床实践证明,恰当的保守治疗方法对各种类型的乳头内陷患者均有效。

（1）手法牵引　单纯用双手来牵引内陷的乳头,不借助外力及器械。现在有比较规范的手法和动作,需长期坚持,对轻度内陷患者有效。

（2）负压吸引　多用吸奶器吸引（图 6-5-3）或注射器抽吸。利用负压原理拉长乳头,使乳头膨出,当吸奶器或注射器与皮肤接触不好时,易漏气而致负压不够,或需他人从旁协助,实际应用较烦琐,轻度内陷患者坚持使用有效。另外,这种方法还常被用于手术矫正乳头内陷的后期维持治疗,效果满意。

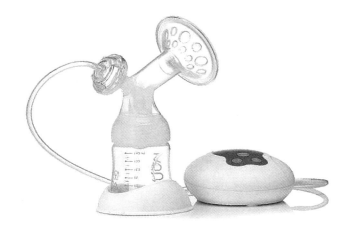

图 6-5-3　吸奶器

82 乳头内陷矫正术治疗效果有哪些要求？

理想的乳头内陷矫正治疗效果大多需同时达到 5 个方面的要求，总结归纳如下。

（1）伤口愈合良好，瘢痕不明显。

（2）乳头外形自然。

（3）乳头血液循环情况良好，无坏死；乳头感觉、勃起功能正常。

（4）乳头无回缩或复发。

（5）哺乳功能能保留。

83 乳头内陷矫正术的手术治疗方法有哪些？

（1）支架法乳头内陷矫正术　　到目前为止，该方法是唯一可以保留哺乳功能的手术方法，将凹陷的乳头通过缝线固定于外支架，经过 3～6 个月的持续牵拉，达到延长乳头、矫正乳头内陷的目的。适用于凹陷程度轻、中、重度患者。该方法不破坏乳腺导管，可以保留哺乳功能，同时也不会影响乳头的感觉，且复发率低。缺点是治疗时间较长，可能引起生活不便。乳头内陷支架见图 6-5-4。乳头内陷支架治疗术前、术后对比见图 6-5-5。

（2）切开法乳头内陷矫正术　　对已经生育且将来不考虑哺乳

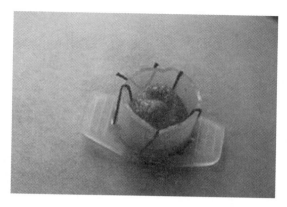

图 6-5-4 乳头内陷支架

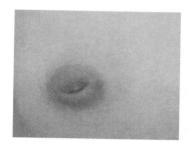 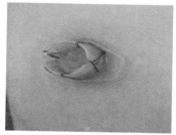

图 6-5-5 乳头内陷支架治疗术前、术后对比

的女性,或局部炎症反复发作、瘢痕牵拉严重凹陷畸形的患者,可以采用这种方法。术中完全切断乳腺导管,充分松解凹陷乳头,加强对乳头的支撑和固定(图 6-5-6)。

84 上述各种治疗有危险吗?

矫正乳头畸形的手术对全身没有影响,但是涉及局部的血液循环问题,如果手术不当可能造成乳头坏死的严重后果,因此要找有临床经验的医生进行手术。

乳头内陷不仅妨碍女性乳房的美观和哺乳功能,而且内陷乳头易藏污纳垢,造成感染、糜烂、异味等,影响患者的生活并造成自卑心理。乳头内陷分型如下:Ⅰ型半"露头",Ⅱ型勉强可"露头",Ⅲ型完全不"露头"。乳头内陷的治疗根据不同类型可采用保守治疗

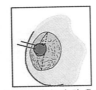 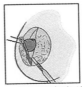

(a)画线、麻醉　(b)用线牵拉内陷乳头　(c)将切开皮肤剥开　(d)深入切开

  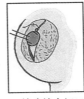 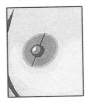

(e)上下层分离开　(f)脂肪组织后固定　(g)精确缝合切口　(h)固定住凸起的乳头

图 6-5-6　切开法乳头内陷矫正术

或手术治疗。Ⅰ型乳头内陷多保守治疗,而Ⅱ、Ⅲ型乳头内陷多手术矫正。

(二) 乳头内陷矫正术术前健康指导

85 术前心理护理有哪些?

患者存在一定的心理障碍:①患者均为年轻女性,乳房是隐私部位,因此导致术前紧张心理。②担心术后乳头坏死。③担心术中疼痛。④害怕乳头、乳晕形成瘢痕。⑤担心术后乳头感觉障碍。⑥治疗周期较长,担心影响工作。

针对出现的心理障碍采取不同的干预措施:①尊重患者个性,保护个人隐私,因为乳房属于女性隐私部位,患者存在较明显害怕异性医师的心理,所以每次检查时均应有女性护理人员陪同。②倾听与交流,充分了解患者的心理问题,针对不同的问题采取不同的方法帮助患者消除疑虑,缓解焦虑情绪。③认真向患者及家属说明手术方法及预期的手术效果,解释术后如何护理,如何配合,建立良好的护士、患者、家属的人际关系,减轻患者对手术及术后可能产生并发症的恐惧心理。

86 术前准备有哪些？

（1）拍照　术前照正面、左右侧面、左右半侧面照片，注意术后照相和术前的背景、光线应完全相同，以便术后效果对比。

（2）术前检查　血常规、血型、生化全套、凝血五项、心电图，排除内分泌等基础性疾病；术前 2 周禁用阿司匹林、血管扩张药、血管收缩药、避孕药；手术选择月经后 1 周或月经前 10 天进行。

（三）乳头内陷矫正术术后健康指导

87 术后护理有哪些？

（1）乳头内陷矫正术为局麻手术，手术后休息 2～3 天，之后可以恢复日常活动，手术后 5～7 天便可正常上班。对工作休息无太大影响，手术后第一周应避免高举手臂及提携重物。两周内应避免进行蒸汽浴及游泳。剧烈的运动要待手术后两周才可进行。

（2）手术后的伤口上会有简单的敷料，中间会有绷带固定乳房位置，2～3 天后到医院复诊检查伤口及乳头的情况，7 天后便可以正常沐浴。针对行支架法矫正乳头内陷的患者，指导其半年后来医院行支架拆除术。

（3）乳头内陷矫正术术后可穿合身柔软的内衣，手术初期乳头会感觉肿胀不适，但一个月左右乳头的感觉、形态基本恢复自然。

（4）乳头内陷矫正术术后两周内应避免性行为，以免碰到乳头伤口。

（四）乳头内陷矫正术患者出院后的健康指导

88 出院后应注意什么？

（1）行支架法乳头内陷矫正术的患者，指导手术 7 天后可行沐浴，沐浴后使用 75％酒精对伤口处进行消毒，若支架摩擦乳房部皮肤感觉不适可在支架及乳房间放置纱布。

（2）注意观察乳头的颜色、感觉、形态等状况，如发现异常应及时就医。如是否有乳头颜色变黑、感觉麻木、乳头回缩等现象。

（3）穿戴柔软合适的胸罩，乳头部位皮肤若感觉干燥可擦拭润肤乳液,以防止皮肤干燥、皲裂。

(刘志荣　杨琼)

六、小乳症围手术期健康促进

(一)小乳症的基础知识

89 乳房的结构有哪些?

　　成年女性乳房的重量差异很大,非泌乳乳房的重量接近 200 g,而泌乳乳房的平均重量可达 500 g。在我国,未婚女性有时会出现乳房发育不够健全,乳房重量仅为 30 g 左右。正常情况下,不同个体间乳房大小的差异很大,但同一个体间两侧乳房的轮廓大致相等。乳房的基本结构见图 6-6-1。

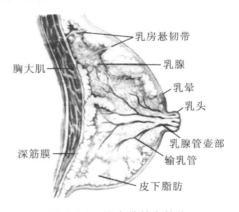

图 6-6-1　乳房的基本结构

90 乳房的功能有哪些?

　　(1)哺乳　哺乳是乳房最基本的生理功能。乳房是哺乳动物所特有的哺育后代的器官,乳腺的发育和成熟均是为哺乳活动做准备。在产后大量激素的作用及婴儿的吸吮刺激下,乳房开始规律地产生并排出乳汁,供婴儿成长发育之需。

　　(2)第二性征　乳房是女性第二性征的重要标志。一般来讲,乳房在月经初潮之前 2~3 年即已开始发育,也就是说在 10 岁左右就已经开始生长,是最早出现的第二性征,是女孩青春期开始的标志。拥有一对丰满、对称且外形漂亮的乳房也是女子健美的标志。不少女性,特别是那些由于乳腺癌手术而不得不切除掉患侧乳房者,因为对自己的乳房不满意而寻求做整形手术或佩戴假体。每一位女性都希望能够拥有完整而漂亮的乳房,以展示自己女性的魅力,因此,可以说,乳房是女性形体美的一个重要组成部分。

(3)参与性活动　在性活动中,乳房是女性除生殖器以外最敏感的器官。在触摸、爱抚、亲吻等性刺激时,乳房的反应可表现为乳头勃起、乳房表面静脉充血、乳房胀满和增大等。随着性刺激的加大,这种反应也会加强,至性高潮来临时,这些变化达到顶点,消退期则逐渐恢复正常。因此,可以说乳房在整个性活动中占有重要地位。

91 乳房的正常生长发育是怎样的?

(1)经乳头胸围与身高的比例　这一比例因年龄而略有不同,普通乳房此比例在 0.5～0.54 之间。一般来说,普通乳房经乳头胸围较身高的一半稍大一些。以此比值作为根据,大概能分为以下 4 种情况。

①小于 0.5:乳房过小。

②0.5～0.54:普通型乳房。

③0.55～0.56:乳房丰满而有魅力。

④大于 0.56:乳房肥大。

需要说明的是,经乳头胸围的大小并不能直接代表乳房本身的大小。若胸廓比较宽大的女性,即使有较大的胸围也可能只有较小的乳房。

(2)经乳头胸围与腰围、臀围的比例　胸围、腰围、臀围即我们常说的"三围"。以与全身匀称这一点来比较,较合适的比例如下。

①腰围/胸围等于 0.72～0.73。

②臀围/胸围大致等于 1.1。

一般认为,健康女性的臀围较经乳头胸围稍大一些,腰围越小则越突显胸部和臀部,体现女性的形体曲线美。

(3)经乳头胸围与肩宽的比例和肩宽对胸围的视觉影响　由

于乳房就位于肩部的下方,必然存在与肩形、肩宽有关的问题。对于同样大小的乳房,溜肩的人看上去乳房较实际感觉大,而耸肩的人看上去乳房较实际感觉要小些。较合适的比例为肩宽/胸围大致等于 0.4。

(4)经乳头胸围与体重的比例　体重增大,胸围相应增大。较合适的比例为体重(kg)/胸围(cm)等于 0.62。

92 美胸标准有哪些?

(1)半球形、水滴形、圆锥形的乳房是属于外形较理想的乳房。

(2)两乳头间距离在 22～26 cm 之间,乳房微微自然向外倾。

(3)乳房微微向上挺,厚度为 8～10 cm。

(4)乳晕大小不超过 1 元硬币,颜色红润粉嫩,与乳房皮肤有明显的分界线。

(5)乳头突出不内陷,大小为乳晕直径的 1/3。

93 小乳房对性生活的影响?

我们常说的小乳房女性多是表示非肥胖体形的女性,她们不仅皮下脂肪层较薄,有时也伴有乳房成熟程度低。这一类乳房成熟程度低的女性,也可以认为其在性方面不够成熟,她们中的大部分人在乳房受到爱抚时获得的快感较低,所以体积小的乳房不一定有良好的性感觉。

乳房大小及形状在性活动中对异性及女性自身都会产生感官上的刺激,这必然会对性活动中个体的性反应产生影响。乳房体积过小也会使女性自身产生自卑心理。在性活动过程中,女性会十分在意对方对自己乳房所产生的表情及情绪上的不良反应,过于敏感地关注对方对乳房的在意程度不仅会影响自身对其他性刺激的反应,同时也会分散注意力,进而影响女性自身的性反应。

94 何谓小乳症?

小乳症是指乳房的体积小于正常,胸部平坦,失去正常轮廓。小乳症主要是由于腺体组织的缺少所致,此外与皮下脂肪及结缔组织不充分也有关(图 6-6-2)。

下垂形　　　圆盘形　　　半球形、少女型

圆锥形　　　平坦形　　　梨形、成熟型
不理想的乳房形态　　　理想的乳房形态

图 6-6-2　不理想的乳房形态

95 小乳症常可见于哪几种情况呢？

（1）可见于先天性的原发性双侧乳房发育不良（图 6-6-3）。

（2）自发性乳房萎缩，多发生在多次妊娠并哺乳后。

（3）因某种消耗性疾病或不明原因导致体重急剧减轻或忽然消瘦后。

（4）某些先天性发育障碍所致乳房发育不良。

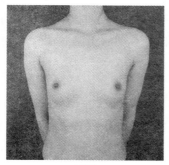 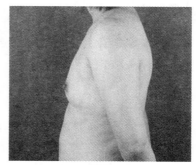

正面　　　　　　　　　　　　　侧面

图 6-6-3　先天性乳房发育不良

96 小乳症的发病原因有哪些？

其原因多见于先天发育不良或哺乳后腺体萎缩、雌激素水平低下，少数是由外伤、炎症及腺体的破坏所致。

97 隆乳术术式的分类有哪些?

通过测量患者术前、术后的乳房三维形态,分析乳房形态变化与假体大小等因素的关系及变化规律,根据身体差异,隆乳术所用材料的不同,隆乳术可以分为以下几种。

(1)自体脂肪注射隆乳术　国际、国内目前认为可以应用的注射材料仅有自体脂肪组织,手术操作应遵循操作规范,患者在术后也应定期复诊做好监测记录。

(2)硅胶假体植入隆乳术　术前比较不同乳房体积的患者植入不同大小假体后的手术效果;并可在此基础上开发三维虚拟手术设计系统,预测术后乳房形态,辅助术前挑选假体植入。

98 隆乳术术式应该如何选择?

自体脂肪注射隆乳术适用于平坦形或轻度下垂形的小乳畸形,即使多次注射,乳房体积增大也较局限,而且要求患者其他部位存在可供吸取的脂肪。因而自体脂肪注射隆乳术的最佳适应证为自身乳腺有一定体积且对隆乳术后体积要求不高,但对乳房假体的相关并发症较担心的患者。

硅胶假体植入隆乳术不受患者本身乳房体积和体形的限制,根据患者体形和愿望合理选择假体,可取得显著的美学效果,是目前应用最多的隆乳术术式。

99 隆乳术的适应证有哪些?

(1)原发性乳腺发育不良者。

(2)青春发育期前由于乳腺组织病变(如感染、外伤等)导致的乳房发育不良或不发育者。

(3)妊娠哺乳后乳房萎缩者。

(4)体重骤减后体形消瘦、乳房萎缩者。

(5)保留乳头、乳晕的单纯乳腺切除术后或改良根治术保留胸大肌的早期乳腺癌术后要求隆乳者。

(6)乳房两侧大小不对称,可通过隆乳术矫正者。

(7)乳房形态不良与身体整体形态不相称者。

(8)乳房轻度下垂者。

（9）乳房下垂矫正时还有增大乳房体积的愿望者。

100 隆乳术的禁忌证有哪些？

（1）乳房组织炎症或手术切口附近有明显感染病灶者，需待炎症完全控制以后才可手术。

（2）机体其他部位有感染病灶者。

（3）合并其他系统疾病不能耐受手术者，如因心、肝、肾、肺等系统疾病不能耐受手术者。

（4）合并其他系统疾病不适合手术者，如合并免疫系统疾病者为隆乳术的绝对禁忌证。

（5）隆乳者心理准备不足，或有不切实际的要求，对手术期望过高者。

（6）中重度乳房下垂者，此时若单纯行隆乳术，可能加重下垂，需行乳房下垂矫正术。

（7）瘢痕体质者。

（8）患有精神分裂症或精神异常者。

（9）患有免疫系统或造血系统疾病，存在出凝血功能障碍者。

（10）乳腺癌术后有复发或转移倾向者。

101 隆乳术材料的发展与安全性如何？

历史上曾经使用过的隆胸材料有注射用的液体物质、固定形状的乳房假体及自身组织三类。

（1）液体注射隆胸材料

①液体石蜡：20世纪初液体石蜡开始用于隆乳术，随后因大部分受术者出现了严重的并发症，如乳房内的硬结、炎症反应、坏死及迟发的肉芽肿反应等，并被证明会诱发乳腺癌，因此早已被明令禁止使用。

②液态硅胶：到20世纪50年代，液态硅胶开始被用于注射隆乳术，液体石蜡注入后的并发症同样发生在液态硅胶注射患者身上，甚至出现了乳腺结节，乳房皮肤慢性水肿、溃烂，肉芽肿性炎、栓塞、死亡等并发症，还有可能掩盖乳房肿物的早期征象，已被禁用。

③奥美定：聚丙烯酰胺水凝胶，俗称人造脂肪，1987年，首次用于填充面部、乳房和四肢等，1997年引入我国。但因其易于游走变

形、形成肿块,取出困难,而且后经研究发现奥美定会分解产生致癌物质,我国已于 2006 年全面叫停了奥美定的生产、销售和使用。

(2)乳房假体

①凝胶海绵:1951 年凝胶海绵首次用于隆乳术,在应用前,首先将其塑形,然后浸入消毒液中 24 h,最后将其植入乳房内。但此种方法并发症的发生率很高,并未得到广泛应用。

②硅胶乳房假体:实践证明,硅胶基本上符合理想的软组织植入体应具有的性质。其中硅胶囊乳房假体是迄今为止临床使用最多、技术最成熟的隆胸材料。早期使用的硅胶囊乳房假体是在硅胶袋内充入生理盐水,但由于易渗漏,形态手感欠佳,现已很少使用。

如今,最普遍应用的植入体是硅凝胶充填的硅胶假体,形态、手感与真实乳房最为贴近,具有较好的伸展度及抗冲击能力,它是医学上引起生物反应较小的隆胸材料之一。硅凝胶隆胸材料植入的手术方法也相对简单,有许多切口可供选择,常用的切口为乳房下皱襞切口、乳晕切口及腋窝切口等。假体植入的部位也有乳腺下、胸大肌下等不同位置可供选择,可以更好地解决囊性收缩的问题。

(3)自体脂肪　20 世纪 80 年代在美国盛行的隆胸材料为自体脂肪,将身体某些部位,如腹部、臀部、大腿等处的脂肪组织,移植到乳房以取得丰乳的效果。此方法具有瘦身丰胸一举两得的功效,且是自体组织,更易被接受。缺点是此方法的使用受自身条件的限制,要求自体脂肪充足且自身乳房条件较好。

102 假体放置的层次有哪些?

假体放置的层次(图 6-6-4)主要如下。

(1)胸大肌后间隙(肌肉下)　手术操作相对简便,操作时间短,但术后疼痛明显,恢复慢。假体位置较为固定,缺少波动感,乳沟形态欠佳。

(2)乳腺后间隙(腺体下)　手术操作时间稍长,术后疼痛轻,恢复快,手感较真实,术后活动时乳房有波动感及乳沟形态较好,感观上更真实,但术后包膜挛缩率较高。

(3)胸肌筋膜下(胸肌上、乳腺下)　胸肌筋膜下位于胸大肌肌肉和与胸大肌腱膜之间,兼有上述各种层面的优点。将假体置入此间隙，与乳腺不直接接触，避免了上臂上举时的紧张感；具有更好的乳房运动感和乳沟效果，术后包膜挛缩率低。

（4）双平面（一大半假体在胸肌下，一小部分在乳腺下）　由于胸大肌肋下缘的止点离断，所以假体受力方向不再偏上，上移趋势小，胸肌运动时候，对假体影响减弱，有效减少胸肌变形的弊病，将传统方法的优点结合在一起，使手术后效果较为满意。双平面技术是为了克服常规隆乳技术不足而诞生的新技术，因而适合各种情况的隆胸手术。其是一项应用时间较长的技术，可以最大程度改善胸大肌下相对手感不足、动感不足的问题，是目前比较流行的一个假体放置平面。

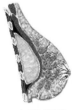 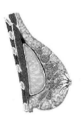 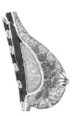 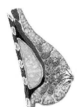

(a)肌肉下　　　(b)腺体下　　　(c)筋膜下　　　(d)双平面

图 6-6-4　假体放置的层次

（二）隆乳术术前健康指导

103 隆乳术术前准备有哪些？

（1）患有结缔组织病者及明确的瘢痕体质者应为手术禁忌人群。

（2）术前需常规进行心、肝、肾、肺等检查，以及出凝血时间、胸片、MRI 的检查。

（3）身体状况评估。了解是否有手术禁忌的疾病存在，特别是乳腺疾病史及青春乳房发育史，哺乳及哺乳期后的情况；有无乳腺恶性肿瘤的家族史，有无皮肤病史，是否为过敏体质。

（4）注意胸部皮肤状况，有无炎症、皮肤病及外伤、瘢痕等，检查乳腺有无包块、副乳、腺瘤及淋巴结是否肿大。手术避开月经期。

（5）术前与患者交流时要充分了解患者的手术动机。有部分患者希望通过隆乳术来解决恋爱婚姻中由于小乳房带来的危机,医生需要向患者解释清楚,给予必要的心理辅导,并耐心解答患者提出的各种疑问。如合适的隆乳手术方法一般不会影响患者的妊娠与哺乳,也不会增加乳腺肿瘤或其他疾病的发生率。

(6)手术前需要向患者交代各种手术切口的优缺点,通过医患交流选择合适的切口。患者站立位时用甲紫标记手术切口与剥离范围。

(7)所有患者在手术前都要做照相记录,在测量和检查时,即使患者的家庭成员在房间内也应由其他工作人员陪同,这样患者不会有被窥视的感觉。

(8)术前常规全麻准备。

104 隆乳术的术前测量有哪些?

(1)应用传统测量工具,采用直尺、卷尺、卡尺、角规等传统工具对乳房的基底横径、半径、突度等基本形态进行直接测量。

(2)临床上最常用的方法是应用传统测量工具进行测量,测量指标为 A:锁骨水平线和乳头水平线间距 18 cm。B:乳头两点和两锁骨中间的凹洞互相连成等边三角形,边长为 $18\sim22$ cm。C:两乳头间距离为 $18\sim22$ cm。D:乳头到乳房下缘距离为 $5\sim6$ cm。E:乳晕直径为 $3.5\sim5.5$ cm(图 6-6-5)。

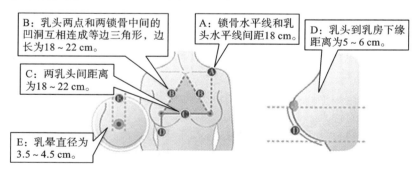

图 6-6-5　测量方法

(3)隆乳植入容积的计算方法,单侧乳房假体容积(mL)=7.8×身高(cm)-865-术前乳房体积(mL)。

上述公式中一些测量指标是患者取站立位，上肢自然下垂，在平静呼吸的呼气末测量的相应数据。测量的工具是人体身高测量仪、卷尺、体重计、乳房体积测量仪等；长度单位为厘米（cm）；体积单位为立方厘米（cm³）或毫升（mL）；体重单位为千克（kg）。乳房假体的选择还受患者主观愿望影响，可根据患者对隆乳的要求（稍有改善或尽量大些），适当将假体容积增大或缩小 10～20 mL。

105 隆乳术术前画线及照相如何进行？

术前对假体植入区域标画出分离范围。受术者取站立位或端坐位，双上肢自然下垂，肩部放松，双眼平视。内侧为胸骨旁线，外侧达腋前线，上界为第 3 肋骨表面，靠近第 2 肋间，下方低于原乳房下皱襞 1.5～2 cm。

由于原乳房下皱襞不明显，标画范围应两侧对称，故乳房下皱襞在乳头下 7～8 cm 即可。术前必须进行规范的照相：患者上身裸露，去除所有饰物，站立位，双手置于髂后上棘处，上至颈部、下至肚脐，照相体位为正位、左右斜位及左右侧位，共 5 张。

106 隆乳术切口的选择有哪些？

（1）目前临床上常用以下 3 种切口（图 6-6-6）放置假体。

①腋窝切口。

②乳房下皱襞切口。

③乳晕切口。

（2）自体脂肪注射隆乳术的入路有 3 条。

①乳房外上侧腋前线前方 1 cm 处。

②乳房下皱襞中点。

③乳晕内：实施注射隆乳时，只需在进针点注射 5 mL 肿胀麻醉液即可。

在往乳房后间隙穿刺及注射时，虽有胀痛感，但一般均可忍受。注射层次必须选择在乳房与胸大肌的间隙内，注射呈扇状均匀分布。

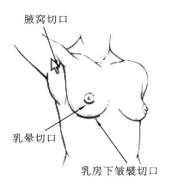

图 6-6-6　隆乳术切口的选择

（三）隆乳术术后健康指导

107 隆乳术术后常规护理有哪些？

（1）执行全麻术后护理常规。患者全麻清醒后，取半卧位，以30°为宜，使双侧乳房保持在同一水平，限制胸部及上肢活动，防止乳房假体受体腔内出血及埋置的乳房假体移位。

（2）术后四周乳房垫敷料，使乳房塑形。术后48～72 h更换敷料。观察切口有无渗血，负压引流管是否通畅及引流液的色、性质和量（图6-6-7）。

（3）术区观察，术后3天内密切观察乳头及乳晕血液循环，观察有无血肿、肿胀，埋置假体位置两侧是否对称等，发现异常及时报告医生。为了保持乳房形态、位置不变，压迫乳房上限位置时，要填塞较多敷料后用束胸带加压包扎固定5～7天。观察敷料包扎是否完整，松紧适度，以伸进一个手指为宜（图6-6-8）。

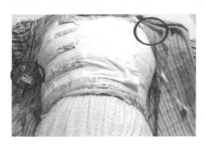
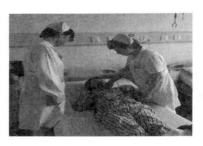

图6-6-7　观察负压引流管　　　图6-6-8　检查包扎是否过紧

（4）进食高蛋白、高维生素、清淡无刺激性食物，以利于切口愈合。

（5）预防感染，硅胶囊乳房假体虽然组织相容性好，排异性小，但毕竟是一种异物，术后常规静脉输注抗生素5天。术后3天患者若出现高热、疼痛异常，应及时报告医生，打开敷料检查伤口，观察乳房皮肤有无红肿、波动感，一旦发生感染应开放创口，取出假体并充分引流。

（6）术后引流观察。

①如放置引流管，术后应详细记录每天引流液的性状。

②引流量＜20 mL/24 h，引流液颜色逐渐变淡时即可拔除。若引流液为血性，即使量较少，也应保留。

③引流管避免受压、牵拉、滑脱、堵塞的情况。

④做好患者的生活护理，协助起居。

108 假体植入隆乳术术后的并发症有哪些？

（1）血肿（图 6-6-9）　术后加强巡视，发现急性血肿或大量快速出血必须立即通知责任医师处理，妥善止血，清除血凝块。监测出凝血生化指标，遵医嘱使用止血药物。及时记录引流管的性质、颜色、量。

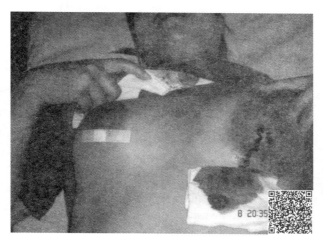

图 6-6-9　术后血肿

（2）感染（图 6-6-10）　做好局部细菌培养，监测生命体征，遵医嘱使用抗生素，严格各项无菌操作。

（3）假体移位或形态不佳　若发现乳房假体上移，应适当向下推挤复位，束乳带正确妥善固定。

（4）气胸　胸部 X 线检查后，确定为气胸则放置胸腔闭式引流管引流，定时更换引流瓶。

（5）乳头、乳晕区感觉障碍　一般在术后 1～3 个月恢复。

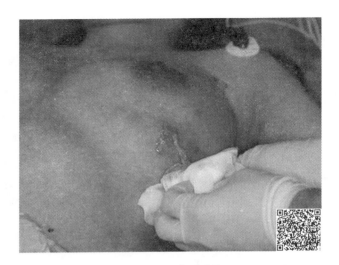

图 6-6-10 术后感染

（6）包膜挛缩（图 6-6-11） 行包膜切开松解术改善包膜挛缩。

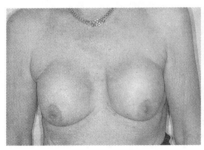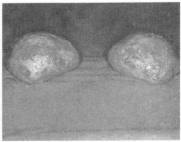

图 6-6-11 包膜挛缩

（7）假体破裂（图 6-6-12） 隆乳时间较长、胸部受锐器刺伤使假体破裂，一经诊断应手术取出假体。是否更换假体，应在医生的帮助下患者自行选择。

（8）神经损伤 腋窝切口建议选择内窥镜下行假体植入隆乳术，这样可以减少神经的损伤。

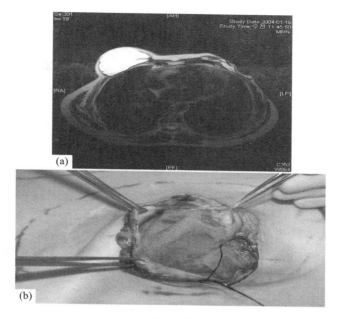

图 6-6-12　假体破裂

（四）隆乳术患者出院后的健康指导

109 隆乳术后出院指导有哪些？

（1）术后 5～7 天拆除皮肤缝线，并外贴免缝胶布以防止切口裂开和瘢痕增宽，建议患者应用抗瘢痕药物预防瘢痕增生 6～12 个月。

（2）根据假体植入层次和腔穴剥离情况灵活选择术后固定方式。若假体放置在肌肉下，则于乳房上缘佩戴自制的宽弹力胶带压迫 3～4 周或俯卧位每天间断压迫，以防假体上移；同时若术中无下极的过度剥离，不建议过早佩戴钢托胸罩，以防假体上移。若假体放置在乳腺下，则可早期佩戴钢托胸罩，防止假体向下移位。

（3）毛面假体可以不进行按摩，但光面假体一定要进行按摩。按摩是预防隆乳术后包膜囊挛缩硬化的主要措施。一般术后 1 周开始行乳房按摩，按摩时必须推动假体，不能只按摩皮肤表面，2～3

次/天,10～15 分/次。为预防假体包膜挛缩的发生,一般手术后 4～7 天开始按摩双侧乳房(双手对假体进行挤压)。按摩时由外向内、由下向上进行,嘱患者坚持半年。

(4)去除乳房周围弹力绷带、固定敷料后,改用弹性胸罩继续固定 2～3 周,可起到支撑乳房、减轻疼痛、防止乳房下垂及对乳房塑形的作用。

(5)若为肌肉下隆乳,建议患者术后至少 2 个月避免锻炼及举重物。

(6)术后 1 个月内禁止手臂上举、外展、后伸等动作,防止胸大肌收缩,要注意避免扎伤及过强的外力突然撞击。

(7)术后乳腺检查 对于隆乳术后患者,常规的监测乳腺癌的乳腺超声检查不可缺少。要试着鼓励患者积极地看待这一问题,将隆乳手术作为一个机会,更加认真地关注乳房健康和进行癌症监测,以期尽早地辨别及发现乳房疾病。

(8)术后回访 出院后 1 周、2 周、4 周、3 个月、6 个月、12 个月做好回访登记,及时向责任医师进行反馈。

110 隆乳术后的效果如何评价?

(1)术前、术后效果对比见图 6-6-13。

(2)三维扫描技术非常适用于测量人体形态,尤其在测量由软组织构成的体表器官时相对其他方法具有绝对优势。采用三维扫描技术测量乳房形态具有以下优点。

①为非接触性测量,测量时不引起乳房变形。

②拍摄迅速,在数秒钟之内完成,避免了呼吸运动对测量的影响。

③拍摄时患者为站立位,乳房为自然形态。

④能进行乳房的三维曲面形态测量,以三维数字图像显示结果,效果生动直观,利于与患者交流,数据易保存,能方便进行各种后续研究,如术前互动设计、效果预测、术后对比评估等。

⑤测量精度高,无侵袭性。

(3)从视觉方面,应观察以下指标。

①双侧乳房形态是否对称。

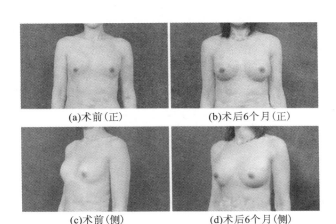

(a)术前(正)　　　　　　(b)术后6个月(正)

(c)术前(侧)　　　　　　(d)术后6个月(侧)

图 6-6-13　隆乳术前术后效果对比

②双侧乳头、乳晕位置是否对称。

③双侧乳房轮廓是否饱满。

④术后乳房是否有包膜挛缩。

（刘志荣　杨琼）

七、巨乳症围手术期健康促进

（一）巨乳症的基础知识

111 什么是巨乳症?

女性乳房的过度发育使乳房的体积过度增大,形成乳房增大症,俗称巨乳症(图 6-7-1)。

112 乳房肥大分为哪几类?

乳房肥大可分为三类:乳腺过度增生性乳房肥大、肥胖型乳房肥大及青春型乳房肥大。由于病理及临床症状的区别,在治疗方法上也略有差别。

（1）乳腺过度增生性乳房肥大　主要表现为乳腺组织过度增生,肥大的乳房坚实,乳腺小叶增生明显,常有压痛。在月经周期期

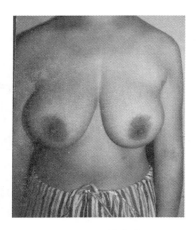

图 6-7-1　巨乳症

间,常有自发性疼痛,并伴有乳房下垂,较多发生于已婚育的妇女。

(2)肥胖型乳房肥大　主要表现为整个乳房均匀性肥大。在组织结构上,是以乳房中的脂肪匀称增生、脂肪细胞肥大为主;在手术中可发现乳房皮下有脂肪增生,在乳腺组织之间,也有脂肪增生及浸润。这类乳房肥大的患者常伴有全身性肥胖,肥大的乳房虽可能伴有不同程度的乳房下垂,但较乳腺过度增生性乳房肥大为轻。

(3)青春型乳房肥大　一种在青春发育期发现的乳房渐进性增大和过度发育,乳腺组织增生、肥大。主要表现为均匀性肥大,乳房下垂不明显,这类患者有时有家族史。

113 巨乳缩小术对生小孩有影响吗?

行巨乳缩小术的人群大多在三十五岁以上,而且这些女性一般都完成了生育哺乳。但是也有一部分年轻的没有生育的患者准备接受巨乳缩小术。巨乳缩小术只是去掉了一部分多余的腺体,对乳房本身的哺乳功能没有什么影响。所以,在术后完全恢复的状态下准备生小孩是大可不必担心的。

114 巨乳缩小术的理想标准是什么?

(1)肥大及下垂的乳房经过手术以后,达到外形及功能良好的目的(图 6-7-2、图 6-7-3)。

(2)缩小、再造的乳房大小合适、位置良好。

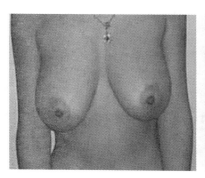
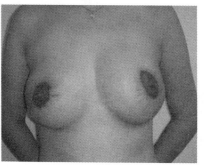

图 6-7-2　巨乳缩小术术前、术后对比（正面）

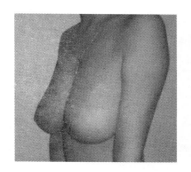
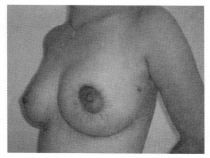

图 6-7-3　巨乳缩小术术前、术后对比（侧面）

（3）缩小、再造的乳房为半球形，形态良好，两侧对称。

（4）乳头、乳晕感觉良好。

（5）皮肤切口隐蔽、瘢痕少，没有破溃、感染，没有局限性凹陷性畸形或乳房扭曲畸形。

（6）尽可能保持乳房的泌乳功能。

（7）缩小、再造的乳房质感良好，具有正常乳房组织的弹性。

115 巨乳缩小术适应证有哪些？

（1）乳房过大，与体形不成比例。

（2）乳房过重下垂，乳头、乳晕指向下方。

（3）一侧乳房较对侧显著增大。

（4）因乳房重量过大引起背部、颈部和肩部疼痛。

（5）乳房下方皮肤因刺激发炎。

（6）胸带将肩部勒成锯齿状。

（7）因乳房大小和重量使体育活动受到限制。

（8）对乳房过大不满意而失去自信者。

116 巨乳缩小术禁忌证有哪些？

（1）乳房组织有炎症或手术切口附近有皮肤炎症者。

（2）机体其他部位有感染病灶，或心、肝、肾等重要脏器有病变者。

（3）瘢痕体质者。

（4）患者心理准备不足。

（5）精神分裂症或精神异常者。

（6）免疫系统或造血系统疾病者。

（7）乳腺癌术后复发或有转移倾向者。

117 乳房过大会有什么隐患？

乳房肥大在不同程度上伴有乳房下垂。严重的乳房肥大及乳房下垂，其乳房下缘可超脐孔，甚至到达耻骨水平，造成体形臃肿，行动不便，肩部、背部酸痛，平卧时有胸部受压及窘迫感。天气炎热时，两侧乳房之间及乳房下皱襞区，常常处于浸湿状态，易导致痱子、湿疹之类的皮肤问题。巨大的乳房或严重下垂的乳房，使女性失去匀称、苗条的曲线美的轮廓，加之粗壮的体形，使患者羞涩，深受难以启齿的肉体及心理上的压力，失去自信及参加社会生活的勇气。

118 巨乳缩小术的手术方式有哪几种？

手术方式主要有垂直双蒂、水平双蒂、双环法（图 6-7-4）。

基本的手术步骤如下：

（1）乳头、乳晕的向上移位及整形。

（2）切除肥大、松弛的乳房皮肤、皮下组织，制成半球形的乳房皮肤外壳。

（3）切除过度增生的乳腺组织，矫正下垂的乳房形体，制成半球形乳房实体。

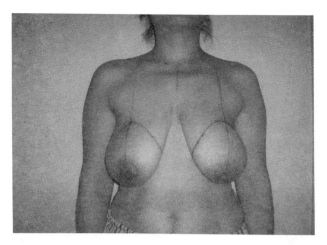

图 6-7-4　双环法巨乳缩小术

（4）对于轻度及中度肥大的青春型乳房肥大,应尽可能保证乳腺导管的畅通及完整,以保持乳房的泌乳功能。

119 巨乳缩小术术后的并发症有哪些?

巨乳缩小术的早期并发症如下:伤口内积液、血肿、感染、伤口部分裂开、脂肪坏死,乳头、乳晕坏死,乳头、乳晕 3～6 个月暂时失去知觉等。就远期效果而言,可能会产生的并发症如下:①瘢痕明显,甚至有可能增生、变宽,局部刺痒不适。②乳头、乳晕感觉丧失。③乳汁分泌和哺乳困难,尤其是乳腺组织切除较多时。④乳房外形不佳,继发下垂等。

120 巨乳缩小术如何预防并发症的发生? 若发生如何处理?

（1）血肿（图 6-7-5）　除术中需要确切的止血外,术后医生应在切口底部放置引流管并加压包扎。术前、术后给予止血药物治疗。处理:可拆除几针缝线,清除积血,放置引流管。

（2）感染（图 6-7-6）　术中遵守无菌操作原则,术后给予抗生素预防感染。处理:对已发生的感染要加强抗生素治疗,必要时需切开引流。

（3）乳头、乳晕坏死　在切除乳腺组织时,要保留一定厚度的

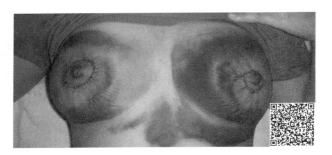

图 6-7-5　术后血肿

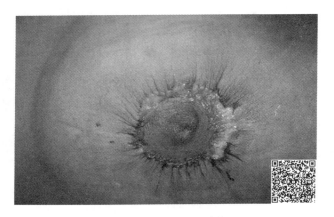

图 6-7-6　术后切口感染

乳腺组织,以避免损伤乳房深动脉,做乳晕周围切口时,切口不能过深,局部不做广泛潜行分离;所用电刀的电流不能过强,避免破坏皮下血管网对乳头、乳晕的血液供给。处理:切除坏死组织,再造乳头、乳晕。

（4）皮肤坏死　尽量不选择广泛分离皮下的术式,注意皮瓣的厚度与宽度,手术操作要细心,避免不必要的创伤。处理:在坏死组织脱落后或手术切除后进行游离植皮修复。

（5）脂肪液化　多发生于乳房皮下脂肪肥厚的肥胖者,主要与手术中脂肪组织受到手术创伤、分布到乳房的血液供给损伤较大、切口缝合张力较大有关。处理:进行引流,切口需较长时间才能愈合。

（6）切口裂开　手术操作轻柔，切口缝合时避免张力过大。处理：切口清洁者可行二期缝合，如果血肿或脂肪液化引起切口裂开，可进行局部引流，然后考虑二期缝合或植皮修复。

（7）术后囊肿及窦道形成　处理：可将窦道内的残留上皮组织及肉芽组织一并切除，使其形成新的创面，以利于愈合。

（8）瘢痕增生（图 6-7-7）　手术切口设计要根据乳房的大小及下垂的情况，尽量选择切口小的术式。手术中尽量避免过多的创伤，缝合切口应在无张力下进行。处理：对已出现的瘢痕，可行相应的瘢痕治疗。

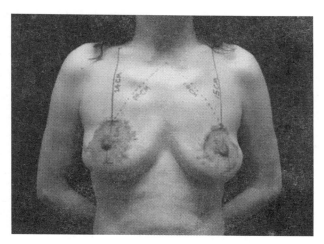

图 6-7-7　术后瘢痕增生、乳晕扩大

121 做巨乳缩小术会痛吗？

巨乳缩小术采用全身麻醉，手术过程患者无任何痛苦。手术需要切三个小切口，将多余的乳房组织、脂肪切除，然后将乳头、乳晕调整至术前设计的高度，确定乳房的大小和形状等各方面都达到要求后，就可以将切口缝好，术后就能够拥有与身体比例相协调的完美乳房。做巨乳缩小术，选择正规的医院进行，其安全性是有保障的。

（二）巨乳缩小术术前健康指导

122 巨乳缩小术术前护理要做到哪几点？

（1）心理护理　帮助患者树立信心，认识到巨乳是一种疾病，求医天经地义，不要因为害羞或过分恐惧而对前途失去信心，相信正规医院专业整形外科医师能塑造出一对丰满而匀称的乳房，要丢掉一切恐惧心理。客观地对待手术效果，虽然现代手术学的知识已能使巨乳缩小术近乎完美，但它毕竟是一次手术创伤，同其他任何手术一样，有可能出现各种并发症，这与手术技术、手术设备、麻醉方法及患者本身的体质都有关系。在正规的医院，术者仔细的设计加上患者良好的配合，大多数并发症可以得到预防或及时发现、及时处理，不会造成太严重的不良后果。

（2）做好各项检查准备工作　术前须仔细检查乳房有无包块或囊性肿物，进行腋窝及锁骨上凹的淋巴结触诊，必要时行乳房 X 线及 B 超检查，以防止乳房内可能存在其他疾病，发生漏诊或误诊，延误治疗时机。因巨乳缩小术涉及范围较广，且通常两侧在同一次手术内完成（易于达到对称的效果），故应做全身情况系统检查，尤其是心、肺、肝、肾等重要器官及出、凝血时间的检查，以便了解患者耐受手术及麻醉过程的情况。

（3）术前设计　术前 1 天下午协助医生进行手术设计并画线（图 6-7-8）。准确测量相关数据：正常乳头应位于乳房锥体的顶端，在锁骨中线的稍外侧，相当于第 5 肋水平，并指向外上方，新乳头的位置及乳房的大小需要根据皮肤的松弛程度、身高、体形、胸廓的宽度等因素决定，使患者尽量理解可切除皮肤及乳腺组织的量，了解乳房的大小、形态及位置，并与患者达成一致意见。

（4）术前输血准备　需要输血的受术者，最好将需要输入的血液在术前 1～2 周从自身采取，然后送血库保存，以便术中进行自体输血；如需库血输血，则于术前 1 天进行交叉配血试验。

（5）了解患者病史及用药史　患有高血压和糖尿病的患者，应该在初诊时如实向医生告知病情，以便医生确认手术方案；术前因紧张而睡眠不佳者，术前 1 天晚上可给予镇静剂，促使患者充分休

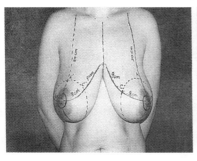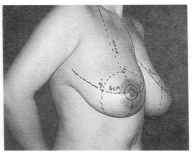

图 6-7-8　术前设计画线

息。了解患者服药史,如避孕药、维生素 E 类或阿司匹林类止痛药的服药史,因为这些药物有增加手术出血的作用,在手术前 3 周须停止使用。

(6)选择手术时机　巨乳缩小术是择期手术,绝不可在妊娠期或哺乳期进行,同时为了减少术中出血及术后乳房胀痛,选择手术时机应以两次月经中间的 2 周内最适宜。

(7)术前照正面、左右正侧面、左右半侧面(45°)相片,拍照范围要上至颏部,下至腰部脐水平线,左右包括双肩和双臂,双臂自然下垂,以便术前、术后对比。

(8)术前 1 天备皮,自锁骨及双肩起,下至脐水平线,两侧过腋后线。剃除腋毛,尤其要注意脐部清洁,嘱患者洗澡更衣。对乳房下皮肤皱褶处有湿疹感染等情况应先治疗或控制感染后方可手术,以免引起术后感染。

(三)巨乳缩小术术后健康指导

123 巨乳缩小术术后如何护理?

(1)术后麻醉护理　手术采用全麻,术后密切观察患者生命体征的变化。平卧 6 h 后,根据引流切口的位置采取不同卧位。通常引流口开在乳房皱襞的外下侧,采取头高足低仰卧位,有利于引流和减轻缝合张力。限制过早活动,避免切口裂开及血肿的发生。

(2)局部固定　在乳头和乳晕处用柔软的无菌敷料覆盖,其四周用无菌纱布垫覆盖,在敷料和纱布垫之上用弹性绷带或胸带以轻度压力固定。其目的是帮助止血和避免无效腔形成。部分患者会感到胸闷、心前区有压迫感、局部胀痛不适等。这些需与手术后心脑血管并发症相区别,尤其是中年以上患者,生命体征的监测很重要。应向患者耐心解释,并适当调节胸带松紧度。

(3)术后引流　术后充分引流是减少术后血肿的关键,应保持引流管的通畅及足够而稳定的负压状态,防止引流管被血块堵塞或受到挤压。及时倾倒注射器内的引流液,倾倒前用止血钳夹闭引流管末端,防止引流液或空气反流。观察引流量、颜色、性状,一般术后当天每侧的引流量约为 30 mL,鲜红色;次日约为 20 mL,暗红色。引流管一般 24～48 h 拔除,若引流量过多,呈鲜红色或患者主诉术区胀痛严重,则提示有血肿形成,应嘱患者取平卧位,及时通知医生,对症处理。

(4)术区观察　注意观察乳头、乳晕的血液循环及感觉,因乳头及乳晕正常颜色较暗不易观察,所以应仔细观察毛细血管反应、皮温及皮肤弹性。告诉患者术后轻微胀痛是正常现象,如果乳头颜色发暗、疼痛剧烈、肿胀明显应立即报告医生。若无特殊情况第 1次换药在术后第 3 天,同时观察双侧乳房是否对称,外形是否满意。如果效果满意可继续包扎固定。术后第 6 天间断拆线,9～10 天可将缝线完全拆除。

(5)术后需合理搭配饮食　给予高热量、高蛋白、高维生素、易消化吸收的食物,以利于切口愈合。

(6)康复护理　术后第 3 天鼓励患者双手抱枕挺胸直立靠墙,时间因个体的耐受程度而异。7 天拆线后指导患者做扩胸运动(图6-7-9),并行乳房按摩(图 6-7-10),2～3 次/天,10 分/次。其目的可促进乳腺血液循环,加速腺体内手术创伤组织尽早软化吸收及乳头感觉的恢复,预防瘢痕粘连,改变患者术前含胸的习惯。为保证术后患者的乳房外形,指导患者于拆线后,即时佩戴有钢丝托的胸罩。

(四)巨乳缩小术患者出院后的健康指导

124 巨乳缩小术术后需要多久恢复?

巨乳缩小术术后 3～7 天乳房皮肤呈橘皮样外观,3～6 个月后

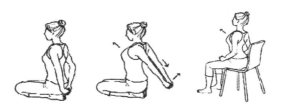

图 6-7-9　术后扩胸运动

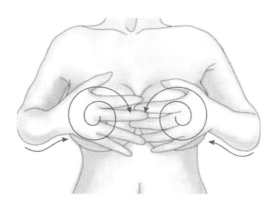

图 6-7-10　术后乳房按摩

乳头、乳晕感觉逐渐恢复,生活不受影响,1 年后到医院复诊切口瘢痕已不明显,皮肤正常。

（刘志荣　杨琼）

八、肥胖症围手术期健康促进

（一）肥胖症的基础知识

125 肥胖症的症状、体征有哪些？鉴别诊断有哪些？

根据体征及体重即可诊断,首先必须根据患者的年龄及身高查出标准体重（见人体标准体重表）,也可根据下列公式计算:标准体重（kg）＝［身高（cm）－100］×0.9,一般来说,超过标准体重的10%,称为超重,而超过 20%,就属于肥胖了,肥胖又根据超过标准体重的程度而分为轻度肥胖（超重 20％～30％）、中度肥胖（超重 30％～50％）和重度肥胖（超过 50％）。但是健美运动员，即便体重超过 20％，亦不属于肥胖范畴，因此必须排除肌肉发达或水分潴留的因素。临床上除根据体征及体重外，可采用下列方法诊断。

（1）皮肤皱褶卡钳测量皮下脂肪厚度　人体脂肪总量的 1/2～2/3 储存于皮下，所以测量其皮下脂肪厚度有一定的代表性，且测量简便，可重复，常用测量部位为三角肌外及肩胛角下，成人两处相加，男性不小于 4 cm、女性不小于 5 cm 即可诊断为肥胖，若能多处测量，则更可靠。

（2）X 线片估计皮下脂肪厚度。

（3）按身体质量指数计算（BMI 法计算）　身体质量指数＝体重（kg）/身高的平方（m²），指数大于 24 为肥胖症。

（4）肥胖症确定后可结合病史、体征及实验室资料等，鉴别是属于单纯性肥胖症还是继发性肥胖症，如有高血压、向心性肥胖、紫纹、闭经等伴 24 h 尿 17 羟类固醇偏高者，则应考虑为皮质醇增多症，宜进行小剂量（2 mg）地塞米松抑制试验等加以鉴别；代谢率偏低者宜进一步检查 T3、T4 及 TSH 等，以明确是否有甲状腺功能减退症；有垂体前叶功能低下或伴有下丘脑综合征者宜进行垂体及靶腺内分泌试验，检查蝶鞍、视野、视力等，必要时须做头颅 CT 检查等，蝶鞍扩大者应考虑垂体瘤并排除空蝶鞍综合征；闭经、不育、有男性化者应排除多囊卵巢；无明显内分泌紊乱，午后脚肿，早晨减轻者应排除水、钠潴留性肥胖症。此外，常须注意是否有糖尿病、冠心病、动脉粥样硬化、痛风、胆石症等伴随病，至于其他类型少见的肥胖症，可结合其临床特点分析判断。

126 肥胖症有哪些危害？

（1）肥胖症容易并发的各种常见并发症如下。

①肥胖并发高血压。

②肥胖并发冠心病和各种心脑血管疾病。

③肥胖并发糖尿病和高脂血症。

④肥胖并发肺功能不全。

⑤肥胖并发脂肪肝。

⑥肥胖并发生殖-性功能不全等。

（2）肥胖者在罹患急性感染、遭受严重创伤及施行外科手术和麻醉时，机体的应激能力明显低于正常人，一旦发生这些情况，肥胖者的病情发展和预后都比正常人差。肥胖女性比正常体重女性更易罹患乳腺癌、宫颈癌，胆囊和胆道癌肿也较常见，肥胖男性结肠癌、直肠癌和前列腺癌发生率较非肥胖者高。

127 所有部位的吸脂效果都很好吗？

虽说吸脂术可以减少局部的皮下脂肪，但并不是任何部位都可以吸脂的，或效果很好的。下腹部、腰部、大腿外侧和后侧等部位吸脂效果较佳，小腿前外侧、前臂，这些部位以肌肉为主，皮下脂肪量少，即使做了脂肪抽吸，效果不十分理想，且容易导致神经、血管损伤（图 6-8-1 至图 6-8-6）。另外，人体还有一些部位吸脂时必须谨慎进行，如颜面部及小腿，在这些部位吸脂时若操作不慎或经验不足，很容易导致这些部位发生皮肤坏死、不平整等问题，导致终身遗憾。

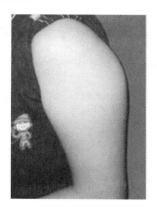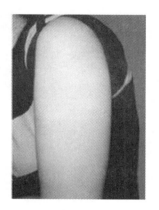

图 6-8-1　上臂吸脂术术前、术后对比

128 美丽定律黄金比例是什么？

女性的标准身材对身体的每一个部分都有严格的要求，整体来看，腹部应与乳房的前突部分和臀部的后突部分对称，形成"S"形。医师依据人体的黄金比例进行整体设计，通过胸部、腰部、腹部、臀

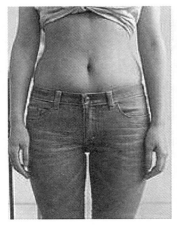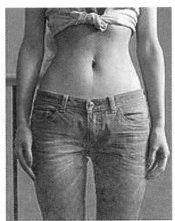

图 6-8-2　腹部吸脂术术前、术后对比

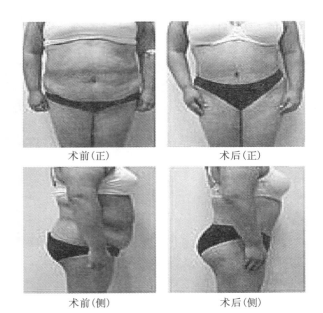

术前(正)　　　　　　　术后(正)

术前(侧)　　　　　　　术后(侧)

图 6-8-3　腰腹部吸脂术术前、术后对比

部及腿部的标准参数并结合个人气质,设计出最符合个人的"S"形

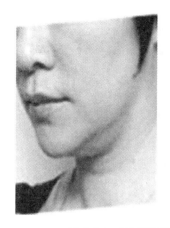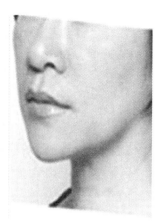

图 6-8-4　双下巴吸脂术术前、术后对比

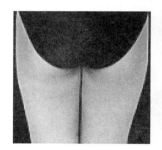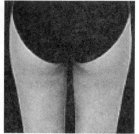

图 6-8-5　大腿吸脂术术前、术后对比

曲线,使肥胖者看起来身材比例更加协调。

129 什么是水动力吸脂?

水动力吸脂塑身系统基于精确螺旋式水刀,通过加压水流精确作用于目标组织,有选择性地分离脂肪细胞。运用水动力吸脂技术,不会对血管和神经造成损伤,具有治疗快速、效果明显、风险大幅度降低的明显优势。在工作模式上,采取水动力分解脂肪和回收同步进行方式,使减肥塑身更快捷。水动力吸脂机见图 6-8-7。

130 水动力吸脂的原理是什么?

肥胖是由脂肪体积的大小和脂肪数量来决定的,而人体成年以

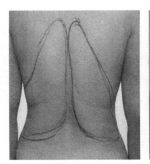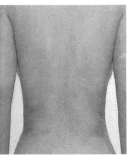

图 6-8-6　背部吸脂术术前、术后对比

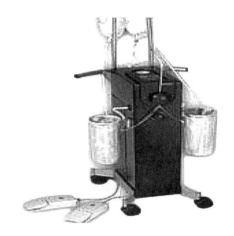

图 6-8-7　水动力吸脂机

后脂肪数量稳定。和其他减小脂肪细胞体积的吸脂术不同的是，水动力吸脂通过减少人体体内脂肪数量来实现减肥瘦身，将少量脂肪细胞排出体外。由于人体脂肪没有再生复制功能，减少脂肪数量可以大大降低减肥后的反弹概率。另外，由于操作时会根据比例来核算应该抽取的脂肪量，所以不会出现抽取脂肪过多或过少而产生的局部凹凸不平的问题。

131 吸脂减肥会不会影响健康？

一般来说，吸脂减肥对身体健康是没有任何影响的。但如果为了身材而盲目吸脂,对身体一定是有危险性的,因此,患者在术前一定要进行常规的身体检查,以便主治医师了解身体综合状况,以排除那些不适宜做吸脂手术的状况,例如,患有心脏病、高血压、糖尿病、血液病,有出血不止的情况、吸脂部位周围有感染病灶、对麻醉药物过敏等,这些都不能进行吸脂手术,女性要避开月经期。

132 吸脂手术会很痛吗?

吸脂手术的安全保障非常高,不必担心疼痛问题。手术前需进行详细的检查,避免身体不适的情况,让手术在适宜的情况下进行,避免出现不良反应。手术前会根据已制订好的方案,进行对应的麻醉,所以在吸脂手术的过程中,美容就医者不会有任何的痛感。手术后麻醉药的效果在 24 h 内退去,之后美容就医者会感觉到轻微的痛感,此时的痛感并不强烈,属于可以忍受的范畴。持续的痛感并不强烈,但避免局部过多用力,术后 3 天痛感基本消失。

133 吸脂术的适应人群有哪些?

不管什么样的肥胖者都适合通过吸脂来减肥、塑形吗?非也。吸脂术是有一定的适应人群的。

(1)单纯局部脂肪堆积无皮肤松弛或有中度皮肤松弛者。

(2)脂肪堆积伴有重度皮肤松弛者,需吸脂术联合皮肤整形术治疗。

(3)男性乳房发育,以脂肪增生为主者。

(4)女性轻度乳房肥大,以脂肪增生为主者。

(5)部分脂肪瘤患者。

134 吸脂术的禁忌人群有哪些?

(1)心肺等主要脏器功能减退,不能耐受手术者。

(2)有心理障碍、期望值过高及对自身形体要求过于苛刻者。

(3)皮肤严重松弛而皮下脂肪组织过少者。

(4)病态肥胖者。

(5)局部皮肤有感染病灶及较多瘢痕者。

(6)重度吸烟者、伤口愈合能力较差者(如糖尿病者)。

(7)下肢静脉曲张、静脉炎者,禁忌行下肢脂肪抽吸。

（8）妊娠妇女。

（9）神经性贪食症者。

（10）青春期（18岁）前的患者一般不宜行吸脂术,排除男性乳房发育、重度肥胖等影响心理发育的患者。

（二）吸脂术术前健康指导

135 术前准备流程有哪些?

吸脂术术前需要做以下准备。

（1）手术前1天受术者应洗澡。

（2）若采用肿胀麻醉可以进食;若希望在全麻下或硬膜外麻醉下手术,术前需禁食、禁饮6～8 h。

（3）术前停止正在使用的活血药物、停服糖皮质激素药物,以防影响伤口愈合,增加术中出血。

（4）术前停止吸烟2周,吸烟降低血中氧气的浓度,影响伤口的愈合。

（5）术前24 h内停止饮酒,饮酒加速血液循环,增加术中出血的概率。

136 吸脂术前要做哪些检查?

术前最好进行血常规、血生化、出血时间、凝血时间、心电图等项目的检查,无心脏病、糖尿病等,体检合格方可手术。

137 什么叫肿胀麻醉?

肿胀麻醉是肿胀浸润麻醉的简称,是一种麻醉方式,手术中通过向皮下组织注入大量的复方麻醉药,使局部组织肿胀,变得坚硬,以利于脂肪抽吸等手术操作。

肿胀麻醉中局麻药的总量较常规用量大得多,但由于其浓度低、多堆积在局部组织中,而且手术时会有大量的丢失,加上肾上腺素的作用,减少了麻醉药的吸收,因而临床上应用比较安全。

138 吸脂术一次抽吸多少脂肪量为妥?

吸脂时一次抽吸量最好不要超过2000 mL,一次抽吸部位不要过多,原因如下。

（1）脂肪抽吸时有一定量的失血，抽吸脂肪量越多，失血量也相应增多。

（2）抽吸部位过多，必定注入的肿胀麻醉液也多，这样不仅会增加心脏、肾脏的负担，也容易导致麻醉药超量，使手术风险增大。

（3）脂肪组织对人体具有重要作用，它可以保持体温，为身体提供能量。特别是女性，脂肪还可以帮助保持月经的正常。所以吸脂时，必须保留一定厚度的脂肪，保证人体的健康，并不是皮下脂肪吸得越薄越好。

139 可否同时行多部位吸脂？

通常来说，身体哪个部位脂肪堆积较多、外形不美观就可进行抽吸，多个部位肥胖者建议有计划、分期分批地行抽吸治疗。一般来说上下腹部、腰部可以同时吸脂，双侧大腿可以一次或分两次吸脂，小腿、双上肢可以同时吸脂。由于吸脂时皮下要注入较多肿胀麻醉液，这些液体部分会被人体吸收至血液循环，增加心脏和肾脏的负担，因此我们不建议一次大剂量、过多部位吸脂，以免导致不必要的风险发生。

（三）吸脂术术后健康指导

140 术后注意事项有哪些？

（1）吸脂术后当天医生会对术区进行包扎处理，以减轻水肿和出血，术后第 2 天换药后局部就不再包扎，取而代之的是局部使用弹力腹带或穿弹力塑身衣裤（图 6-8-8）。双下肢吸脂后，早期应尽量少站立、行走。

（2）术后 3～7 天，吸脂部位避免沾水，遵医嘱口服一定量的抗菌消炎药。

（3）术后 2～3 天可恢复日常活动，局部有肿胀、淤血、轻微疼痛或皮肤瘙痒，均属正常现象，可不必处理；若肿胀过于明显，可来医院复诊。

（4）术后早期进行轻度活动，不要一直卧床休息，可进行日常活动；脑力劳动或者轻体力劳动者，可照常工作，无须休息。

（5）吸脂后短期内，手术局部可能会存在青紫、发麻、硬结、凹

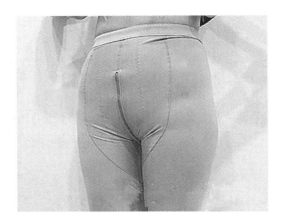

图 6-8-8　水动力吸脂术后穿弹力塑身裤

凸不平等现象,均属正常,一般 3～6 个月可自行恢复。

（6）术后应继续穿弹力衣裤 2～3 个月,以巩固吸脂效果。

（7）吸脂术后近期不吃海鲜、牛肉及辛辣食物,禁止吸烟、喝酒。

（8）吸脂部位的皮肤如果出现干燥情况,可以涂用护肤膏。

（四）吸脂术患者出院后的健康指导

141 如何测量三围?

三围在人体量度上是指胸围（上围）、腰围和臀围（下围）,通常简写为 B/W/H,如果为男性则简写为 C/W/H。三围是写法是 xx-yy-zz,而量度的单位是厘米（cm）或英寸（in）。三围常用于时装界,而且差不多只用于女性身上。虽然很多人说 92-61-92 cm（36-24-36 in）为最理想的三围,但对于不同种族和身高的女性,最佳的三围数字是见仁见智的。

三围的测量方法如下。

（1）胸围　这里胸围指计算胸罩所用的上胸围,胸围反映胸廓的大小和胸部肌肉与乳房的发育情况,是身体发育状况的重要指标。测量时,身体直立,两臂自然下垂。皮尺前面放在乳头上缘,皮尺后面置于肩胛骨下角处。先测安静时的胸围,再测深吸气时的胸围,最后测深呼气时的胸围。深吸气与深呼气时的胸围差为呼吸差,可反映呼吸器官的功能。一般成人呼吸差为 6～8 cm,经常参加锻炼者的呼吸差可达 10 cm 以上。测量未成年女性胸围时,应将皮尺水平放在肩胛骨下角,前方放在乳峰上。测量时注意提醒被测者不要耸肩,呼气时不要弯腰。

（2）腰围　腰围反映腰腹部肌肉的发育情况。测量时,身体直立,两臂自然下垂,不要收腹,呼吸保持平稳,皮尺水平放在髋骨上、肋骨下最窄的部位(腰最细的部位)。

（3）臀围　臀围反映髋部骨骼和肌肉的发育情况。测量时,两腿并拢直立,两臂自然下垂,皮尺水平放在前面的耻骨联合和背后臀大肌最凸处。

为了确保准确性,测量三围时,一是要在横切面上,二是要在锻炼前进行。同时要注意每次测量的时间和部位相同,测量时不要把皮尺拉得太紧或太松,力求仔细、准确。

142 完美身材评定标准是什么?

有研究资料统计,亚洲女性的标准三围(胸围、腰围、臀围)分别是 84 cm、62 cm 和 86 cm。

143 评定美胸的标准是什么?

（1）半球形、梨形的乳房是属于外形较理想的乳房。

（2）乳房微微向上挺,厚度为 8～10 cm。

（3）乳晕大小直径为 3～4 cm,颜色红润粉嫩,与乳房皮肤有明显的分界线,婚后色素沉着乳晕变为褐色。

（4）乳头应突出,不内陷,大小为乳晕直径的 1/3。

144 评定纤腰的标准是什么?

（1）腰身宽与窄都无所谓,但必须和整个身材配合适宜。中国传统审美崇尚细腰,唐代大诗人白居易有"杨柳小蛮腰"一说,后人以"杨柳腰"或"小蛮腰"来形容纤细柔美的腰身。

（2）腰身一定要轻盈灵活,走动时才能摇曳生姿,具有曲线玲珑之美。

（3）腰部线条紧致,皮肤不松弛,不能有赘肉,细粗均衡,必须和身材比例协调。

145 评定美臀的标准是什么?

(1) 臀部要有一点儿上翘,前凸后翘,是评定美臀的重要条件。

(2) 整个臀部的大小要均衡,必须与身体比例配合,不是大就好,太小当然也不合格。

(3) 臀部必须紧实浑圆,走起路来不可晃动得太厉害。

(4) 皮肤白皙、细腻、有弹性,不能没有脂肪,但却恰到好处。

146 如何计算完美身材的比例?

每一个女性都渴望有完满的身材,但什么样的身材才完美呢?什么样的三围才是标准的?

(1) 胸围=身高×0.53(例如:身高 160 cm 者的标准胸围=160 cm×0.53=84.8 cm)。

(2) 腰围=身高×0.37(例如:身高 160 cm 者的标准腰围=160 cm×0.37=59.2 cm)。

(3) 臀围=身高×0.54(例如:身高 160 cm 者的标准臀围=160 cm×0.54=86.4 cm)。

所谓的标准身材并不是只强调高与瘦。不管多高,只要头部太大,就会造成整体上的不协调;而如果你的身高只有 150 cm,但脸型大小合适、身材匀称,那就算是比例标准。

147 身材比例的计算步骤是怎么样的?

(1) 判断脸型、头长:将头发全部往后梳起,扎起马尾,让脸部的轮廓线露出来,判定自己的脸型,再拿尺子由头顶到下巴(以光头的比例为准)测量一下脸的长度。

(2) 测量身高:量身高,要把头发压平、身体挺直才够准确。

(3) 计算比例:身高÷头长 = 头身(这就是所谓的身高比例标准)。

例如,身高 159 cm,头长 20 cm,那么 159(身高)÷20(头长)=7.95(头身),四舍五入后,就是标准的"8 头身"。

148 新时尚公式是什么?

标准体重(kg)=[身高(cm)－100]×0.9

标准胸围(cm)= 身高(cm)×0.53

标准腰围(cm)＝ 身高(cm)×0.37

标准臀围(cm)＝ 身高(cm)×0.54

标准大腿长(cm)＝ 身高(cm)×0.3

标准小腿长(cm)＝ 身高(cm)×0.26

（刘志荣）

九、神经纤维瘤围手术期健康促进

（一）神经纤维瘤的基础知识

149 神经纤维瘤的分类？

仅有单一皮肤病灶称为孤立性神经纤维瘤，又被称为丛状神经
纤维瘤；存在多个病灶并伴有相关其他系统病变时，称为神经纤维
瘤病，可分为 2 型，其中较常见的是 I 型，较少见的是 II 型。

150 I 型神经纤维瘤病的发病机制是什么？

I 型神经纤维瘤病是一种常染色体显性遗传病，父母一方为患
者，则子女有 50% 的概率患此病。多达 50% 的 I 型神经纤维瘤病
患者为家族首发，即由于自身新的基因突变所致，而与遗传无关。

151 II 型神经纤维瘤病的发病机制是什么？

II 型神经纤维瘤病是一种高外显率的常染色体显性遗传病，其
突变基因位于 22 号染色体长臂，该蛋白具有肿瘤抑制功能，当其缺
乏时，细胞增殖失去接触抑制从而形成瘤样增生。

152 孤立性神经纤维瘤的临床表现有哪些？

孤立性神经纤维瘤的男女发病率相近，在身体各部位发病概率
均等。早期表现为位于皮下的肿块、质地柔软、边界不清、皮肤色素
加深。当肿块体积缓慢增大至一定程度时，即出现松弛下垂，严重
者呈囊袋状，常导致邻近组织和器官发生移位和变形，造成明显的
外观畸形(图 6-9-1)甚至功能障碍。若位于眼周的病灶，可造成上
下睑的肥厚下坠，遮挡视线。当病灶累及中面部时，鼻和口唇均可
向下变形移位(图 6-9-2)。而位于躯干的病灶，可生长至巨大体积，

极端者可达数十至上百千克,患者如负重物,行动困难(图 6-9-3)。

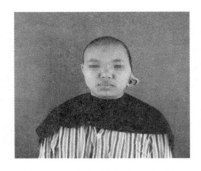
图 6-9-1　神经纤维瘤外观畸形

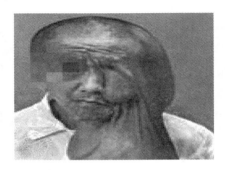
图 6-9-2　病变累及中面部

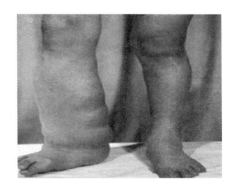
图 6-9-3　下肢神经纤维瘤

153　Ⅰ型神经纤维瘤病的临床表现有哪些?

(1)神经纤维瘤　神经纤维瘤是Ⅰ型神经纤维瘤病最重要的临床表现,依据病灶的形态,主要分为 3 类:皮肤型神经纤维瘤、皮下型神经纤维瘤和丛状神经纤维瘤。

①皮肤型神经纤维瘤几乎见于所有的患者,常在 20 岁左右出现,呈紫红色、带蒂、大小不等的结节,严重时可密布于全身。目前尚无皮肤型神经纤维瘤发生恶变的报道。

②皮下型神经纤维瘤表现为皮下隆起的柔软包块,常沿受累神经呈串珠样分布,用手按压时会出现沿神经干分布的疼痛或感觉异常。皮下型神经纤维瘤极少发生恶变。

③丛状神经纤维瘤病程因人不同差异较大,有些在出生时即被发现,有些直到成年后才开始显现,但是也有约50％的Ⅰ型神经纤维瘤病患者不会出现丛状神经纤维瘤。瘤体通常呈弥漫性生长,累及多条神经或神经丛,如正中神经、三叉神经等,并浸润生长至周围软组织,病灶表面皮肤常有大面积的色素沉着,并易出现松弛下垂。

(2)皮肤病变　其主要表现为咖啡牛奶斑和雀斑样色素痣(图6-9-4)。

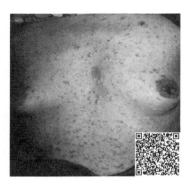

图 6-9-4　神经纤维瘤皮肤病变

①咖啡牛奶斑:表现为淡棕色至棕褐色、平坦、界限清楚的斑片。在Ⅰ型神经纤维瘤病中的发生率超过99％,通常在出生时到12岁之前表现出来。咖啡牛奶斑的特征性病理表现为皮肤基底层的色素细胞的增多,其中包含有巨大黑色素颗粒,咖啡牛奶斑的数量随着患者的年龄增长而逐渐增多,其数目多少是确立诊断的一个有意义的指标。

②雀斑样色素痣:早期很小,表现为成簇的淡棕色斑点,与雀斑相似,主要见于身体皮肤皱褶的部位,如腋窝和腹股沟等。雀斑样色素痣通常在3岁至青春期长出,随着年龄增长其逐渐变大,颜色逐渐加深,在Ⅰ型神经纤维瘤病中的发生率达85％,也是一个比较有意义的诊断指标。

(3)眼部病变　90％的Ⅰ型神经纤维瘤病的患者伴有虹膜色素错构瘤,无主观症状。

（4）骨骼病变 约 2% 的 I 型神经纤维瘤病的患者存在骨骼畸形，包括原发性的发育缺陷及软组织肿瘤侵蚀引起的骨骼病变。例如，先天性胫骨假关节，病变多发生在血供较差的胫骨中下 1/3 段，表现为小腿下段向前成角，肢体缩短且变细，无明显疼痛，有时可在皮下触及神经纤维瘤结节。先天性胫骨假关节可能的发生机制是，疾病导致局部的纤维组织增生活跃，将周围骨质压缩，引起继发性骨萎缩、骨血液循环障碍而发生骨折，而形成不易愈合、病变较广泛的假关节。此外，部分患者还可能出现颅面骨骼的发育畸形，如蝶骨大翼发育异常导致突眼、下颌骨和颅骨出现溶骨性病灶等。

（5）中枢神经系统肿瘤 神经胶质瘤是 I 型神经纤维瘤病患者最主要的中枢神经系统肿瘤，好发于视神经、脑干和小脑。其中，视神经胶质瘤见于 15% 的患者，而只有 5% 的患者会出现各种症状和体征，如视力减退、视野缺失、斜视和视盘苍白等。

（6）其他 神经纤维瘤除可见于体表外，还可见于脊神经、脑神经和内脏器官。若病灶发生于椎管内则表现为慢性神经根痛和晚期出现的脊髓或马尾压迫症。脑神经中以三叉、面、听神经和迷走神经最常累及，出现咀嚼肌无力和萎缩、面部麻木、周围性面瘫、耳鸣、听力减退等症状。当神经纤维瘤累及不同器官，如胃肠道、阑尾、喉、血管及心脏等，可出现相应的少见症状，如肠梗阻或消化道出血等。

154 II 型神经纤维瘤病的临床表现有哪些？

II 型神经纤维瘤病最具有特征性的病变为双侧听神经瘤，多在青春期或稍后发病，病程较长，从发病到治疗常间隔数年时间。其主要的临床表现为耳鸣、听力丧失、眼球震颤及头晕、眩晕等。听神经瘤大多数在听神经的前庭支发生，其中双侧发生者，基本上是属于 II 型神经纤维瘤病的局部表现，瘤体呈圆形，生长缓慢，有完整的包膜，与周围组织较少粘连。还有部分患者伴有其他脑神经的神经鞘瘤、脑膜瘤或室管膜瘤等中枢神经系统肿瘤。II 型神经纤维瘤病也可伴有皮肤和眼部病变，主要有咖啡牛奶斑及青少年性后囊下白内障。

155 Ⅰ型神经纤维瘤病的诊断依据有哪些?

对同一患者存在下列表现中 2 条或 2 条以上者即可诊断为Ⅰ型神经纤维瘤病。

(1) 周身可见 6 个或 6 个以上的咖啡牛奶斑(青春期以前的患者,斑片直径＞5 mm,成年人患者斑片直径＞15 mm)。

(2) 有 2 个或 2 个以上皮肤型或皮下型神经纤维瘤,或 1 个丛状神经纤维瘤。

(3) 腋区或腹股沟区有雀斑样色素痣。

(4) 有视神经胶质瘤。

(5) 有 2 个或 2 个以上的 Lisch 结节,即虹膜色素错构瘤。

(6) 有特征性的骨骼病变,如蝶骨发育不良、胫骨假关节的形成、长骨皮质菲薄等。

(7) 一级亲属(父母、同胞及子女)中存在经正规诊断标准确诊的神经纤维瘤病患者。

156 Ⅱ型神经纤维瘤病的诊断依据有哪些?

当符合以下 3 种表现之一时,即可诊断为Ⅱ型神经纤维瘤病。

(1) 影像学证实的双侧听神经瘤。

(2) 患有神经纤维瘤、脑膜瘤、胶质瘤或神经鞘瘤且一级亲属中有被确诊的Ⅱ型神经纤维瘤病患者。

(3) 患有青少年性后囊下白内障且一级亲属中有被确诊的Ⅱ型神经纤维瘤病患者。

157 神经纤维瘤病的治疗方式有哪些?

(1) 孤立性神经纤维瘤　出现症状或有功能障碍趋势的神经纤维瘤可行手术切除。切除时尽量选择在病灶周围组织内切开,因为若只是大部分切除,残余病灶仍可能继续增生,并且若直接在病灶范围内切开,难以有效地控制出血。这类病灶切除后创面的修复,应结合创面的大小、部位和层次等因素综合考虑,可以选择皮片、岛状皮瓣及游离皮瓣移植等进行一期修复。如果病灶面积过大,供皮区域不足时,可以考虑切取病灶表面相对正常的皮肤,予以回植。对于某些特殊的患者,如预计修复效果可能不理想时,也可行姑息性部分切除,以达到缩小体积、减少重量、改善外观或功能的目的。

（2）Ⅰ型神经纤维瘤病

①神经纤维瘤的治疗：由于皮肤型和皮下型神经纤维瘤病灶数量多,分布于全身各处,因此不可能靠外科手术切除所有的病灶。故位于暴露部位的病灶,出于美观的目的,可行部分切除。CO_2 激光也可用于切除,操作简单,止血效果好,但易遗留瘢痕,主要用于躯干病灶的治疗。

②其他系统病变的治疗：皮肤的咖啡牛奶斑,若位于面部、颜色较深而明显影响外观,可接受激光选择性光热作用治疗。神经纤维瘤病所合并的脊柱畸形往往比较严重,治疗比较困难,手术常需把整个脊柱固定才能达到接近矫正的目的。对于胫骨假关节首选长段吻合血管的游离腓骨移植术治疗,骨性愈合成功率大大增加。对于颅面部继发畸形,应按颅面外科的原则制订治疗方案。例如,单侧眶畸形,可经 CT 扫描后采集到颅面骨骼的三维图像,选择完全或次全瘤体切除后行眶顶植骨。

（3）Ⅱ型神经纤维瘤病　切除听神经瘤后可达到根治目的,术中注意保留面神经,避免损伤。对于其他伴发的病灶,可由神经外科、眼科和五官科共同治疗。

（二）神经纤维瘤切除术术前健康指导

158 手术的适应证与禁忌证有哪些？

（1）适应证　影响患者的容貌和器官功能；患者有疼痛的表现,瘤体生长迅速或有出血的症状；神经纤维瘤巨大,如负重物,已经严重影响患者的生活。

（2）禁忌证　局部有感染症状者；身体状况差,血红蛋白含量低者；瘤体累及面神经、迷走神经者应慎行手术。

159 术前有哪些准备？

（1）心理护理　因有些神经纤维瘤瘤体较大,若生长在面部时,严重影响患者的外观,有时甚至限制了患者的活动,患者心理负担比较重,容易产生自卑的心理,因此,入院后,护士应热情接待患

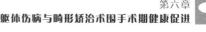

者,积极主动向患者介绍责任护士和管床医生,向患者介绍疾病的相关知识,消除患者的疑虑,建立良好的护患关系,同时也可介绍成功的案例,增强患者战胜疾病的信心。

(2)术前检查　入院后完善相关检查,若因瘤体较大,考虑到术中需输血的患者,术前还应做好备血的准备。

160 术前饮食应注意哪些?

因神经纤维瘤的瘤体生长,容易消耗患者的营养,所以术前患者应该加强营养支持,指导患者进食高蛋白、高热量、富含维生素、易消化的食物,避免进食辛辣刺激性的食物,必要时静脉输注营养液。

(三)神经纤维瘤切除术术后健康指导

161 术后的护理要点有哪些?

(1)病情的观察　全麻的患者按全麻术后常规护理进行护理,严密观察患者的生命体征。对于面部手术的患者,6 h 后,可适当抬高床头,减轻面部的肿胀,床边备负压吸引装置,及时吸出口腔内的分泌物及血液,保持呼吸道的通畅,遵医嘱给予雾化吸入,稀释痰液,减轻喉头水肿,以利于分泌物的排出。必要时,床边备气管切开包。对于四肢手术的患者,可适当抬高患肢,患肢制动,有利于静脉的回流。

(2)饮食的护理　全麻 6 h 后,患者可进食易消化的清淡食物,以后逐渐过渡到有营养的食物,如鸡蛋羹、汤、牛奶、果汁、肉类食物等,避免进食辛辣刺激性的食物,加强营养,以促进伤口的愈合。若为面部手术的患者不宜咀嚼,应给予易消化的流质食物,可用自制喂食器(用 50 mL 注射器接一次性排气管,图 6-9-5)指导患者进食。对于身体状况差的患者,必要时,遵医嘱静脉补充能量。

(3)伤口的观察与护理　观察伤口的敷料包扎松紧是否适宜。面部手术者,应注意是否影响患者的呼吸;四肢手术者,不能压迫手术部位,包扎过紧,会影响血液回流,包扎过松,起不到压迫止血的作用。观察伤口渗血、渗液的情况,若渗血较多,应立即通知医生,查明渗血的原因,及时对症处理。

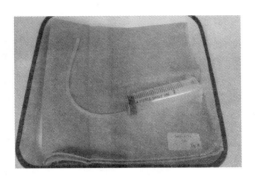

图 6-9-5 自制喂食器

(4) 口腔的护理 对于面部神经纤维瘤切除术后的患者,因敷料包扎导致无法张口活动、口腔内易导致细菌增生,容易引起伤口感染,所以术后应指导患者三餐后用漱口液漱口,餐后多饮水,保持口腔清洁,同时也能增进患者的食欲。食物以流质为主,避免因过度咀嚼,牵拉伤口,引起伤口疼痛或裂开。而对于其他部位的神经纤维瘤切除术后的患者,术后以高蛋白、高热量、富含营养的食物为主,避免辛辣刺激性食物,加强营养,以促进伤口的愈合。

(5) 引流管的护理 对于术后留置引流管的患者,应根据管道风险评估流程贴上管道标识,指导患者保持引流管的通畅,勿折叠、扭曲,保持引流的有效负压。妥善固定引流管,防止脱落。观察引流液的量、颜色、性质。若引流液突然增多,应立即通知医生,并向患者讲解留置引流管的目的及注意事项,以取得患者的配合。

(6) 基础护理与生活护理 及时更换患者的病员服及整理床单位,保持患者的卧位舒适,保持病房的干净、整洁,定时通风,减少人员的探视,避免交叉感染。擦洗时,动作应轻柔,以免引起患者的不适。指导患者如何在床上翻身与活动,以预防皮肤长期受压而导致压疮。术后因敷料包扎、伤口肿胀,对患者的生活有一定的影响,患者日常生活仅能部分自理,护理人员应协助患者日常的生活、饮食、起居等,帮助患者保持身体的舒适度;室内摆设简单,整洁,将日常用品置于患者熟悉、伸手能拿得到的地方,保证患者活动时,周围环境没有障碍物;床头备呼叫器,教会患者使用并放在方便的位置;做治疗前,先通知患者,切忌突然触碰患者使其受到惊吓;经常巡视患者,询问有无不适,及时给予必要的协助,满足患者的基本生活需要。

(7)心理护理　术后部分患者因伤口疼痛,导致其产生焦虑的心理,部分患者因伤口敷料包扎导致进食困难,而产生不良的情绪,也有部分患者担心术后的效果。术后应选择合适的时机与患者交谈,耐心听取患者的主诉,及时满足他们的需求,向患者讲解手术后的相关知识,如如何进食、如何保护伤口、如何活动等,并亲自示范,让患者感受到关心,缓解其焦虑的心情。对于担心手术效果的患者,应向其讲解手术的过程,安抚其紧张的情绪;或是找做相同手术的患者现身说法,让患者有信心克服困难、战胜疾病。

162 术后并发症及防范措施有哪些?

(1)出血及血肿的形成　因神经纤维瘤的组织内有许多大小不等的血管及血管窦腔,周围是疏松的结缔组织,血供丰富,术中及术后极易导致大出血,特别是面部巨大神经纤维瘤的患者。

①防范措施:术前根据患者的身体情况备血,可选用自体血或异体血;术前完善相关血常规及凝血功能检查;及时使用止血药物;伤口敷料包扎不宜过松;密切观察引流液的通畅情况,及时引流。

②处理:立即通知医生,遵医嘱使用止血药物,补充电解质,防止休克的发生,及时给予伤口换药处理,必要时,再次手术,清除血肿。

(2)伤口感染　主要表现为伤口局部红、肿、热、痛,有脓性分泌物流出,可能与术后皮下血肿形成、引流不畅、皮肤消毒不彻底、患者抵抗力差等因素有关。

预防及处理:为患者治疗时,严格无菌操作,保持引流管的引流通畅;术前积极纠正贫血,加强营养,增强抵抗力,改善患者的营养状况。伤口换药处理,做细菌培养,根据结果,合理使用抗菌药物。

(3)压疮　对于手术部位在躯干的患者,因长期卧床,限制了患者的活动,易导致压疮的发生。应指导患者定时翻身,保持床单位的整洁、皮肤的干燥,及时更换衣物,加强营养。必要时,使用气垫床。

163 面部神经纤维瘤切除术有哪些风险性？

（1）呼吸道梗阻　因手术部位在面部，面部的血管丰富，若瘤体较大、术后出血较多时，极易导致呼吸道梗阻，加上术后组织液渗出，面部肿胀，敷料包扎过紧，患者易出现吞咽困难，无法张口呼吸、喉头水肿而引起呼吸困难，所以，术后应严密监测患者的生命体征，特别是血氧饱和度，发现患者主诉呼吸困难时应引起重视。

（2）神经损伤　生长于面部的巨大神经纤维瘤，因瘤体的体积较大，瘤体组织脆弱，无明显清晰的界限，无包膜，血供丰富，有时甚至累及口腔、鼻及眼等，若在手术中侵犯面神经及腮腺导管时，会导致面瘫及腮腺瘘。患者表现为周围性面瘫及涎瘘，不能皱额、蹙眉、闭目，鼻唇沟浅、口角歪向健侧、露齿，哭笑时更为明显；不能鼓腮和吹哨，常伴有听神经的损伤，发生听力降低甚至耳鸣等，所以在术前应评估患者的病情，做好相关检查，与患者有效沟通，向患者讲清术后可能出现的并发症，取得患者的配合，在术中仔细解剖，尽量避免损伤神经。术后密切观察患者的病情变化，若发现患者有神经损伤的症状时，及时告知医生给予对症处理。

（3）肿瘤复发　巨大的面部神经纤维瘤，因面部血管丰富，对于一次性切除往往有一定的难度，一般主张分次切除，主要改善患者的面部外形及功能，患者病程较长，经济负担较重，内心较痛苦，并且神经纤维瘤术后的复发率高，所以，在术前应及时评估患者的心理状况，避免对手术的期望值过高，而术后要定期复查。

（四）神经纤维瘤切除术患者出院后的健康指导

（1）避免日光照射，避免皮肤的烫伤、冻伤。

（2）坚持使用弹力套，指导患者使用预防瘢痕增生的药物，防止瘢痕增生。

（3）加强营养，进食营养丰富、易消化的食物，以促进伤口的愈合。

（4）不适随诊，定期复查。

（刘志荣　程芳）

十、淋巴管瘤围手术期健康促进

(一) 基础知识

164 何谓淋巴管瘤？

淋巴管瘤是由内皮细胞过度增生，或淋巴管扩张而形成的先天性良性肿瘤。淋巴管瘤不甚常见，往往在出生时并不明显，到幼儿期肿瘤增大后才被发现。瘤体无包膜，具有生长快速和向周围组织浸润的特性，儿童患者尤为显著（图6-10-1）。淋巴管瘤可以发生在身体的许多部位，尤以面颈部多见。

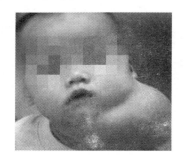

图6-10-1　儿童淋巴管瘤

165 淋巴管瘤的临床分型有哪些？

根据囊腔的大小，可分为如下两型。

（1）微囊型淋巴管瘤　由细小的蜂窝状、多囊性畸形管腔构成，囊腔直径小于1cm，见于眼睑、颈部、四肢近端、舌及口底等部位，表现为隆起的质韧包块，边界不清，压缩感不明显，体位试验阴性。累及皮肤浅层的病灶表现为在紫红斑块的基础上，出现多发的小囊泡或疣状结节，皮肤角化粗糙，范围较大时，呈边界清晰的"地图状"，累及黏膜时可形成紫红色或暗红色粟粒状微小淋巴滤泡。

（2）巨囊型淋巴管瘤　由体积较大的单个或数个畸形管腔构成，囊腔直径大于1cm，好发于颈部、腋窝、腹股沟和胸壁，为囊性肿块，质地柔软，边界清楚，有波动感，体位试验阴性，可顺沿神经、血管和组织间隙延伸至口底、锁骨后甚至纵隔。少数生长迅速,而压迫气管及食管。

166 淋巴管瘤的临床表现有哪些?

（1）毛细淋巴管瘤　由扩张微小淋巴管构成,多发生在真皮深层和皮下组织内,常见于股部、上臂、腋部,亦可见于面、唇、舌的皮肤及黏膜,表现为疣状或小结节状,常聚集成群,呈浅黄色或红色透明凸出的小囊泡(图 6-10-2、图 6-10-3),此种淋巴管瘤多无症状。

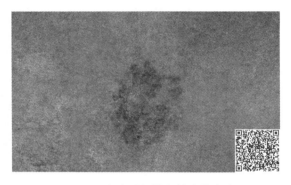

图 6-10-2　皮肤毛细淋巴管瘤临床表现

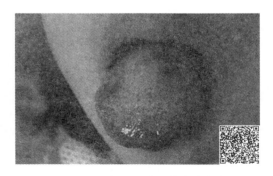

图 6-10-3　舌部毛细淋巴管瘤临床表现

（2）海绵状淋巴管瘤　由扩张迂曲的淋巴管及淋巴液的腔隙与周围疏松结缔组织构成,常见于颈部、腋部,呈局部隆起,质软,可压缩,体积较大。口唇因海绵状淋巴管瘤,而呈高度肥大,称巨唇症(图 6-10-4),在舌部则为巨舌症(图 6-10-5),在肢体则为巨肢或巨指。肿物表面皮肤正常,呈浅黄色或淡红色,触之有弹性且稍韧。肿物周围界限不清,穿刺时可抽出淡黄色透明的液体。

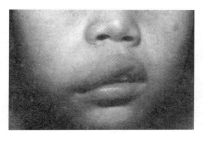
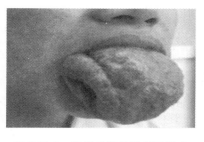

图 6-10-4　海绵状淋巴管瘤巨唇症　　图 6-10-5　海绵状淋巴管瘤巨舌症

（3）囊状淋巴管瘤　囊状淋巴管瘤（图 6-10-6）是淋巴管肿瘤扩大而形成的较大的囊肿,呈多房性,多发生于 2 岁前的婴幼儿,以颈后三角多见,也可见于腹股沟及腋窝等。肿物皮肤正常,肿块柔软,有波动感,可抽出清澈的草黄色液体,体积较大时可出现压迫症状。

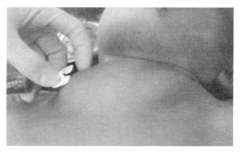

图 6-10-6　囊状淋巴管瘤

167 淋巴管瘤的病理特征有哪些?

淋巴管瘤主要由扩张的淋巴管组成,大量分布于真皮浅层或黏膜,可侵犯至皮下、黏膜下甚至肌肉等处。扩张的淋巴管内衬有非增殖性的内皮细胞,形成大小不等的薄壁囊腔,腔内充满淋巴液,富含淋巴细胞、红细胞及中性粒细胞等。微囊型淋巴管瘤的囊腔微小而密集,呈蜂窝状;巨囊型淋巴管瘤则由体积较大的单个或数个畸形管腔构成。

168 淋巴管瘤的发病机制是什么？

发病机制尚不明确,一般认为是胚胎发育过程中,淋巴管系统因某些基因异常表达(如血管内皮细胞生长因子受体-3 等),同时在外在因素影响下,导致淋巴管异常增生,病灶区域淋巴回流障碍所致。

169 淋巴管瘤的诊断方式有哪些？

(1)诊断性穿刺 巨囊型淋巴管瘤诊断性穿刺可抽出大量淡黄色清亮液体,囊内出血时,穿刺液变为粉红色或暗红色,微囊型淋巴管瘤仅能穿刺出少量淡黄色清亮液体。

(2)透光试验 巨囊型淋巴管瘤透光试验为阳性。

(3)彩色多普勒超声检查 快速、无创伤,可见多囊性病灶,为无血流信号的液性暗区。

(4)MRI 检查 最重要的诊断方法,对于巨囊型淋巴管瘤,T1加权像呈等信号或低信号,T2 加权像呈显著的高信号,呈单囊或多囊状,界限清晰完整,囊壁可被强化。发生囊内出血时,因血液和淋巴液的密度差异,可出现囊腔内的液-液平面;对于微囊型淋巴管瘤,T2 加权像呈弥散的高低混杂信号,无明显边界。

170 淋巴管瘤的治疗方式有哪些？

(1)硬化剂注射

①适应证:巨囊型淋巴管瘤或以巨囊型淋巴管瘤为主的混合型病灶。

②优点:操作简单,安全性较高;效果良好,不易复发;创伤小,不易损伤重要神经、血管、腺体或肌肉等;外形恢复良好,无瘢痕遗留。

③常用的硬化剂包括平阳霉素、无水乙醇、溶血性链球菌素制剂(OK-432)等。

④不良反应:平阳霉素可引起发热、胃肠道反应及过敏性休克等,大剂量使用时,有致肺纤维化的风险;无水乙醇可引起疼痛、肿胀、局部组织坏死及周围神经损伤等;溶血性链球菌素制剂可引起发热、疼痛及局部红肿等,青霉素过敏者禁用。

(2)手术治疗

①适应证:微囊型淋巴管瘤或以微囊型淋巴管瘤为主的混合型

病灶;病情危急、硬化剂注射治疗难以及时缓解的巨囊型淋巴管瘤患者。

②手术的原则:小范围病灶可完全切除,位于上睑、腮腺咬肌区、四肢等特殊部位或范围较大、难以彻底切除的病灶,应尽量避免损伤提上睑肌、面神经等重要结构。

③并发症:术区血肿和感染;神经、血管或其他重要结构损伤(可出现相应症状);复发。

(3)激光治疗

①适应证:皮肤和黏膜的浅层微囊型淋巴管瘤病灶,如舌部、口腔黏膜的淋巴管滤泡。

②并发症:色素沉着、色素脱失或浅表瘢痕形成;感染和复发。

(二)淋巴管瘤治疗术术前健康指导

171 淋巴管瘤治疗术的术前准备有哪些?

(1)患者的身体状况评估:了解有无手术禁忌证,患者有无咳嗽、流鼻涕等感冒症状,密切观察患者的生命体征。

(2)完善术前检查,包括血常规、凝血功能、肝肾电解质、心电图、胸片、MRI 检查等。

(3)对于行硬化剂治疗的患者,术前应检查局部皮肤有无红肿、破溃等感染症状。

(4)对于较大而深的淋巴管瘤需手术切除的患者,考虑到术中需要输血时,术前应遵医嘱备血,如备自体血或异体血等,制订好各种止血措施。

(5)术前应医学照片,以便术前、术后进行对比。

172 术前心理护理有哪些?

部分患者因淋巴管瘤发生于面颈部,因瘤体的巨大压迫而影响其呼吸功能,部分患者因瘤体生长于四肢而导致功能障碍,患者表现出焦虑、孤僻、性格内向而不愿与人交流,因此,术前护理尤为重要。患者入院后护士应热情接待患者,向患者介绍疾病的相关知识,建立良好的护患关系,增强患者战胜疾病的信心。

（三）淋巴管瘤治疗术术后健康指导

173 淋巴管瘤行硬化剂注射患者的护理要点有哪些？

（1）若注射点在面部的患者，指导患者进食易消化的流质食物，以后逐渐过渡到普食，勿食辛辣刺激性的食物。

（2）注意观察注射点的渗血情况及患者的生命体征，若为低热者，指导患者多饮水，采用物理降温。

（3）告知患者瘤体注射术后 3 天内局部会肿大，以后会自行消退。

（4）因瘤体需进行多次硬化剂注射，才能达到满意的疗效，应告知患者定期复诊。

174 淋巴管瘤切除术后的护理要点有哪些？

（1）淋巴管瘤较小并且局限的患者可采用局麻手术，瘤体较大者或为患儿时可选择全麻手术，面颈部瘤体切除的患者，应注意观察患者的面色、呼吸情况等，防止因包扎过紧导致患者呼吸不畅，必要时床边备负压吸引器和气管切开包。

（2）伤口的观察与护理　观察伤口有无渗血、渗液，敷料包扎松紧是否适宜，对于瘤体在四肢的患者，注意抬高患肢，患肢制动，促进静脉回流。对于行面颈部手术的患者，注意观察患者的呼吸，若敷料包扎过紧，会导致患者呼吸不畅，出现此情况时，应及时通知医生处理，警惕呼吸道梗阻的发生。

（3）饮食的护理　全麻术后 6 h 可进食，指导患者进食高蛋白、富含营养的食物，以促进伤口的愈合，对于面颈部的患者，食物以温凉、流质为主，避免过热、生硬的食物，以免用力咀嚼而引起伤口疼痛或裂开。

（4）引流管的护理　对于留置引流管的患者，应根据管道风险评估流程贴上管道标识，妥善固定引流管，保持引流管的通畅，勿折叠、扭曲或牵拉引流管，并密切观察引流液的颜色、性质及量，发现异常，及时通知医生处理，并向患者讲解留置引流管的目的及作用，以取得其配合。

（5）基础护理与活动指导　术后第 1 天的患者，要做好基础护理,及时更换患者的病员服及整理床单位,保持患者的卧位舒适,指导患者如何在床上翻身与活动,保持皮肤的干燥,以预防皮肤长期受压而导致压疮,鼓励患者早期下床活动,进行功能锻炼,减少肌肉酸痛、肢体麻木的发生。术后 3 天内患者伤口都会有不同程度的肿胀,应指导患者适当抬高床头,以减轻面部的肿胀,在伤口肿胀期间,患者应尽量减少面部大幅度的活动,如大声说话、大笑、咀嚼等。

175 术后并发症及防范措施有哪些?

(1)出血　完善术前准备,对于瘤体较大者,术前应充分备血,术中及时止血,术后密切观察患者的伤口及引流液情况,若伤口渗血、引流液较多时,应立即通知医生处理,遵医嘱使用止血的药物。

(2)感染　术后密切观察患者的生命体征,若体温持续升高、伤口有红肿等表现,应考虑感染的发生,遵医嘱合理使用抗生素,增加伤口换药的次数,在做护理操作时,严格执行无菌操作,保持床单位的干净、整洁,房间定时开窗通风,指导患者加强营养,增强抵抗力。

176 激光治疗的护理要点有哪些?

(1)根据淋巴管瘤的类型及瘤体的大小不同,治疗的次数也不同,一般都需要多次治疗。

(2)激光治疗后局部皮肤会有红、肿、结痂、脱痂等过程,应等痂自行脱落,以免引起瘢痕。

(3)局部皮肤不宜进行皮肤护理,避免日光照射引起色素沉着。

177 面颈部淋巴管瘤切除术有哪些风险性?

同第六章神经纤维瘤的相关内容。

(四)淋巴管瘤治疗患者出院后的健康指导

(1)指导患者加强营养,勿食辛辣刺激性的食物,预防感冒,增强抵抗力。

（2）术区坚持佩戴弹力套，预防瘢痕增生，待伤口拆线 3 天后，使用预防瘢痕增生的药物，避免日光照射，以免引起色素沉着。

（3）伤口在四肢的患者，应指导患者进行功能锻炼。

（刘志荣　翁慧）

第七章
泌尿生殖器手术围手术期健康促进

一、尿道下裂围手术期健康促进

(一) 基础知识

1 何谓尿道下裂？

先天性尿道下裂是以尿道外口位置异常（在阴茎腹侧或会阴部）为特征的较常见的男性泌尿生殖系统先天性畸形。在胚胎第7～8周期间，生殖结节发育增长成为阴茎，尿道沟也随着向前伸展，其两侧襞也由后向前逐渐相互融合直至阴茎头顶端形成尿道，若尿道沟侧襞的融合过程发生障碍即发生尿道下裂畸形（图 7-1-1、图 7-1-2）。

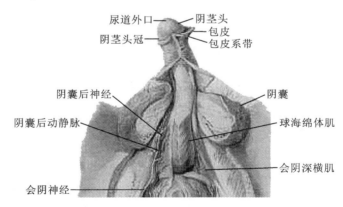

图 7-1-1　男性生殖系统解剖

2 尿道下裂的发病率与病因有哪些？

尿道下裂是常见的男性泌尿生殖系统的先天性畸形。尿道下

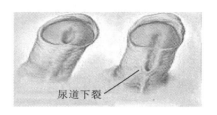

尿道下裂

图 7-1-2　尿道下裂

裂的发生率较高,而且有逐年上升的趋势。每出生 125～600 个男孩中就有一个尿道下裂患儿。其发病原因仍不清楚,目前的研究表明尿道下裂的发病既有遗传学的因素,亦有环境的原因。

3 整形外科医师治疗尿道下裂的优势是什么?

从整形外科的角度看,尿道下裂疾病的本质是既有组织缺损,又有组织移位,而没有组织过多。整形外科的研究方向是组织移植,整形外科医师对于疾病的治疗方案确定前的习惯性诊断思维方式是首先要明确该疾病的本质是什么? 是组织缺损、组织移位,还是组织过多? 因此,整形外科医师治疗尿道下裂是理所当然、势在必行的。整形外科技术操作保证了组织移植的科学性和合理性,能够保证皮瓣带蒂移植的成活,能够保证黏膜/皮片游离移植的成活。整形外科医师治疗尿道下裂,可以根据具体情况,采用多种不同部位来源的组织,遵循组合创新学原理,采用耦合法重建尿道,能够做到足量补充缺损组织,缺什么补什么,缺多少补多少,补了就能成活。这对于组织缺损严重,特别是反复手术失败后组织匮乏的"尿道下裂残废"患者来说,是有效的治疗方法。

4 尿道下裂的临床表现有哪些?

(1)异位的尿道口　可出现在正常尿道口至会阴部尿道的任何部位。

(2)阴茎下弯　阴茎向腹侧弯曲,不能正常排尿和性生活。

(3)包皮的异常分布　阴茎头腹侧包皮因未能在中线融合,故呈 V 形缺损,包皮系带缺如,全部包皮转至阴茎头背侧呈帽状堆积。

(4)排尿异常,排尿时尿流溅射。

5 尿道下裂的临床分型有哪些?

（1）阴茎头型　尿道外口位于冠状沟的腹侧,多呈裂隙状,一般仅伴有轻度阴茎弯曲,多不影响性生活及生育,此型最常见。

（2）阴茎型　尿道外口位于阴茎腹侧从冠状沟到阴囊阴茎交界处之间,伴有阴茎弯曲。

（3）阴囊型　尿道外口位于阴囊部,常伴有阴囊分裂,阴茎弯曲严重。

（4）会阴型　尿道外口位于会阴部,阴囊分裂、发育不全,阴茎短小而弯曲,常误诊为女性。

有时需进一步检查,判明性别,排除两性畸形的可能。

严重的尿道下裂患者常有其他伴随畸形,包括隐睾、腹股沟疝、鞘膜积液、前列腺囊、阴茎阴囊转位、阴茎扭转、小阴茎、重复尿道等,少数患者可合并肛门直肠畸形。

6 尿道下裂的临床分型标准是什么?

临床分型应该有利于手术治疗方案的选择,是为了治疗而诊断分型,以便于手术前做好充分的准备,医生与患者都能从临床诊断分型中了解手术修复的难易程度。仅根据尿道外口开在不同的位置表象,分为不同类型的传统分型方法,不能够提示手术治疗方案的选择,因而没有实际临床应用价值。因为尿道外口位置正常的单纯阴茎下弯实际上也是尿道下裂的一种表现形式,必须首先确定其阴茎下弯的程度,然后决定用什么方法再造尿道进行手术治疗。

7 阴茎下弯的存在与否的初步判定方法是什么?

对于尿道外口异常的尿道下裂患者,应该采用无创的医疗手段检查、观察其勃起状态,首先确认有无阴茎下弯。

（1）等待其阴茎自然勃起时,观察或听取家属及患者描述。

（2）借助于触诊,即检查者以示、中指触压阴囊部海绵体至耻骨联合处,使阴茎呈现轻度勃起状态,从而初步判断有无阴茎下弯。

（3）手法刺激,令阴茎勃起。

8 如何正确认识尿道下裂的应用解剖学?

（1）无阴茎下弯的尿道下裂　尿道外口远端尿道缺损,代之以

"尿道板",即在尿道下裂患者腹侧存在着"应该发育成尿道的组织",即所谓的"尿道板"组织,起自尿道外口,止于阴茎头(图7-1-3)。由于发育方面的原因,在青春期以前,这块组织多呈板状,也有呈沟状者。尿道板仅是没有尿道海绵体的正常纤维结缔组织,含有丰富的血管平滑肌、腺体和神经,其平滑肌和结缔组织具有很强的延展性。其中胶原纤维及弹性纤维含量正常,具有弹性,也有充足的血供。由于尿道板血供丰富,保留利用尿道板成形尿道的手术在无阴茎下弯的尿道下裂治疗中被广泛应用。

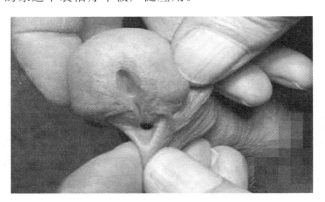

图 7-1-3　无阴茎下弯的尿道下裂

　　(2)有阴茎下弯的尿道下裂　不存在尿道板,阴茎腹侧组织表面是由移位的阴茎头下皮肤组织与下裂的尿道外口黏膜组织连续构成,其深部组织是造成阴茎下弯的纤维条索,以挛缩的结缔组织为主,是没有尿道海绵体的非正常纤维结缔组织,其中胶原纤维及弹性纤维含量比例低,弹性差,血供不良。必须彻底切除、松解、对移位的阴茎头下皮肤组织与下裂的尿道外口黏膜组织进行复位,以达到尿道下裂修复手术中的第一步要求,即充分矫直阴茎。

(二)尿道下裂修复术术前健康指导

　　9　尿道下裂修复术的手术目的是什么?适宜手术年龄为何时?
　　(1)手术目的　阴茎下弯完全矫正;尿道外口位于阴茎头正常位置;阴茎的外观接近正常;患者排尿时能够形成向前的正常尿流。

（2）适宜手术年龄　主要有两个阶段：一个阶段是 6～15 个月，另一个阶段是 3～4 岁。

10　尿道下裂修复术的手术方式有哪些？

尿道下裂修复术的手术方式的选择主要依据尿道下裂的程度及有无阴茎弯曲，可分为如下两大类。

（1）一期修复法　手术方式有尿道延伸一期修复尿道下裂法、阴囊纵隔血管丛轴性皮瓣重建尿道法、阴茎背侧皮管重建尿道法、包皮皮瓣移植重建尿道法（图 7-1-4）。

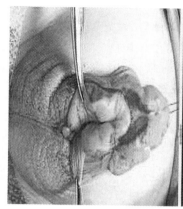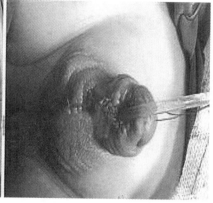

图 7-1-4　尿道下裂一期修复法

（2）分期修复法　分两次手术，第一次手术为矫正阴茎弯曲，第二次手术为尿道形成术。手术方式有埋藏皮条重建尿道法、局部皮瓣重建尿道法、皮片移植重建尿道法、膀胱黏膜片移植重建尿道法、口腔黏膜片移植重建尿道法。

11　尿道下裂修复术的术前准备有哪些？

（1）完善术前检查　如抽血化验、心电图、胸片等，排除手术禁忌证。术前两周停止使用特殊药物，如阿司匹林或活血化瘀的药物，因为阿司匹林会使得血小板的凝固功能降低，容易导致术后出血。

（2）皮肤准备　指导患者用温水清洗会阴部皮肤，清除阴囊褶皱处及阴茎包皮内的污垢，必要时，用 0.5% 的活力碘擦洗会阴部，术前 1 天手术区域(简称术区)备皮,检查术区皮肤有无破溃、红肿等炎症的表现,如有应立即通知医生处理。

(3)饮食护理　术前 3 天指导患者进食高蛋白、高热量、富含维生素的流质食物,必要时可通过静脉输注营养液以补充机体需要的能量,对于全麻的患者,术前 1 天指导患者禁食、禁饮 8 h,并向患者讲解其目的及重要性,以取得他们的配合。

(4)适应术后变化的训练　因手术后患者卧床时间较长,为了让患者适应在床上活动,术前要指导患者进行床上大小便的训练,以便于手术后适应床上大小便。

(5)术前常规宣教　指导患者预防感冒,做好"三短九洁"的基础护理,术前 1 天着病员服;指导患者有效咳嗽的方法,每天清晨起床后做深呼吸,提高肺部换气功能;同时指导患者练习用腹压将气管内痰液排出,使其术后能有效将痰液排出,预防肺部并发症。

12 患者的术前心理护理有哪些?

患者因生殖器畸形、排尿型态异常,害怕被别人嘲笑,常会产生自卑感,性格内向孤僻,不愿与人交流,家属因自责而急切希望通过手术达到自己的期望,因此,术前护理尤为重要。患者入院后,应热情接待,消除他们的顾虑,讲解疾病的相关知识,介绍成功的案例,增强患者战胜疾病的信心,同时也应向患者家属讲解手术的风险性,让其对疾病树立正确的认识。

(三)尿道下裂修复术术后健康指导

13 术后护理要点有哪些?

(1)饮食的护理　指导患者进食高蛋白、高热量、易消化的无渣流质食物,如牛奶、肉汤、米汤等,多饮水,保持大便的通畅,指导患者顺时针方向按摩腹部,促进肠胃蠕动。便秘的患者,可适当使用开塞露或口服缓泻剂,控制排便,以免排便用力,引起伤口裂开。同时,过早的排便也会污染伤口引起感染。

(2)伤口的观察　观察伤口有无渗血、渗液,阴茎头有无水肿,保持尿道外口的清洁,及时清除尿道外口的血痂,术后使用支被架支撑被子(图 7-1-5),避免伤口受压,伤口初期用纱布加压包扎,3~5 天后去除纱布,将伤口暴露,保持创面的清洁、干燥。可使用红外线灯照射,促进血液循环,减轻肿胀。

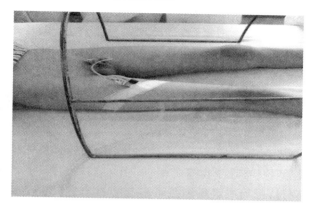

图 7-1-5　支被架

（3）留置导尿管的护理　妥善固定导尿管,尿袋应低于床面,防止逆行感染。保持导尿管的通畅,勿折叠、扭曲,防止患者牵拉导尿管,观察尿液的颜色、性、量,发现异常,及时通知医生。每周更换尿袋一次,遵医嘱进行膀胱冲洗,防止感染的发生。指导患者多饮水,并告知患者及家属留置导尿管的目的和注意事项,以取得他们的配合。

（4）阴茎皮瓣血液循环的观察　观察皮瓣的颜色、温度、毛细血管充盈反应及局部组织肿胀程度等,主要包括以下几个方面。

①皮瓣的颜色:若皮肤颜色变浅或苍白,提示动脉血供不足;若变为青紫、紫红或紫黑色,提示静脉血回流受阻。

②皮温:与邻近组织相比,一般移植皮瓣的温度与周围正常组织的皮温相差 0.5~2 ℃,若皮温相差大于 2 ℃,提示发生血液循环障碍,若皮温突然增高超过正常范围,且局部有刺痛感觉或疼痛持续加重,提示有感染的可能。

③毛细血管充盈反应:用棉签压迫皮瓣皮肤,使皮肤颜色变白后移去棉签,皮肤颜色即转为红色,这段时间为毛细血管充盈反应

时间,正常为 1~2 s,若毛细血管充盈缓慢或消失,即充盈反应时间
＞2 s,则可能提示皮瓣血供障碍。

④局部皮肤的肿胀程度:一般皮瓣移植术后均有不同程度的水
肿,3~4 天后皮瓣静脉回流即可迅速改善而消肿,若动脉血供不
足,则皮瓣塌陷,皮纹增多;若静脉回流受阻,则皮纹消失,张力增
大,表面光亮,有水疱或皮纹出血。

(5)预防护理　保温,病房调节至适宜的温度,注意保暖,可采
用 TDP 烤灯照射,促进皮瓣的血液循环,注意烤灯与皮瓣的距离,
不能太近,以免烫伤,照射的时间也不宜过长,一般 30 min 为宜;若
患者主诉疼痛时,应立即通知医生给予处理以缓解疼痛,若时间过
长可导致血管痉挛或血栓的形成,因为疼痛时,可使机体释放 5-HT
(5-羟色胺),它具有强烈收缩血管的作用;维持机体的有效循环,及
时补充血容量,因为血容量不足可引起心搏出量减少,周围血管收
缩,从而影响皮瓣的血供;禁止吸烟,因为烟中含有尼古丁,既能损
伤内皮细胞,又是血小板的吸附剂,易造成血管的痉挛和栓塞,影响
皮瓣的成活。

(6)疼痛的护理　患者有时会因手术创伤或阴茎勃起而牵拉
伤口导致疼痛,应用疼痛评分量表正确评估其分值并采取相应的措
施,如可通过看电视、玩游戏、听音乐等分散患者的注意力来缓解疼
痛,若无效,可遵医嘱使用止痛药。对于阴茎勃起的患者,可遵医嘱
口服己烯雌酚药物。

(7)生活护理与活动指导　术后的第 1 天,应做好患者的基础
护理,为患者擦洗时,动作轻柔,及时更换病员服及整理床单位,做
好个人的卫生,保持床单位的干净、整洁,保持病房的整洁,定时开
窗通风,减少人员的探视,避免交叉感染。指导患者定时翻身,以预
防长期受压而导致压疮的发生。

(8)心理护理　术后部分患者会因伤口疼痛而产生焦虑的心
理,部分患者会因留置导尿管无法下床活动而产生不良的情绪,也
有部分患者会担心术后的效果,因此,做好术后患者的心理护理也
尤为重要。术后选择合适的时机与患者交谈,耐心听取患者的主
诉,及时满足患者的需求,向患者讲解术后的相关知识,如如何保护

伤口、如何在床上活动等,耐心听取患者的主诉,让患者感受到关心,缓解其焦虑的心情;还可告知管床医生,让其向患者讲解手术的过程,或是找病区做相同手术的患者现身说法,安抚患者紧张的情绪,让患者有信心克服困难、战胜疾病。

14 术后并发症及其防范措施有哪些?

(1)尿瘘 可能与术中操作不当、皮瓣血液循环不佳及伤口感染、出血等有关。预防:注意阴茎敷料的包扎松紧是否适宜,如包扎过紧,会导致尿道皮瓣血液循环障碍;如包扎过松,会导致阴茎皮肤水肿。应密切观察皮瓣的血液循环情况,发现异常及时告知医生,防止皮瓣坏死而导致尿瘘的发生。

(2)尿道狭窄 其主要原因与尿路感染有关,而引起尿路感染的因素有以下几个方面:

①术前准备不充分,若患者术前尿道外口周围的皮肤处出现红肿、皮疹等,如处理不当,对术后伤口的愈合将产生不良影响,极易造成伤口感染。

②尿道成形术后新尿道的分泌物淤积、伤口渗血、尿液污染等,也极易导致伤口感染。

③术后局部血液循环障碍、组织肿胀、伤口敷料包扎过紧等也可导致并发症的发生。

预防:完善术前皮肤准备,用温水或高锰酸钾溶液浸泡会阴部,用无菌持物镊夹取碘伏棉球,消毒尿道外口,操作时注意无菌的原则;保持伤口的清洁、干燥,及时清除分泌物;保持导尿管的通畅,用呋喃西林冲洗膀胱,将导尿管放置于低于床平面下,及时排尿,防止尿道逆行感染;鼓励患者多饮水,起到冲洗尿路的作用。

(3)伤口裂开 可能与伤口疼痛有关,因疼痛导致患者哭闹、烦躁不安而引起伤口出血裂开。应去除引起患者疼痛的因素,可通过看电视、听音乐及聊天等分散患者的注意力,缓解疼痛。必要时,使用止痛药物,对于阴茎勃起的患者,可遵医嘱口服己烯雌酚药物;同时,需避免引起腹内压增高的因素,如打喷嚏、咳嗽、便秘等。

（四）尿道下裂修复术患者出院后的健康指导

（1）加强营养，避免辛辣刺激性食物。

（2）预防感冒，注意会阴部保暖，防止温度过低血管收缩而导致排尿困难。

（3）保持会阴及外生殖器的清洁，每天用含 1：5000 高锰酸钾溶液的温水坐浴，每天 2 次，每次 15 min，勤换内裤。

（4）着宽松柔软的衣服，注意会阴部及外生殖器的清洁。

（5）适当卧床休息，避免剧烈运动。

（刘志荣　程芳）

二、阴茎缺损及再造围手术期健康促进

（一）阴茎缺损的基础知识

15 阴茎的解剖有哪些？

阴茎体由阴茎海绵体和尿道海绵体组成，具有丰富的血管、神经、淋巴管（图 7-2-1）。阴茎冠状沟一旦接受了性刺激就会通过初级勃起中枢形成完整的神经反射弧，使阴茎随意或不随意地勃起，而且能持续相当长的时间，完成性交活动。阴茎的长短、粗细存在差别，没有统一的标准，人的阴茎和身材高矮、胖瘦、五官大小等一样存在着众多的差别，长短不一，粗细不齐。

16 人类及动物的阴茎形态特征有哪些？

从外形上看，阴茎为粗细不等的长圆锥形或长圆柱形，有松弛和勃起两种状态。不同动物的阴茎形状不同，特别龟头部分差别很大。各种家畜阴茎形状为圆柱形，马的阴茎较粗大，两侧稍扁；牛、羊阴茎较细，在阴囊后形成"S"形；猪的阴茎也细，在阴囊前形成"S"形。很多的有袋动物，都有一个分叉的阴茎（就是在阴茎的末端分成两个柱状物）。阴茎可分为前端膨大部分的阴茎头、中部的阴茎体以及后部的阴茎根三部分。

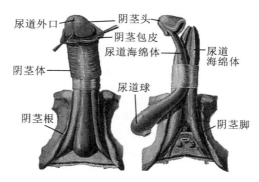

图 7-2-1　阴茎的解剖

17 阴茎的结构特征有哪些?

(1) 阴茎头　阴茎头为阴茎前端的膨大部分,俗称龟头。

(2) 阴茎体　阴茎中部为阴茎体,呈圆柱形,以韧带悬于耻骨联合的前下方,为可动部分。阴茎体由阴茎海绵体和尿道海绵体组成,具有丰富的血管、神经、淋巴管。

勃起组织:勃起组织主要是一对阴茎海绵体,在尿道海绵体背侧,以厚密的纤维组织包覆。海绵体是由许多纤维组织的小渠构成,小梁分割成许多间隙,实则是毛细血管膨大而成的静脉窦。当勃起兴奋时,血液大量注入海绵体血管部,容积增加。回缩是因坐骨海绵体肌解除对阴茎背静脉的压迫,使血液回流而造成的。

(3) 阴茎根　阴茎后端为阴茎根,藏于阴囊和会阴部皮肤的深面,固定于耻骨下支和坐骨支,为固定部分。阴茎根是阴茎的起点。

(4) 阴茎包皮　阴茎的皮肤薄而柔软,富有伸展性,皮下无脂肪组织。皮肤在头和颈处与深层贴附紧密,其余部分则疏松易于游离,阴茎皮肤自颈处向前反折游离,形成包裹阴茎头的双层环形皮肤皱襞,称为阴茎包皮。阴茎包皮的前端围成包皮口,在阴茎头腹侧中线上;连于尿道外口下端与包皮之间的皮肤皱襞,称为包皮系带。

18 阴茎的生理功能有哪些?

(1) 性交　性交广义指雌雄动物及异性之间的交配行为,需要生殖器官的参与、刺激、兴奋。从生物学角度上解释,性交的目的是生殖繁衍。性交是指男性将阴茎插入女性的阴道,由于兴奋产生射精,以输送精子的行为。性交时,男性的阴茎要勃起,女性由于兴奋后分泌黏液使阴道润滑,使阴茎容易插入阴道。

(2)排尿 排尿指尿在肾脏生成后经输尿管而暂时储存于膀胱中,储存到一定量后,一次通过尿道排出体外的过程。排尿是受中枢神经系统控制的复杂反射活动。

(3)射精 射精是雄性动物性行为时将精液射出的反射性动作。对于人类而言,射精通过生殖系统各部分的一系列协调动作,由阴茎射出精液,包括两步脊髓反射,初级中枢在腰骶段脊髓,其感觉冲动由阴茎龟头的触觉感受器传入。射精是包括勃起、发射、射精和性高潮的一个复杂过程。勃起是由于阴茎的肿胀、变硬,它的初级神经支配是来自骶神经丛和骨盆内脏神经或勃起神经。发射包括射精前收集精液并将其运送至尿道的前列腺部,随着膀胱颈和远侧尿道括约肌的闭合,尿道的前列腺部变成了一个蓄精池。这将诱发射精,精液通过尿道有节律地射出,这个过程中会阴部骨骼肌的参与是必不可少的。

19 阴茎是如何发育的?

(1)妊娠早期 在妊娠第 10~12 周,阴茎刚刚分化好,只有 3.5 mm 长,这时起作用的是在胎盘分泌的 HCG 作用下而产生的睾酮。

(2)妊娠中后期 在妊娠的中后期 6 个月,阴茎生长速度很快,出生时已达 2.5~3.5 cm,这时胎儿垂体开始分泌促性腺激素 LH 和 FSH。

(3)婴幼儿期 在出生后至青春期前(7 岁左右),阴茎生长缓慢,这是因为下丘脑、垂体发育慢,睾酮水平也低的缘故。

(4)青春期 垂体和睾丸激素分泌旺盛,阴茎迅速生长,仅 5 年左右就达到成人水平,增长增粗。当年老后性激素水平显著降低,阴茎可继发性退化。若继发性阳痿停止性接触多年之后,也有可能造成病理性退化,这不是一般所说的废用性退化问题,而是平滑肌纤维发生退行性变化的后果。

20 什么是阴茎缺如？

阴茎缺如多由于创伤如工业外伤、烧伤、战伤、动物咬伤、阴茎癌根治手术等造成，偶见于精神失常自行割除所致。此外，先天性两性畸形，亦属阴茎缺如的病因，但较少见。阴茎缺如有资料统计显示占住院总患者数的 1/5000；新生儿的发生率为 1/10 万。阴茎在生理上，具有排尿和生殖两种重要机能。阴茎部分缺如，残存在 3 cm 以上者，可满足基本的排尿和性功能。阴茎完全缺如者，则失去站立排尿能力，必须下蹲排尿，且失去生育能力，造成患者精神上的严重创伤，故阴茎再造术具有重要的意义。

21 阴茎缺如的临床表现有哪些？

（1）阴茎外观上缺失。

（2）下蹲排尿。

（3）先天性两性畸形。

（4）精神创伤。

22 阴茎缺如的诊断依据有哪些？

（1）先天性或后天性病史。

（2）阴茎缺如：部分或全部。

（3）下蹲排尿。

（4）先天性两性畸形。

（5）精神创伤。

23 阴茎缺如治疗方法有哪些？

（1）阴茎再植术：创伤早期应行再植术。

（2）分期阴茎再造法：由阴茎体形成、尿道修复和支撑物植入三个步骤组成。

（3）一期阴茎再造法：利用游离皮瓣和下腹皮瓣。

（二）阴茎再造术术前健康指导

24 为何需要做阴茎再造术？

有的小孩在幼小的时候，可能被犬、鼠等动物咬掉阴茎。成年男性可因为外伤如枪弹伤、切割伤、爆炸伤及撕脱伤造成阴茎部分或全部缺损。但阴茎是男性之根,也是维系婚姻家庭的重要环节。因此,阴茎缺如会造成患者生理和心理上的巨大痛苦,应当予以再造,以恢复正常排尿及生殖功能。

25 阴茎再造术方法有哪些?

阴茎是一个"管中有管"的器官。阴茎再造术是一个比较复杂的整形外科手术(图 7-2-2)。阴茎再造术的方法很多,有皮管法,一般在腹部或大腿形成一个一尺长的皮管,需经多期手术转移至阴茎。形成皮管后二期手术将较大皮管移植于阴茎根部的尿道口上方,较小皮管移植于尿道口下方;三期手术是在两条皮管上分别做两道纵行切口,切口间皮肤相缝合形成尿道;最好行软骨移植作为支持组织。在此基础上,近年来又用显微外科吻合血管的方法用皮瓣再造阴茎,也应用下肢皮瓣及脐旁皮瓣一次完成阴茎再造的手术。阴茎再造术后往往还需要做龟头整形手术,再造的阴茎一般比正常的粗,可视情况行修薄术。手术成功的话,可以恢复良好的排尿功能,尿流有一定的射程,可在女方的协作下,完成插入阴道的功能,因此可以性交及生育。

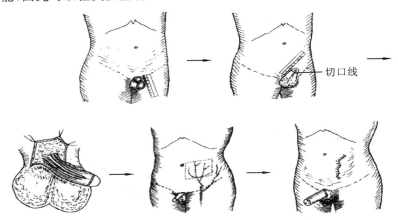

切口线

图 7-2-2　阴茎再造术

26 阴茎再造术适应证有哪些?

(1)先天性小阴茎。

（2）外伤、肿瘤切除造成的阴茎缺如。

27 阴茎再造术发展史有哪些？

（1）阴茎再植术（图7-2-3）　作为离断性阴茎损伤的主要治疗方式，阴茎再植成活因素取决于缺血时间、损伤类型、离断阴茎处理是否及时、手术方法等，但主要取决于海绵体严密对接和阴茎背动脉、背深静脉及背神经的吻合情况。阴茎缺血临界点为6 h。故针对阴茎离断伤，只要不是外伤非常严重和远段丢失，都应尽量争取再植，不应随意放弃。但随着缺血时间的延长，再植术后并发症明显增多。

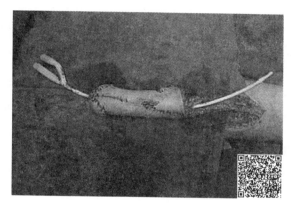

图7-2-3　阴茎再植术

随着显微外科技术的发展和成熟，阴茎血管和神经的显微外科吻合成为目前阴茎外伤再植术的常规辅助技术，在放大10倍的显微镜下，选择9/0～11/0的血管缝合线进行精确的阴茎血管端端吻合和神经吻合，使得远段阴茎的血供恢复良好，有效降低了远段阴茎海绵体及皮肤坏死的发生率，同时亦使得远段阴茎皮肤的感觉得到了较早的恢复，有助于进一步恢复勃起功能。

针对阴茎再植术后勃起或水肿的处理，采用医用蚂蟥进行治疗取得了满意疗效。同时有效的静脉吻合可防止皮下血肿、阴茎水肿，治疗时适当应用扩张血管及抗凝药物，来预防血管痉挛和栓塞是很有必要的。

采用显微外科技术缝合阴茎背静脉、动脉及神经再植离断阴茎,术后3个月患者基本恢复勃起功能并可完成性交活动,术后1年复查夜间勃起显示阴茎勃起功能正常,并有满意的性交活动,膀胱尿道造影检查尿道无明显狭窄,尿流率平均为18.6 cm/s。故应用显微外科技术再植离断伤阴茎是值得临床推广的,术后适当应用抗凝和血管扩张药物及行红光照射等治疗,可以改善再植阴茎的血供,防止皮肤坏死和水肿等并发症的发生。

(2)阴茎移植术　近年来,随着组织和器官移植科学的进步,复合组织移植成功率大幅度提高,尤其是自1998年以来,法国(1例)、美国(1例)、中国(2例)先后成功地进行了异体单侧手移植,术后10~22个月跟踪观察,移植异体手存活良好,未发生不可逆转的免疫排斥反应,且已初步恢复了手的良好功能并可击打棒球和重新上班工作,证明了现代免疫抑制及显微外科技术完全可以使复合组织移植成功。对过去25年来生殖器官移植动物研究如睾丸移植、卵巢移植、全阴道-尿道-卵巢移植等进行历史回顾发现,设想若伦理上得到认可,不久的将来同种异体阴茎移植就会变为现实。肾、心、肝、肺等内脏器官移植属于单一的组织器官移植,其移植技术目前较为成熟,由于阴茎含有皮肤、血管、神经、海绵体组织、白膜、尿道黏膜等,如同肢体由多种组织构成,故阴茎移植属于复合组织移植,其免疫排斥反应较单一的组织器官移植强烈。对于阴茎移植,一方面由于人们观念上普遍认为阴茎缺如的危害性不如心、肝、肾、肺等生命必需器官衰竭对人体存活的影响;另一方面由于阴茎属于男性主要生殖器官,受传统伦理思想的束缚,阴茎移植的基础与临床研究近乎无人涉足。移植免疫、组织配型、免疫抑制剂的发展及动物异体肢体移植的长期存活和自体阴茎再植高成功率等令人鼓舞的结果,为人体阴茎移植术治疗阴茎缺如奠定了坚实的基础。

(3)阴茎组织工程技术　组织工程技术重建阴茎结构与功能是目前男性科学和重建外科学研究的热点,早期研究多集中在组织工程阴茎海绵体构建方面,体外将平滑肌细胞和内皮细胞接种至聚乙醇酸(PGA)或脱细胞海绵体基质材料上,通过复合培养和体内回植,所构建的组织工程海绵体在形态与功能方面均接近正常阴茎海绵体。组织工程阴茎假体采用自体软骨细胞和可降解生物材料复合构建而成,与硅胶假体相比,它具有更好的生物相容性。近年来,采用各种脱细胞基质作为阴茎海绵体白膜替代材料应用于临床,取得了良好的效果。构建的阴茎组织绝大部分尚处于实验阶段,如何在临床上将构建的组织与自体组织进行有效融合,在重建阴茎外观的基础上,使其发挥持久的功能将是一项值得继续研究的课题。

(三)阴茎再造术术前健康指导

28 阴茎再造术术前准备有哪些?

(1)术前应停止吸烟、酗酒。

(2)停用阿司匹林等会引起出血增加的药物。

(3)术前 3 天每晚清洁外阴。

(4)术前常规肠道准备,术前晚清洁灌肠。

29 护理措施有哪些?

(1)心理护理　阴茎缺如患者的术前心理较其他患者复杂,主要心理问题如下。

①担心手术是否能成功,希望施术者经验丰富。

②因病情所致希望医护人员重视自己,又担心其他人的好奇和讥笑,需要尊重其隐私与人格。

③焦虑、恐慌,担心术后阴茎外形欠佳,术后功能不理想,需要医护人员给予耐心解释和关怀。

④极度自卑,常产生失落感和孤独感,渴望得到别人特别是亲人的同情和帮助。

针对这些心理问题,护士应适时与患者进行相应的心理沟通,尤其是做好患者家属的思想工作,以达到预期心理护理的目的。因外伤导致阴茎缺如的患者入院后心理负担极重,既担心自己的愈后情况,又担心妻子会与其离婚,表现出严重的焦虑、恐慌和自卑情绪。对此,一方面护士应主动热情关心患者,对患者提出的问题给予耐心解释,详细介绍手术方案,使患者了解手术方法、目的与准备情况,增强信心;另一方面做好患者妻子的思想工作,从生理、心理、医学角度正确引导,使患者解除顾虑,主动配合治疗。另外,阴茎再造患者均住单人病房,尽量为其营造一个安静、舒适、有安全感的环境。

(四)阴茎再造术术后健康指导

30 术后护理有哪些?

(1)伤口的观察及护理 术后定时伤口巡视病房,观察伤口敷料是否包扎到位、适当加压是否有效、有无渗血,如发现有少许渗血应及时告知医师,必要时更换纱布敷料。由于会阴部伤口包扎要求特殊,可采用自粘性弹力绷带固定伤口外敷料,若发现绷带黏性下降、包扎松动应及时更换自粘性弹力绷带或重新包扎,以避免伤口裂开或伤口出血。

(2)疼痛的护理 术后伤口的疼痛一般患者均可忍受,可给予解释、安慰、听音乐等方法分散患者注意力,个别患者疼痛难忍时可遵医嘱给予杜冷丁、吗啡等止痛药物。

(3)留置导尿管的护理 术后留置导尿管7～9天,留置的双腔导尿管不宜过细。为防止导尿管堵塞及尿路感染,可遵医嘱用250 mL生理盐水膀胱冲洗,每天2次,并鼓励患者多饮水,每天2000～3000 mL,以达到冲洗尿道的目的。

(4)体位的护理 术后患者取平卧位,再造阴茎要固定抬高30°,以减少阴茎根部尿道吻合口的张力,促进伤口愈合。

(5)引流管的护理 术后会在尿道口处放置一根负压引流管,抽取分泌物(图7-2-4)。护士应及时观察分泌物的颜色、量,如果分泌物黏稠,需及时用250 mL生理盐水冲洗,以减少尿路感染,防止尿道瘢痕挛缩。

(6)压疮的护理 患者术中取膀胱截石位、术后取平卧位,骶尾处受压易形成压疮。护士应认真检查皮肤情况,查看有无红、肿、破损等。对受压部位进行压疮预防,用液体敷料1～2滴对准患处或有风险部位的皮肤喷涂,然后用指尖轻柔环形按摩1 min,每天3～4次。

(7)饮食的护理 术后给予易消化的半流质软食,以防止便秘发生。护士应告知患者避免进食辛辣刺激、易诱发过敏的食物。

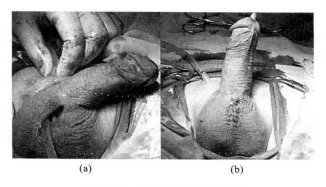

(a)   (b)

图 7-2-4　术后放置负压引流管

31 术后健康教育有哪些?

(1) 定期毛发清理,因患者阴茎再造术后尿道的特殊性,应定期(至少每月 1 次)用蚊式钳伸进尿道至阴茎根部尿道吻合处清理毛发,以减少毛囊炎及结石的发生,清理时注意动作要轻柔,以免损伤尿道。

(2) 告知患者如果小便出现异常,应及时就诊。

32 阴茎再造术后有哪些形态变化?

(1) 脐旁皮瓣法,术后随访再造阴茎的直径变化率为 20.3%,相比其他皮瓣属于较高水平,远期远端有增粗现象,阴茎还可因腹部肥胖而增粗。对于体胖、腹壁脂肪较厚者不宜选用此皮瓣,考虑与此处脂肪堆积明显有关。

(2) 因双蒂腹壁皮瓣与脐旁皮瓣的位置及组织结构相近,故术后随访中再造阴茎的形态变化率也基本相同。

(3) 髂腹皮瓣术后再造阴茎形态变化不大,术后随访再造阴茎直径变化率为 16.8%,在几种再造术中水平最低。

(4) 阴股沟皮瓣法再造阴茎直径变化率为 20.1%,分析其与目前手术技术不稳定,多期手术对皮瓣的损伤增加了瘢痕增生的机会有关。因此,术后随访再造阴茎直径变化率为 22.5%,属较高水平。

(5) 阴茎支撑物:目前常用的阴茎支撑物(图 7-2-5)如下:①游

离肋软骨;②骨皮瓣;③可塑性硅胶假体;④可膨性阴茎假体。

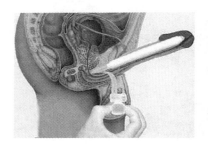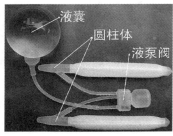

图 7-2-5　阴茎支撑物

（6）游离软骨不存在组织相容性问题,但缺乏血液循环,移植后远期易变形、折断或有不同程度的吸收。利用骨皮瓣作为支撑物的再造术,能改善血液循环,减少术后支撑物的变形及折断。

（7）自体组织移植作为阴茎支撑物,造成了供区损伤,其髂骨的缺损有可能相继引发骨折和关节不稳定。而可塑性的硅胶假体弥补了自体组织形态固定的缺点,治疗费用相对较低,但如果手术操作不当,容易压迫尿道,并因固定困难而造成移位。可膨性硅胶假体用于阴茎再造术,能使再造阴茎获得足够的硬度,避免了自体组织移植造成的持久勃起状态,但有发生术后阴囊血肿及膨胀后变形等问题。何时置入支撑物,应视皮瓣的厚薄而定。皮瓣较薄,卷成阴茎体后较松弛,可在术中将支撑物放置在尿道与阴茎体之间;若皮瓣较厚,卷成阴茎体较紧,则不宜在术中放置支撑物,以免因张力大或术后组织肿胀而影响皮瓣血液循环,导致阴茎全部坏死或部分坏死的发生。一般可在术后 6 个月再放置支撑物。

33 术后注意事项有哪些?

（1）术后要卧床 10 天。

（2）静脉点滴抗生素预防感染,行全身支持治疗。

（3）流质饮食,减少大便次数,以免污染术区。

（4）禁止服用阿司匹林等药物,严禁吸烟。

（5）术后 3 天开始行尿道和膀胱冲洗。

（6）术后 12 天开始间断拆线。

34 术后并发症有哪些?

阴茎再造术是一个比较复杂的手术,可能发生的并发症包括血肿、感染、皮瓣血液循环欠佳、尿道瘘等。

35 术后并发症的发生原因有哪些?

移植皮瓣感染、坏死是阴茎再造术后并发症的常见原因。术后早期进行高压氧治疗,可控制感染,促进移植组织周围血液循环的建立。阴茎支撑物对于再造阴茎体的压迫也会致阴茎皮瓣局部坏死。尿瘘作为阴茎再造术后的主要并发症之一,多数发生在再造阴茎根部,即术中尿道吻合口部位,少数发生在阴茎体部。一般为单发,少数为多发。其发生位置多与术中吻合尿道的位置相同,在尿道吻合术后 3~6 个月出现。

36 脐旁皮瓣法和阴股沟皮瓣法发生尿瘘的原因是什么?

(1)脐旁皮瓣的皮下脂肪较多,术后容易出现脂肪液化,虽然血供稳定,但也可影响再造尿道的愈合,因脂肪液化为细菌感染提供了培养基,增加了感染的可能性。

(2)阴股沟皮瓣法需行二期手术,会增加损伤周围血管的机会。所以,术中应将尿道吻合口与阴茎根部皮肤吻接处相互错开,避免在一个平面吻合,可减少尿瘘的发生。

37 尿道近端吻合口狭窄的主要原因有哪些?

(1)吻合口血液循环情况差,可能导致再造尿道缺血挛缩。

(2)再造尿道术中及术后发生扭转。术中扩大尿道吻合口的周径,可预防吻合口狭窄的发生。对于术后因炎症、水肿引起的尿道狭窄,应当控制局部炎症,尽可能避免瘢痕挛缩,防止狭窄进一步加重。

(五)阴茎再造术患者出院后的健康指导

38 再造阴茎的神经感觉恢复如何?

再造阴茎的感觉,在术后 6 个月逐渐恢复。前臂皮瓣再造阴茎,术后感觉神经的恢复较其他手术方法有明显优势,与前臂皮瓣供皮区神经分布丰富相关。脐旁皮瓣虽然供皮区神经分布不具优势,由于早期多采用此皮瓣用于再造,总体恢复周期较其他皮瓣长,故感觉神经恢复效果较好。阴股沟皮瓣供皮区的周围神经分布广泛,有腹股沟神经的皮支、股后皮神经会阴支等,但手术需二期完成,增加了操作中术区神经损伤的机会,在手术感觉测试中并未体现其优势。髂腹皮瓣和双蒂腹壁皮瓣再造阴茎根部的感觉神经恢复较差,远端明显低于平均水平。脐旁皮瓣再造阴茎也表现出类似特点,主要原因是腹部及髂部神经分布较少,术中皮瓣并未包含主要感觉神经,只单纯依靠皮瓣皮神经的缓慢生长。小阴茎或外伤患者在术中保留部分残留阴茎组织,有利于阴茎感觉的恢复。

(程芳　刘志荣)

三、阴道闭锁畸形围手术期健康促进

(一)阴道闭锁的基本知识

39 什么是阴道闭锁?

阴道闭锁是尿生殖窦未参与形成阴道下段所致。阴道闭锁患者俗称为"石女"。阴道从子宫阴道腔的尾端发育而来,后者由米勒管和泌尿生殖窦形成,两者的连接点是米勒结节。融合的米勒管尾端细胞分化形成阴道索(图7-3-1)。阴道索逐渐延长,与两侧的来自泌尿生殖窦后面的内胚组织的外翻部位(阴道窦球)相汇合,阴道窦球向头部延伸,与阴道索的尾部融合,并同时分裂增殖,形成一实质圆柱状体,称为阴道板,阴道板由上向下穿通形成阴道腔,随后阴道索贯通并为来自泌尿生殖窦的上皮覆盖。阴道管腔上 1/3～4/5 部分的上皮由阴道子宫始基形成,而下 1/5～2/3 部分的上皮由阴道窦球分化而来。

先天性无阴道以正常女性染色体核型,全身生长及女性第二性征发育正常,外阴正常,阴道缺失,子宫发育(仅有双角残余),输卵管细小,卵巢发育及功能正常为特征的较多见,睾丸女性化(雄激素不敏感综合征)患者较为少见。极少数为真性两性畸形或性腺发育不全者。绝大多数先天性墙角阴道患者在正常阴道口部位仅有完

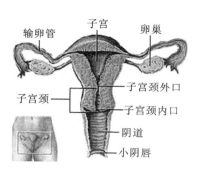

图 7-3-1　女性生殖系统解剖

全闭锁的阴道前庭黏膜,无阴道痕迹,亦有部分患者在阴道前庭部
有浅浅的凹陷,个别具有短于 3 cm 的盲端阴道,常同时伴有畸形,
在正常子宫位置仅见到轻度增厚的条索状组织,位于阔韧带中间,
约有 1/10 患者可有部分子宫体发育,且有功能性子宫内膜,青春期
后由于经血潴留,出现周期性腹痛,无月经或直至婚后因性交困难
就诊检查而发现。

40 导致阴道闭锁的原因有哪些?

　　阴道完全闭锁,多因先天性发育畸形所致,患者的子宫亦常发
育不全,故即使采用手术矫正阴道,受孕的机会也极小。先天性无
阴道较为常见,其发病率约为 1∶4000,患者外阴发育大多正常,也
有婚恋要求。患者多数伴有子宫缺如或仅有始基子宫,仅少数患者
具有功能的子宫,这类患者有日渐加重的周期性下腹疼痛,体检时
在下腹部可触及包块。患者有时伴有其他系统畸形,如先天性心脏
病、小耳或泌尿系统畸形等。

41 为何会出现阴道不完全闭锁呢? 主要表现有哪些?

　　阴道不完全闭锁往往是由产伤、腐蚀药、手术或感染而形成的
瘢痕挛缩狭窄,其中央仅留小孔,闭锁位置低者可影响性生活。阴
道完全闭锁,多因先天性发育畸形所致,患者的子宫亦常发育不全,
故即使采用手术矫正阴道,受孕的机会也极小。术后在妊娠期,瘢
痕可随妊娠的进展而充血软化,若仅为轻度环形或半环形狭窄,临
产后先露部对环状瘢痕有持续扩张作用,常能克服此种障碍,完成

分娩。若闭锁位置低,可根据情况做单侧或双侧预防性会阴侧切,以防严重的会阴裂伤。瘢痕广、部位高者不宜经阴道分娩,以剖宫产为妥。闭锁多位于阴道下段,长为 2～3 cm,其上多为正常阴道。症状与处女膜闭锁相似,检查可见处女膜无孔,闭锁处黏膜色泽正常,不向外膨出。肛查可触及向直肠凸出的阴道积血包块,其位置较处女膜闭锁高(图 7-3-2)。

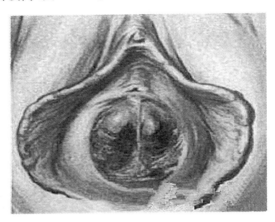

图 7-3-2　阴道闭锁

阴道不完全闭锁主要表现有以下几方面。

(1)青春期后无月经初潮。

(2)逐渐加重的周期性下腹痛。

(3)下腹部可摸到包块,并且逐月增大。

(4)肛查扪到压向直肠、紧张度大、有压痛的包块。

(5)严重时伴有便秘、尿频或尿潴留、肛门坠胀等症状。

42 阴道闭锁需要做哪些检查?

阴道检查即可诊断。

43 阴道闭锁容易与哪些病症混淆?

症状与处女膜闭锁相似,检查时亦无阴道开口,但闭锁处黏膜表面色泽正常,亦不向外膨隆,肛查可触及向直肠凸出的阴道积血包块,其位置较处女膜闭锁高。

44 阴道闭锁应该如何治疗？

治疗应尽早手术。手术时应先切开闭锁段阴道并游离阴道积血下段的阴道黏膜，再切开积血包块，排尽积血后，利用已游离的阴道黏膜覆盖创面。术后定期扩张阴道以防挛缩。

45 阴道闭锁的诊断依据有哪些？

青春前期常被忽视，若仔细检查，可发现处女膜口处有浅凹陷或短浅的阴道下段；伴或不伴子宫发育异常，若子宫发育异常，青春期后表现为原发性闭经，子宫幼小或畸形，若子宫发育正常，则出现原发性闭经伴周期性腹痛，子宫腔积血，子宫增大；性生活障碍。

46 阴道闭锁的分类及治疗方法有哪些？

（1）阴道完全闭锁　阴道管腔完全闭锁，子宫及卵巢发育不良，无生殖功能，须做阴道再造术。

（2）阴道不完全闭锁　双侧中肾旁管最下端会合后未贯通，仅阴道下段闭锁，上段为正常阴道，子宫、卵巢发育良好，功能正常。一般在月经初潮后出现周期性腹痛，肛诊可触及因积血所形成的包块。治疗亦宜行部分阴道再造术。

47 阴道闭锁的治疗如何进行？

阴道闭锁的治疗为手术治疗，应先切开闭锁段阴道并游离阴道积血下段的阴道黏膜，再切开积血包块，排尽积血后，利用已游离的阴道黏膜覆盖创面。对合并子宫颈闭锁者则应根据子宫颈闭锁的分型诊断施行相应的矫治方案：Ⅰ型子宫颈闭锁可保留子宫，单纯经会阴途径行子宫颈及阴道成形术；Ⅱ、Ⅲ型子宫颈闭锁应先行子宫切除，待结婚前3～6个月再行阴道成形术；Ⅳ型子宫颈闭锁可根据患者要求，或先行子宫切除待结婚前再行阴道成形术，或经腹会阴途径行子宫颈及阴道成形术。

48 先天性无阴道的治疗方法有哪些？

先天性无阴道除了非手术治疗方法——顶压法成形阴道外，手术是先天性无阴道的主要治疗方法，一般采用阴道成形术。

阴道成形术是在膀胱与直肠之间（图7-3-3）分离出一8～10 cm长的腔道，并用各种不同组织覆盖腔道四壁，用纱布填塞，使组织紧贴四壁而生长。7～10天后,覆盖的组织生长良好,可换用硬模具,以保证阴道不塌陷,并防止组织挛缩(图 7-3-4)。

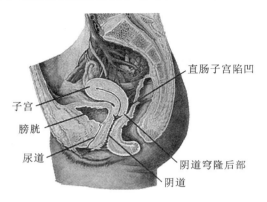

子宫
膀胱
尿道
阴道

直肠子宫陷凹
阴道穹隆后部

图 7-3-3　膀胱、阴道、直肠的正常位置

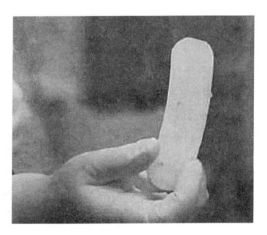

图 7-3-4　阴道成形术硬模具

目前阴道成形术的术式多达 20 余种,因铺垫物不同而有不同的命名,常用术式包括羊膜法阴道成形术、腹膜法阴道成形术、乙状结肠阴道成形术、自身皮瓣阴道成形术以及生物补片法人工阴道成形术等。

手术疗法主要是在尿道、膀胱与直肠之间分离,形成一个人工腔道,应用不同的方法寻找一个适当的腔穴创面覆盖物,重建阴道。

49 常见手术治疗都有哪几种?

（1）生物补片法人工阴道成形术　目前国内和国外均有应用的医用组织补片,以覆盖人造阴道的四壁而达到重建阴道的目的,是利用组织工程学技术,将异体组织通过脱细胞处理后,得到的一种天然的细胞外基质,是一种真皮替代品。

（2）腹膜法阴道成形术　随着微创技术的开展,腹腔镜技术日臻完善,通过腹腔镜途径完成的盆腔壁腹膜分离后下拉内衬与从阴道分离的腔道内的腹膜法阴道成形术也广泛开展。

（3）羊膜法阴道成形术　羊膜法阴道成形术采用新鲜羊膜为暂时性生物敷料,覆盖的羊膜生长率高,可以起预防创面感染及纤维支架作用。术后阴道前庭黏膜上皮可顺着支架向腔内生长,一般3～6个月后,最终形成的阴道与自然阴道相似。

（4）乙状结肠阴道成形术　乙状结肠阴道成形术需开腹游离一段保持血液循环的乙状结肠,并将其移植至成形的阴道腔内。由于该手术直接采用肠道代阴道而无须阴道黏膜上皮爬行生长,故术后阴道不挛缩,能保持宽畅,且免带阴道模型。

（5）自身皮瓣阴道成形术　自身皮瓣阴道成形术取患者自身皮肤作游离皮片后移植于成形的阴道腔内。常用的取皮片的部位包括外阴、双腹股沟、腹部等,皮片的存活率高,手术成功率高。

50 先天性无阴道的诊断方法有哪些?

（1）青春前期常被忽视,若仔细检查,则可发现有否处女膜,处女膜口处有否浅凹陷或短浅的阴道下段。

（2）伴或不伴子宫发育异常,若子宫发育异常,青春期后表现为原发性闭经、子宫幼小或畸形;若子宫发育正常,则出现原发性闭经伴周期性腹痛,子宫腔积血,子宫增大。

（3）性生活障碍。

（4）伴卵巢发育不全者,第二性征发育不全,有身材矮小、蹼颈、肘外翻等畸形,先天性无阴道须与原发性闭经以及处女膜闭锁相鉴别。

51 阴道闭锁分型诊断标准有哪些?

(1)一般将先天性阴道上段或中上段闭锁统称为阴道上段闭锁,阴道下段或中下段闭锁统称为阴道下段闭锁。

(2)阴道上段闭锁和阴道顶端闭锁继Ⅰ、Ⅱ型阴道闭锁之后分别列为Ⅲ型阴道闭锁和Ⅳ型阴道闭锁。因此,阴道闭锁的诊断标准如下。

①Ⅰ型(阴道下段闭锁型):阴道下段或中下段闭锁,其以上阴道及子宫发育正常。

②Ⅱ型(阴道完全闭锁型):阴道完全闭锁,合并子宫畸形。

③Ⅲ型(阴道上段闭锁型):阴道上段或中上段闭锁,合并子宫畸形。

④Ⅳ型(阴道顶端闭锁型):阴道顶端闭锁,合并子宫畸形。

52 阴道闭锁应与子宫颈闭锁是一样的吗?

(1)Ⅰ型阴道闭锁应与Ⅰ型子宫颈闭锁相鉴别:Ⅰ型阴道闭锁者,术前超声见子宫体腔线与子宫颈管线存在,环包部分子宫颈向下为一囊腔,因阴道上段积血的挤压,闭锁段阴道多数手术较容易打通,阴道上段腔壁有横行皱襞,顶端可探及突出的子宫颈,活检腔壁为复层鳞状上皮,在潴留的经血排出后该囊腔不会迅速大幅度缩小;Ⅰ型子宫颈闭锁者,术前超声子宫体、颈间有一狭角在子宫体腔与其下的积血囊腔间形成明显的分界,整体图形如"带把手的炒锅"为其典型特征(图7-3-5)。

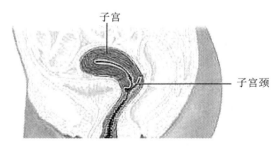

子宫
子宫颈

图 7-3-5　子宫颈闭锁

(2)Ⅲ型阴道闭锁应与高位和中位阴道横隔相鉴别:前者合并

子宫颈闭锁,阴道闭锁段以上无经血潴留,术前超声检查子宫颈下与闭锁段阴道之间无低回声区域,阴道盲端与闭锁的子宫颈末端间有高回声组织段相隔;后者术前超声示子宫正常,环绕部分子宫颈向下为低回声腔隙,阴道横隔将阴道分为上下两部分,手术打开阴道横隔较容易,隔后腔壁有横行皱襞,活检为复层鳞状上皮,隔后腔顶端可探及光滑突出的子宫颈。

53 不同阴道闭锁的处理方法有哪些?

(1) Ⅰ型阴道闭锁的处理　对于Ⅰ型阴道闭锁患者应及时行闭锁段阴道切开。在周期性腹痛期,以 16 号 10 cm 长针自阴道闭锁段中央,负压穿刺,见稠厚的咖啡色经血后,沿穿刺针边缘锐性和钝性向上、向周边分离,在探针的指引下行闭锁阴道造穴,自上而下贯通。常规探查子宫颈发育情况并探查子宫腔。若子宫腔与子宫颈管均发育正常,则保留子宫,尽量扩大阴道腔隙,若创面较大,可以考虑用大腿外侧皮瓣移植来连接腔隙,形成自体皮瓣阴道,造穴成功后,需要用阴道模具扩张阴道以防阴道狭窄。阴道模具一端为球形,中间有通道,经血可经此流出。模具的球形端对应于阴道上端,模具要留置 3~6 个月,之后坚持每天白天取出,夜间扩张阴道,防止阴道狭窄,此为手术成功的关键。另外,根据患者实际情况还可以选择两侧大阴唇翻转皮瓣外阴阴道成形术或羊膜法阴道成形术。

(2) Ⅱ型阴道闭锁的处理　对于Ⅱ型阴道闭锁患者,处理的关键在于是否保留子宫。术前 B 超检查提示,子宫颈发育不良并且未探及到子宫颈管,腹腔镜检查了解子宫发育不良时,当明确为先天性子宫颈管闭锁或子宫颈缺如、子宫发育异常者,不建议其保留子宫。青春期患者术后长期阴道扩张的依从性仍然是一个问题,可以考虑先行子宫切除术,以缓解症状,待结婚前 6 个月行人工阴道成形手术。而对于子宫颈管、子宫发育良好、无子宫畸形者,可以考虑保留子宫,造穴成功后,行阴道成形手术,手术方法有自身皮瓣阴道成形术、羊膜法阴道成形术、外阴阴道成形术等。

54 手术时间应如何选择?

治疗先天性无阴道应详细检查患者有无接近正常的子宫体、卵

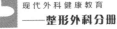

巢功能是否正常,若子宫体接近正常、卵巢功能正常,手术应在月经来潮之前选择手术,以利于经血引流、性交,经治疗有希望宫内妊娠;若无子宫或始基子宫等无生育可能者,最好在结婚前择期行人工阴道成形术,主要解决性生活问题。

(二)阴道闭锁矫治术术前健康指导

55 术前护理有哪些?

(1)心理护理　阴道成形术患者具有一定的特殊性,而且先天性无阴道患者普遍存在自卑心理,要求保密治疗。因此医护人员要尊重患者,主动与患者交谈,严守病情秘密。患者大多在青春期发现患此病,认为自己存在生理缺陷及生育功能的缺陷,害怕受到轻视,有自卑、孤僻等心理障碍。对于手术通常有较高期望值,对术后恢复生育功能充满期待。针对这一特殊的心理,应有的放矢地进行疏导,使其客观地认识手术效果。

(2)肠道准备　阴式阴道成形术患者术前1天进流质饮食。阴道再造术患者术前2天进半质饮流食,术前1天进流质饮食,并口服甲硝唑0.4 g,氟哌酸0.2 g,3次/天。术前24 h口服硫酸镁6 g加1000 mL温开水导泻,术前晚、术日晨用0.2%温肥皂水清洁灌肠,并观察患者有无头晕等不适,必要时静脉补液。

(3)口腔准备(阴道缺失需再造者)　术前1天用0.02%醋酸氯己定于饭后漱口,术前1天晚及术日晨嘱患者仔细刷牙后,再用0.02%醋酸氯己定清洁口腔。

(4)受术区皮肤准备　术前洗澡,刮除会阴部体毛,用松节油软化肚脐内污垢后温水洗净。行大腿皮瓣阴道成形术者还要去除供皮区污垢及体毛,保证皮肤黏膜完好无破损。

(三)阴道闭锁矫治术术后健康指导

56 阴道闭锁矫治术术后应注意哪些问题?

(1)术后即可下床活动,以利于经血排出。

(2)保持外阴清洁和阴道口通畅,但不宜坐浴和阴道灌洗。

（3）术后 1 个月复查，给予对症处理。

57 术后护理及注意事项有哪些？

（1）观察生命体征　术后回病房与麻醉师交接病情，了解术中麻醉方法，术中特殊用药情况。注意监测生命体征，每小时测量体温、脉搏、呼吸、血压 1 次，连续 6 次无异常改为 4 h 测 1 次。

（2）口腔护理　患者饮用温凉清水，用 0.02% 醋酸氯己定漱口；严密观察口腔有无出血，黏膜出血处用碘伏纱条压迫。

（3）会阴部、阴道护理　观察人工阴道分泌物及排出液的颜色、性状，术后 10 天内阴道排液较多，术后第 2 天最明显。用 0.5% 碘伏擦洗外阴及尿道外口，每天 2 次。术后人工阴道内放置用避孕套包裹的碘伏纱布卷（又称软模具，图 7-3-6、图 7-3-7）7～10 天，每天更换 1 次，同时用 1∶40 的碘伏液冲洗阴道。7～10 天后更换已灭菌的直径为 3 cm 的硬模具，同时观察人工阴道的色泽，分泌物的性质、气味。防止大便污染伤口，排便后用温水擦洗干净并用碘伏棉球清洗。大腿皮瓣移植伤口及时换药防止感染。

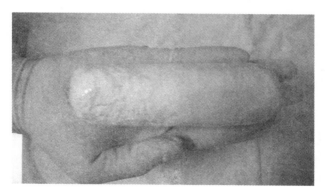

图 7-3-6　阴道内放置的碘伏纱布卷

（4）留置导尿管的护理　术后留置导尿管 7～10 天，每天用 0.5% 碘伏擦洗外阴包括尿道外口、导尿管前端。饮水 1500 mL 以上，观察尿液颜色、尿量，保持引流通畅。留置导尿管 3 天后夹闭导尿管并定时开放，维护膀胱的舒缩功能。

（5）腹部胀气护理　可按摩、热敷处理，必要时给予留置肛管

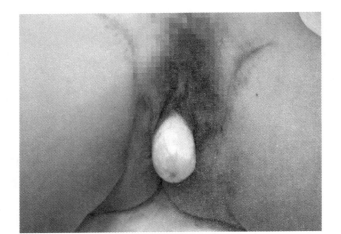

图 7-3-7　术后阴道内放置软模具

或新斯的明肌内注射以缓解腹胀。

（6）饮食护理　术后禁食 6 h 后改为流质饮食,1 周内以软食为主加碎菜等,同时口服缓泻剂,保持大便通畅。

（四）阴道闭锁矫治术患者出院后的健康指导

58 出院指导有哪些?

（1）保持外阴清洁,每天用温开水清洗。

（2）指导患者坚持长期佩戴模具是防止阴道口挛缩的重要方法,不可随意取出。已婚患者佩戴 3 个月后可恢复性生活。阴道闭锁患者佩戴模具最少 6 个月。阴道再造术患者需佩戴模具至结婚。

（3）每次排尿排便后均需更换 1 次模具外的消毒避孕套,模具需放置足够的深度,更换下的模具用碘伏浸泡消毒。佩戴模具期间避免剧烈活动。

（4）随访时间为术后 3 个月内每周随访 1 次,3 个月后每月随访 1 次。

（5）性生活指导,已婚患者术后 3 个月随访,阴道扩张良好者可开始性生活,告知患者若性生活频率低于 7~10 天 1 次易出现阴道口挛缩,应间断佩戴模具。

59 阴道闭锁矫治术术后如何随访?

按照随访时间随访,随访时检查患者的一般情况、阴道扩张性、阴道大小及长度、阴道排液量及性质、阴道色泽。对年龄小、主动遵医行为差的患者及时给予指导和鼓励,使其顺利度过佩戴模具期。对已婚患者要了解其性生活情况,给予性生活指导。

(刘志荣 贾菲)

主要参考文献

[1]　张艳莲,毛虹丹.大面积烧伤 98 例临床护理[J].齐鲁护理杂志,2013,19(6):63-64.

[2]　宋波.人类血管瘤模型的研究现状[J].临床小儿外科杂志,2013,12(4):324-326.

[3]　汪垠,朱飞,宁金龙,等.1%聚桂醇在面部血管瘤及血管畸形治疗中的应用[J].中华整形外科杂志,2012,28(6):428-429.

[4]　兰军艳.1 例背部巨大神经纤维瘤患者围手术期的护理[J].护理实践与研究,2012,9(10):154-155.

[5]　刘强,戴霞.面部巨大神经纤维瘤切除术后并发症及分析[J].中国美容医学,2012,21(5):720-721.

[6]　李宇轩,马宝府,杨夏末等.面部巨大神经纤维瘤术中大量出血合并术后气道阻塞的护理[J].中华护理杂志,2013,48(1):34-35.

[7]　严亚萍.1 例大网膜巨大海绵状淋巴管瘤术后护理[J].全科护理,2012,10(18):1711.

[8]　刘霞,忻一珉.颈、纵隔型囊性淋巴管瘤患者一例的护理[J].解放军护理杂志,2012,29(5):50-51.

[9]　李智慧,戴冬平,刘向宇.平阳霉素注射治疗小儿舌部淋巴管瘤的护理[J].当代护士(中旬刊),2014(12):58-59.

[10]　李艳敏,胡光珍,王翠田,等.小儿颈部巨大囊状淋巴管瘤 24 例围术期护理[J].齐鲁护理杂志,2013,19(8):61-62.

[11]　唐梦琳,张顺基,潘肖,等.婴幼儿巨大颈部淋巴管瘤的围手术期护理[J].中华护理杂志,2012,47(8):737-738.

[12]　成静,闫秀娟.显微镜自体毛发单位移植治疗毛发缺失患者

的围手术期护理[J].中国美容医学,2012,21(3):513-514.

[13] 董梅.双侧颅骨缺损钛网修补围手术期的护理[J].中外健康文摘,2012,9(46):342.

[14] 刘玲,马朝霞.额肌筋膜瓣悬吊术治疗上睑下垂护理措施分析[J].中国美容医学,2014,23(19):1662-1663.

[15] 刘婷婷.先天性上睑下垂围手术期的护理[J].医药前沿,2014(16):291-292.

[16] 曹谊林,祁佐良,王炜.整形外科学[M].8版.人民军医出版社,2014.

[17] 刘露.皮肤软组织扩张法全耳再造二期手术的术后观察和护理[J].中国现代药物应用,2013,7(20):188-189.

[18] 黄颖,何颖蕾,陆晨辰.先天性小耳畸形Ⅰ期再造术的围手术期护理[J].上海护理,2014,14(4):56-57.

[19] 杨玉香.155例唇裂修复术的术后的护理[J].光明中医,2014,29(5):1085-1086.

[20] 张春菊,张静.单侧唇裂修复同期行鼻畸形矫正术52例围术期护理[J].齐鲁护理杂志,2012,18(11):64-65.

[21] 祁建春,刘洪泉.新生儿单侧唇裂修复术的围手术期护理[J].中华妇幼临床医学杂志,2013,9(4):469-470.

[22] 黄秋雨,林丽婷,古佩明,等.婴幼儿唇裂修复术围手术期的呼吸道管理[J].中华现代护理杂志,2013,19(27):3359-3360.

[23] 黄秋雨,曾令婵,林丽婷,等.婴幼儿唇裂修复术后的护理[J].护理实践与研究,2013,10(10):76-77.

[24] 颜莉,王选琴,何轶.婴幼儿先天性唇裂修复术围术期护理及出院指导[J].现代医药卫生,2013,29(11):1724-1725.

[25] 孟琳,刘江丽,张海霞.腭裂患者围手术期护理[J].河南外科学杂志,2012,18(3):138-139.

[26] 周娜,孙雪慧,蔡娟,等.3例正颌外科手术联合游离腓骨瓣移植术同期矫治获得性颌骨畸形的护理[J].中华现代护理杂志,2013,19(16):1931-1932.

［27］ 孟庆冰,李健美,周美红,等.下颌前突畸形行下颌骨升支矢状劈开术患者的围手术期护理[J].护理实践与研究,2014,11(12):60-61.

［28］ 张亚辉,孔侠,高静,等.血管化腓骨组织瓣行下颌骨缺损修复围术期的护理[J].护士进修杂志,2012,27(12):1119-1120.

［29］ 王宇,朱文君.垂直双蒂法巨乳缩小术围手术期护理[J].中国美容医学,2012,21(9):241.

［30］ 胡守艳.腹腔镜治疗卵巢肿瘤的临床护理分析[J].护理研究,2013,20(28):117-118.

［31］ 施平,胡仁娟,葛敏.先天性多指畸形62例围术期护理[J].齐鲁护理杂志,2012,18(32):94.

［32］ 张智棋,梁艳,张建文,等.负压封闭引流技术在创面植皮修复中的应用[J].中国美容医学,2015,17(5):9.

［33］ 韩焱福,徐光,周京志,等.负压创面治疗结合植皮术修复糖尿病足溃疡的临床研究[J].中国美容医学,2012,21(10):88-90.

［34］ 李世春.护理干预在小儿尿道下裂术后尿瘘早期预防中的应用[J].齐鲁护理杂志,2013,19(17):100-101.

［35］ 乔筠,谢敏,李亚玲.尿道下裂患者围手术期的护理[J].当代护士(中旬刊),2015(1):33.

［36］ 徐春燕.先天性尿道下裂患儿26例围术期护理[J].齐鲁护理杂志,2012,18(14):66-67.

［37］ 王明秀,王小华,徐艳芹,等.预防尿道下裂术后并发症60例护理干预[J].齐鲁护理杂志,2012,18(20):71-72.